GRANDES ÉPIDÉMIES

MALADIES MICROBIENNES

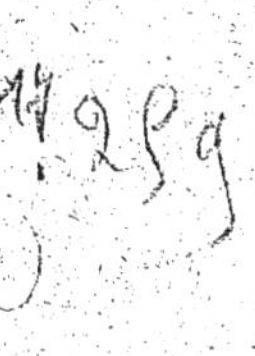

SCEAUX. — IMPRIMERIE CHARAIRE ET FILS.

LES
GRANDES ÉPIDÉMIES

ET LES
MALADIES MICROBIENNES

(Supplément à la MÉDECINE PRATIQUE)

INFLUENZA, DENGUE, CHOLÉRA, FIÈVRE JAUNE, PESTE ;

HISTOIRE DES MICROBES, LEUR ACTION DANS LES MALADIES ; RAGE, BLENNORRHAGIE,

CHARBON, DIPHTÉRIE, LÈPRE, PNEUMONIE, TUBERCULOSE, FIÈVRE TYPHOÏDE, ETC.

GRANDES DÉCOUVERTES MODERNES, TRAITEMENTS NOUVEAUX.

PAR

LE DR HENRY DEVILLE

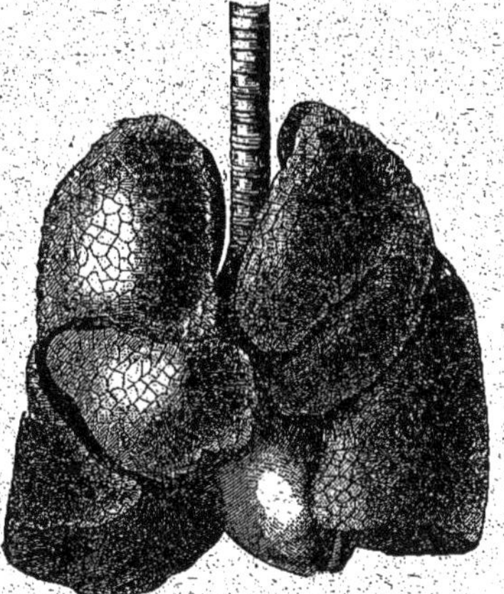

L. BOULANGER, éditeur, 83, rue de Rennes, PARIS

[illegible]

[illegible]

LES GRANDES ÉPIDÉMIES

ET LES

MALADIES INFECTIEUSES, MICROBIENNES, ETC.

INTRODUCTION

Il ne se passe pas de siècle sans que chaque contrée du globe ne soit ravagée, à plusieurs reprises, par un certain nombre d'épidémies.

Les unes, sans importance, attirent à peine l'attention; les autres, au contraire, véritables faucheuses de la mort, jettent la terreur partout où elles sévissent.

Sans remonter très loin dans le passé, on peut lire dans les ouvrages des auteurs qui nous ont précédé, la description de ces fléaux de l'humanité, qui n'épargnaient personne. Aujourd'hui, grâce aux belles découvertes de la médecine moderne, grâce aux travaux si remarquables des Pasteur, des Bouchard, des Lister, des Koch, des Virchow, etc., on peut dire que les maladies épidémiques sont à peu près vaincues, et que le temps est proche où elles viendront à disparaître devant les progrès incessants de l'hygiène et de la thérapeutique antiseptique et antimicrobienne.

Jamais le vers du poëte n'a été plus vrai :

Ils ne mouraient pas tous, mais tous étaient frappés.

On peut dire, sans crainte d'être traité de présomptueux, que les limites de la mort sont déjà reculées.

Les anciennes épidémies de peste ont détruit des populations entières.

Lorsqu'on relit l'histoire des nombreuses épidémies d'influenza, on est effrayé de la mortalité qui en était le résultat, à ces époques lointaines.

Personne, enfin, n'a oublié la violence inouïe des premières épidémies cholériques, apparues, vers le milieu de notre siècle, en Europe.

A notre époque, tout s'atténue. Le choléra de 1884 a été moins grave que celui de 1832.

L'épidémie actuelle d'influenza, qui sévit à la fois sur tant de personnes et sur une si grande étendue de territoire, est moins meurtrière que celle qui eut lieu en 1837, pour ne pas citer les plus anciennes.

Ce que nous voulons, en écrivant cet ouvrage, c'est donc de répandre parmi les classes désireuses de s'instruire et de connaître les moyens de diriger leur santé, ces notions d'hygiène et de thérapeutique modernes.

La médecine d'il y a dix années ne ressemble plus en rien à la médecine de nos jours. Ce qui était alors inconnu semble désormais tout naturel; l'inexplicable d'hier est devenu l'évidence d'aujourd'hui, et sera l'*a, b, c,* de la science de demain.

Le microscope, qui était un instrument relayé au second plan, dans les laboratoires des Facultés de médecine, se trouve maintenant sur la table de tous les praticiens soucieux de se tenir au courant de la science. C'est avec cet instrument d'optique, muni de lentilles puissantes, que les micrographes sont parvenus à rendre visibles les infiniment petits, à nous montrer les microbes.

La chimie nous a également appris, par ses progrès incessants, non seulement à connaître la vie et les mœurs des microbes, mais aussi à les cultiver. Elle nous a encore démontré que nous n'étions, en réalité, que de véritables laboratoires vivants, destinés à fabriquer des poisons. Ces poisons, nous les éliminons à l'état de bonne santé, nous les accumulons, au contraire, à l'état pathologique.

Les ptomaïnes et les leucomaïnes, qui jouent un si grand rôle dans la genèse et l'évolution de nos maladies infectieuses, ne sont connues que d'hier. C'est à l'éminent professeur de chimie de la Faculté de médecine de Paris que nous en devons la découverte.

Nous nous proposons donc de passer en revue, non seulement toutes les grandes épidémies, mais encore toutes les maladies contagieuses, infectieuses, virulentes, miasmatiques, toutes celles, enfin, dans lesquelles on peut, sinon prouver l'existence d'un microbe spécial, du moins en faire l'hypothèse.

Nous examinerons successivement, et en pénétrant, si le besoin s'en fait sentir, jusque dans les plus petits détails, nous examinerons, disons-nous, les symptômes et les complications de chaque maladie; nous en exposerons les causes et l'historique; puis, après avoir parlé du pronostic, nous aurons soin de nous étendre longuement sur les diverses méthodes de traitement. De nombreuses formules, des renseignements pratiques, à l'usage de tous, pourront rendre les plus grands services.

A cette époque de vulgarisation, il est nécessaire que le malade sache reconnaître un peu la nature de son mal. Le monde est encore bourré de préjugés, et il ne se passe pas de jour, sans que le médecin n'entende répéter à son oreille des phrases toutes faites, lues à la quatrième page d'un journal quelconque, sans valeur scientifique et, en outre, souvent mal comprises; il ne se passe pas de jour, également, sans qu'il ne soit obligé de lutter contre de vieux préjugés populaires, conservés précieusement par les commères. Le temps de l'alcool camphré et de la charpie est passé; l'acide phénique, le sublimé, l'iodoforme, le naphtol, tous les antiseptiques en un mot sont venus remplacer ces drogues d'un autre âge.

On ne met plus de vésicatoires sur les bras, ou ailleurs, afin de guérir les conjonctivites et les blépharites; on ne saigne déjà presque plus, et, cependant, ce mode de traitement n'est pas toujours à dédaigner.

Nous serons certainement heureux si nous pouvons parvenir à convaincre le lecteur qu'il est nécessaire de marcher avec son siècle, si on ne veut pas rester en arrière et faire sourire la nouvelle génération.

Les sorciers, les charlatans et les rebouteurs doivent disparaître. La médecine n'est pas une science occulte, elle ne relève ni de la magie, ni de la sorcellerie; elle peut et doit, au contraire, se montrer au grand jour.

Si chacun de nous était persuadé que l'hygiène et la thérapeutique peuvent beaucoup lorsqu'elles sont appliquées avec intelligence, si la crédulité humaine ne se laissait pas berner par les spéculateurs plus désireux de s'enrichir que soucieux de guérir leur semblables, on verrait la moyenne de la vie humaine s'élever dans une proportion gigantesque. L'affolement qui s'est souvent produit au cours des grandes épidémies passées ne serait plus que de l'histoire ancienne; la confiance, et par suite la santé parfaite, s'emparerait définitivement des esprits.

Les ouvrages de vulgarisation ne seront donc jamais assez nombreux; les journaux font bien de publier les comptes rendus des sociétés savantes. A force d'inonder le public de lumière, il viendra forcément un jour où il saura que la plupart des maladies ne sont que le résultat des excès et de l'ignorance. Ce jour venu, la mort sera vaincue; les maladies contagieuses et épidémiques disparaîtront.

LES GRANDES ÉPIDÉMIES

CHAPITRE PREMIER

L'INFLUENZA

(GRIPPE)

SYMPTOMES. — COMPLICATIONS. — PRONOSTIC. — HISTORIQUE. — CAUSE ET TRAITEMENT.

SYMPTOMES

L'influenza ou la grippe n'est pas un simple rhume, comme la plupart du monde le pense.

Cette maladie peut, il est vrai, lorsqu'elle est à l'état sporadique (isolé), ne se manifester que par un léger catarrhe des voies respiratoires, une bronchite sans importance, voire par un vulgaire rhume de cerveau; mais c'est là une forme symptomatologique tout à fait atténuée et qui ne ressemble en rien à ce que la grippe devient lorsqu'elle règne à l'état épidémique.

A l'état épidémique, on peut dire que l'influenza revêt trois formes principales, avec des modalités tout à fait diverses :

1° La *forme nerveuse*; 2° la *forme catarrhale*; 3° la *forme gastrite*.

Certains auteurs, le professeur S. Jaccoud en particulier, reconnaissent la *forme cérébrale*, la *forme thoracique* et la *forme abdominale*.

Il n'est pas besoin d'une attention bien réfléchie pour distinguer, sous ces expressions diverses en apparence, une identité absolue.

La grippe à *forme nerveuse* ou *cérébrale* est caractérisée par de violentes douleurs de tête, de la névralgie sus-orbitaire, une courbature générale de tous les membres. La température s'élève jusqu'à 40 et 41 degrés; la fièvre est donc considérable.

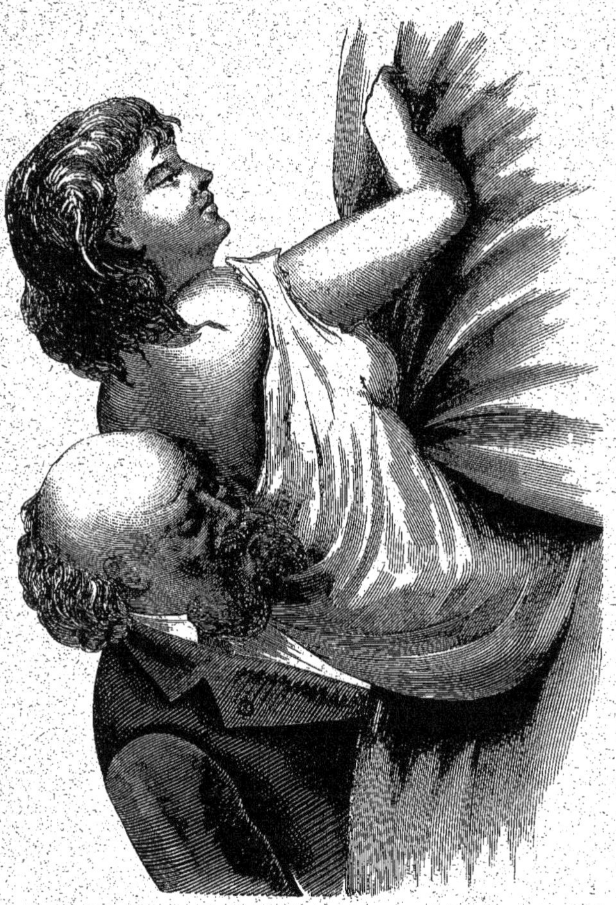

L'Auscultation.

Dans l'épidémie qui règne actuellement, cette forme s'observe chez beaucoup de sujets. Quelques-uns sont frappés avec une soudaineté très effrayante pour les personnes de l'entourage. Une violente syncope se déclare tout à coup, au milieu d'une santé parfaite. Le malade vient de prendre son repas ou est pris au milieu de sa promenade. Qui n'a vu des personnes tomber dans la rue? Qui n'a remarqué dans les salles de spectacles, deux ou trois personnes s'en aller subitement au cours de la représentation? Leur visage est livide, de grands frissons parcourent la surface de leur peau, des sueurs inondent leur front, et cependant, elles ont froid.

On peut dire que la forme syncopale de l'influenza est foudroyante; elle se produit sans motif, sans qu'il ait été commis la moindre imprudence, sans qu'il y ait eu le moindre refroidissement.

La grippe à *forme catarrhale* ou *thoracique* ne présente pas un aspect aussi alarmant, au début, que dans la forme précédente. Elle ne se déclare pas soudainement; reste en état d'incubation pendant un et plus souvent deux jours. Le malade se plaint d'une courbature légère, d'un coryza fatigant; il tousse à petits coups, d'une manière quinteuse. S'il fait venir le médecin, et si celui-ci l'ausculte, il n'entend rien d'anormal dans sa poitrine, pas un râle sibilant ou ronflant comme cela existe même dans la bronchite la plus bénigne. La trachée seule est évidemment atteinte; quelquefois le larynx est pris; mais, dans ce cas, la voix du malade est voilée, discordante ou bien tout à fait éteinte.

Après ces deux journées de phénomènes, sans gravité apparente, tout peut s'arrêter et le malade reprendre ses occupations. Mais, en général, il n'en est rien; la plupart du temps la fièvre s'allume progressivement, la toux augmente, la respiration s'embarrasse un peu; les bronches ont été envahies par le catarrhe de la trachée. La maladie entre dans une nouvelle période; elle sera bénigne si la bronchite se borne aux grosses bronches, elle pourra se transformer en un état grave si elle s'étend aux petites bronches ou aux alvéoles pulmonaires. Le médecin doit s'attendre à tout; à une bronchite simple comme à une bronchite capillaire, à une congestion pulmonaire et même à une pneumonie. L'influenza, dans ce cas, ne dure pas moins de six semaines; le malade peut se guérir, mais on comprend qu'il peut aussi mourir. L'influenza étant une maladie infectieuse, donne rapidement un cachet de gravité à l'affection pulmonaire. La pneumonie, qui tue si peu, en temps habituel, lorsqu'elle s'observe chez des personnes jeunes et vigoureuses, devient bientôt infectieuse; le malade revêt l'aspect d'un typhique et meurt à la fois par asphyxie et par infection.

La grippe à *forme gastrite* ou *abdominale* ne ressemble en rien aux deux formes précédentes; aussi, un observateur inattentif peut-il fort bien passer à côté sans en faire le diagnostic réel. Ici, plus d'état nerveux violent, plus de coryza, plus de toux. Le malade a la fièvre et de l'embarras gastrique. C'est dans le tube digestif que va se passer toute la maladie.

La langue est blanche, épaisse, largement étalée; la perte d'appétit est absolue.

Chez quelques-uns, les vomissements dominent la scène. Ces vomissements, d'abord alimentaires, ne tardent pas à devenir tout à fait bilieux; ils sont jaunes et quelquefois même d'une belle couleur verte. Quelques malades vomissent deux ou trois fois; d'autres vomissent dix, quinze, vingt et trente fois dans les vingt-quatre heures.

Chez quelques autres, ce ne sont plus les vomissements qui caractérisent l'embarras gastrique; c'est une diarrhée abondante, sérieuse, pouvant aller jusqu'au sang, et simulant, dans quelques cas, la dysenterie.

Il va sans dire que la forme stomacale et la forme intestinale se combinent souvent.

Un grand nombre de malades, ayant ces symptômes, ont été observés pendant cette épidémie de 1889-1890. Le nombre en est si grand qu'on peut même dire qu'il n'y a pour ainsi parler aucune personne qui n'ait eu la langue saburrale et qui ne se soit plaint d'avoir perdu l'appétit.

Ces vomissements et cette diarrhée peuvent, d'ailleurs, s'observer sans qu'il en résulte un grand malaise pour le sujet. Ce qui prouve bien l'origine commune de la maladie : une action toxique sur le bulbe.

C'est grâce à cette explication physiologique générale qu'on peut arriver à reconnaître comme étant l'expression d'une seule et même maladie, ces phénomènes si différents en apparence. Avec une observation superficielle des faits, on s'explique facilement la possibilité d'une erreur de diagnostic et on comprend pourquoi certains médecins oublieux ou peu soucieux des règles générales de la pathologie générale, croient trouver dans une maladie déjà vieille d'un siècle, une affection nouvelle venue des pays chauds. Dans le chapitre II, où nous parlerons de la fièvre dengue, nous montrerons que cette maladie n'a rien de commun, si ce n'est l'apparence de quelques symptômes, avec l'influenza.

Ces quelques lignes, esquissant à grands traits les trois principaux caractères de l'épidémie d'influenza, permettent déjà de soupçonner les nombreuses variations auxquelles le traitement doit être soumis. Ici l'antipyrine donnera des résultats merveilleux; là, elle échouera et le sulfate de quinine pourra la remplacer avec avantage ; enfin, dans d'autres cas, les purgatifs, les vomitifs et les éméto-cathartiques devront constituer la base de tous les soins à donner. Nous nous étendrons longuement sur toutes ces questions lorsque nous serons parvenus au paragraphe du traitement de la maladie.

Pour l'instant, il nous faut reprendre la symptomatologie et pénétrer plus avant dans l'étude des phénomènes qui s'observent chez chacun des sujets.

Le point dominant, la caractéristique de toute épidémie d'influenza, est une perturbation profonde du système nerveux.

Au milieu d'une santé parfaite, sans que rien puisse en faire soupçonner l'apparition, une courbature, légère parfois, souvent inouïe d'intensité, se déclare. Le malade a mal à la tête, souffre dans les reins, déclare que ses jambes ne peuvent plus le porter, qu'il souffre horriblement dans les genoux, et se met à grelotter. Tout cela se produit, en général, avec une grande rapidité ; l'énergie la plus vigoureuse ne peut lutter ; il faut aller se coucher ou sinon la syncope pourrait arriver et alors le malade tomberait pour ne pouvoir se relever qu'après avoir reçu du secours.

L'expression du visage ne tarde pas à prendre un aspect spécial. La pâleur devient extrême ; les traits expriment une profonde lassitude, le découragement et l'anéantissement physique et moral. Joignez à cet ensemble de symptômes que la maladie, chez la femme, se déclare souvent au moment des époques menstruelles, soit avant, soit pendant, soit après, et on s'explique aussitôt cette tendance constante aux évanouissements qui s'observe si souvent dans le sexe féminin.

La prostration des forces peut être telle que quelques sujets paraissent être atteints de la fièvre typhoïde. La stupeur est peinte sur leur visage, leurs sens sont émoussés ; ils répondent avec peine aux questions qu'on leur adresse, semblent ne pas les comprendre et retombent aussitôt dans le mutisme si on cesse de leur parler.

Les plaintes sourdes ou violentes ne sont pas rares ; chez quelques sujets, le moindre mouvement détermine des douleurs musculaires très vives. Les muscles sont endoloris comme s'ils avaient été frappés de coups de bâton. Ces douleurs musculaires sont très fréquentes tout le long de la colonne vertébrale, on leur donne le nom de *rachialgie*, et dans les régions dorsales et intercostales, elles s'appellent alors la *pleurodynie*.

Un rien peut les faire naître. Le malade a-t-il été très peu infecté par l'influenza au début, se croit-il déjà guéri : il sort, l'air froid, l'humidité, un courant d'air imperceptible lui amène une douleur si violente qu'il est obligé de rentrer et de faire appeler son médecin. La douleur de côté est tellement vive,

que les parents, les amis redoutent une fluxion de poitrine et attendent, sous
le coup de la plus vive émotion, quel sera le diagnostic du docteur. A l'auscultation, rien d'anormal ne peut être entendu, pas un râle, pas un souffle;
la percussion est normale, la poitrine sonne partout, en avant comme en arrière.
Il n'y a donc pas de pneumonie, mais uniquement une pleurodynie ou, si l'on
préfère, une myopathie (souffrance musculaire) des muscles pectoraux ou
intercostaux.

Quant au mal de tête, il varie nécessairement d'intensité; il peut être

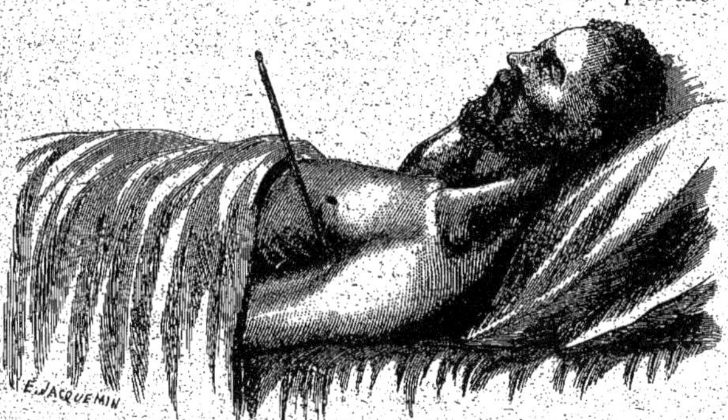

Manière de prendre la température du corps.

représenté par une simple douleur crânienne ou bien se traduire par des
battements douloureux d'une intensité formidable.

Ces battements peuvent siéger au front, au-dessus des cavités orbitaires,
sur le dessus de la tête, souvent, enfin, à la nuque. Tantôt ils occupent toute
la surface du crâne, tantôt ils sont limités à une moitié de la tête, comme cela
s'observe dans la migraine. Le malade s'imagine que son crâne va se fendre à
chaque coup qu'il ressent ou bien se figure qu'un cercle de fer lui étreint la
calotte crânienne et la lui serre comme le ferait un garrot. Céphalalgie atroce,
lorsqu'elle revêt un caractère sérieux, qui ne ressemble en rien aux douleurs
déjà si pénibles de la migraine.

Tels sont les premiers phénomènes de la grippe; les phénomènes nerveux.
Ce sont eux qui permettent de faire le diagnostic de l'affection. Leur importance est donc grande, et vraiment ce serait commettre une grosse faute que
de ne pas les signaler avant tous les autres.

Les symptômes consécutifs vont venir apporter la marque spéciale à la forme d'influenza; mais ces symptômes peuvent s'observer dans les états pathologiques les plus divers. Les troubles nerveux, au contraire, sont le lien commun qui les unit tous, le point central sous lequel vont s'étaler tous les autres. Là, courbature et phénomènes méningitiques; ici, courbature encore et catarrhe broncho-pulmonaire ou embarras gastrique avec vomissements et diarrhée abondante. Ces premiers phénomènes bien définis, il est impossible de faire une erreur de diagnostic; et, dans les cas les plus bénins, on ne peut plus confondre le simple rhume de saison avec la grippe compliquée de toux.

Il est encore un symptôme commun à toutes les variétés d'influenza, mais ce symptôme, représenté par la fièvre, n'a pas de caractère assez tranché pour qu'on puisse lui assigner une place de premier rang dans l'ensemble de la symptomatologie de l'affection qui nous occupe. Tantôt la fièvre éclate avec brusquerie, tantôt, au contraire, et c'est le cas le plus habituel, elle ne se déclare que progressivement. La température oscille entre 38° et 38°,5 le soir, descend le matin à la normale 37°, ou bien à 1 degré au-dessus. Peu à peu, elle augmente, imitant en cela la marche progressive de la fièvre typhoïde; mais les rémissions matinales sont toujours plus grandes que dans cette dernière maladie; la confusion est donc difficile. La marche de la température ressemble quelquefois aussi à celle qui s'observe dans la rougeole; dans certains cas le diagnostic peut être très embarrassant, d'autant plus qu'il n'est pas absolument rare d'observer des rougeurs dans les cas d'influenza, rougeurs ressemblant beaucoup à celles de la rougeole. La fièvre, enfin, peut monter à 40 et 41 degrés; elle atteint cette température chez presque tous les malades qui sont atteints de la forme syncopale et chez les enfants. Ajoutons que, dans certains cas, elle peut revêtir un caractère intermittent si marqué, qu'on a pu dire que l'influenza et la malaria étaient une seule et unique maladie. Monstruosité pathologique, tout au moins par rapport aux connaissances actuelles que nous avons sur le poison de la fièvre intermittente. La fièvre intermittente s'observe exclusivement dans les pays marécageux; son microbe est connu, grâce aux belles recherches du professeur Laveran. Elle ne s'observe qu'à l'état endémique. L'influenza se répand avec une rapidité de tourbillon, non seulement sur les pays marécageux, mais sur les régions les plus sèches et les plus élevées; en quelques heures elle envahit un peuple tout entier, en quelques jours elle se répand sur la surface totale du globe; son microbe est inconnu, on ne sait même pas si elle est de nature microbienne : les uns pensent qu'il existe à coup sûr un microbe; les autres, comme le professeur Bouchard, ne croient guère à la nature microbienne de la grippe et encore moins, dans ce cas, à sa transmission par l'air. « Voyez, dit-il, un nuage de poussière emporté par le vent, il se dissémine peu à peu et finit par disparaître complètement; il en serait de même pour les germes de la grippe qui seraient très vite dispersés. » La grippe, au contraire, est-elle due à une modification de la vie sous les influences climatériques? C'est là une question que nous étudierons quand nous en serons à l'étude des causes. La grippe, enfin, est une maladie épidémique au premier chef; s'il y a des épidémies plus meurtrières, aucune ne se répand avec autant de rapidité, aucune ne frappe autant de sujets à la fois. Ajoutons, enfin, que la malaria n'est pas contagieuse; on peut seulement dire qu'elle est transmissible par hérédité. La grippe, au contraire, est peut-être contagieuse; elle ne présente certainement aucune tendance à la transmission héréditaire.

La fièvre, on le voit, tout en étant un symptôme constant du début de la grippe, ne peut être placée sur le même rang que les phénomènes nerveux.

Il nous reste maintenant, avant d'aborder l'étude des complications, à étudier les divers caractères des trois principales formes de grippe que nous avons commencé par exposer succinctement.

La première forme d'influenza, la *forme nerveuse, cérébrale* ou *syncopale* est très fréquente. Son caractère foudroyant est si évident que certains auteurs allemands n'ont pas hésité à lui donner le nom de *Blitzkatarrh* (catarrhe foudroyant). Ce mot foudroyant ne doit cependant pas impliquer dans l'esprit l'idée d'une mort subite comme cela arrive dans le cas d'apoplexie cérébrale foudroyante; il n'est en réalité que le synonyme de maladie soudaine. Comme nous l'avons expliqué précédemment, le sujet est pris tout à coup, aussi bien chez lui que dans une assemblée, au théâtre que dans la rue. Il pâlit, tombe et perd connaissance; les personnes qui l'entourent s'imaginent que le malade va mourir. Quelques vomissements réflexes peuvent se produire; il n'est pas rare de constater que le malade a uriné et déféqué involontairement. Est-ce une attaque de paralysie, est-ce simplement une syncope? Avec une attention de quelques instants, il est facile de se rassurer. Si l'on pince les membres du malade, d'un côté ou de l'autre, on ne tarde pas à constater qu'il a conservé toute sa sensibilité. Si on a soin d'étendre aussitôt le patient sur un lit, ou plus simplement sur le parquet, en ayant soin de maintenir sa tête sur un plan moins élevé que son siège et ses pieds, on voit bientôt le sentiment renaître en lui et si on vient à le prier de vous serrer les mains avec les siennes, on constate avec satisfaction que la force musculaire est conservée d'un côté comme de l'autre. Enfin, après un moment de repos, il est rare qu'il ne se mette à parler, souvent sans trop savoir ce qu'il dit, mais toujours avec assez de netteté pour que l'œil exercé du praticien ne s'y trompe pas; la bouche n'est pas déviée, la langue n'est tirée ni à droite, ni à gauche, les deux joues sont très symétriques, il n'y a pas là d'attaque de paralysie, aucune hémorragie cérébrale ne s'est faite dans le cerveau.

Voilà donc un début très effrayant en apparence, un début qui jette l'affolement au sein de la famille. Mais, tout rentre bientôt dans l'ordre, avec une médication appropriée, de l'extrait de quinquina, du sirop d'éther et de l'acétate d'ammoniaque.

La température, qui était souvent très élevée au début (40 et 41 degrés), ne tarde pas à s'abaisser; le pouls redevient normal. Il ne résulte de tout cet orage qu'une grande lassitude qui va nécessiter un repos prolongé et des fortifiants à doses assez élevées; enfin, un renoncement total à reprendre les affaires et surtout à sortir dans la rue pour éviter l'humidité et le froid.

Malgré cette bénignité générale de la forme nerveuse, il n'en faudrait pas conclure que la mort est impossible; ce serait une profonde erreur. On sait que la syncope en elle-même est un accident très grave. Vient-elle à se prolonger, le malade peut ne pas revenir à lui. Le malade était-il souffrant depuis plus ou moins longtemps d'une affection organique cardiaque ou pulmonaire, la syncope peut fort bien provoquer un dénouement fatal. La personne atteinte est-elle âgée, la mort peut évidemment se produire; on sait que chez les personnes âgées l'artério-sclérose, c'est-à-dire le dessèchement ou plutôt la calcination des parois des artères est très fréquente. Cet état rend les vaisseaux très fragiles et leur enlève toute élasticité; le cœur vient-il à fléchir une seconde, on comprend que dans une pareille situation, la force du muscle cardiaque vienne à ne pouvoir surmonter la difficulté à vaincre. Ajoutons que l'habitude dangereuse de chercher à relever et à asseoir toutes les personnes qui s'évanouissent peut fort bien contribuer à les faire mourir. Il faut se souvenir que, dans la syncope, il y a anémie cérébrale et qu'il est nécessaire d'apporter le plus vite possible du sang à cet organe annihilé; en relevant le patient, l'anémie cérébrale ne peut qu'augmenter et par suite la syncope persister; en le laissant couché, au contraire, et surtout en ayant soin de lui mettre la tête en bas et les pieds en l'air, le sang afflue vite vers les centres nerveux, le cerveau reprend aussitôt ses fonctions et le cœur se remet en marche, le malade a toutes les chances possibles de ne pas succomber. Il n'y a qu'un cas dans lequel il faudrait se garder de relever le malade, c'est dans celui où sa syncope n'est que le résultat d'une hémorragie cérébrale ou d'une congestion; c'est là qu'il est nécessaire de faire un diagnostic rapide, ce diagnostic évidemment ne s'apprend pas en quelques jours, il ne peut être que le résultat d'une étude approfondie de l'organisme humain. Ce dernier point nous montre encore que la grippe syncopale ne doit pas être considérée comme sans danger ; ne serait-ce que la difficulté du diagnostic avec la paralysie, l'erreur est si facile et si terrible dans ses conséquences, qu'il y a lieu de s'en préoccuper et de ne pas tarder un seul instant à envoyer chercher un homme de l'art. Si nous désirons que chacun soit un peu instruit sur les questions de la pathologie, il s'agit là de questions trop importantes pour que nous puissions lui conseiller de ne s'en rapporter qu'à lui-même ; l'expérience consommée d'un praticien sérieux est indispensable. Le praticien seul peut se permettre, à cause de sa notoriété, d'encourir une semblable responsabilité.

— Si le malade doit être atteint de la *forme catarrhale ou thoracique*, l'influenza débute encore par une atteinte de courbature, mais en même temps il se met à tousser : toux d'abord légère, quinteuse et sèche, plus tard grasse et humide.

La congestion débute par un simple coryza, ou une amygdalite érythémateuse accompagnée d'un enchifrènement très accentué. Parfois le catarrhe gagnant la trompe d'Eustache se répand jusque dans l'oreille ; il se déclare une otite compliquée de phénomènes douloureux et souvent de surdité. Nous avons eu l'occasion d'observer un cas tout à fait remarquable : un sujet pris de la grippe a eu successivement ses deux oreilles prises par un écoulement, puis une surdité presque absolue se déclara.

Lorsque l'état catarrhal envahit la langue puis la trachée, on observe une raucité de la voix caractéristique de la laryngite aiguë ; les cordes vocales étant congestionnées, il se produit une discordance des sons émis. Plus tard, dès que la trachée est atteinte, la toux vient se joindre à la raucité vocale ; cette toux est particulièrement quinteuse, sèche, compliquée d'oppression. Le malade éprouve une vive douleur derrière le sternum ; à chaque inspiration, il lui semble que l'air en pénétrant lui cause une brûlure vive.

Tout peut s'arrêter là, surtout si le malade prend la précaution de garder le coin de son feu, de faire quelques inhalations tièdes et calmantes, d'appliquer des cataplasmes très chauds sur la région du cou, enfin de se badigeonner le devant de la poitrine avec de la teinture d'iode.

Mais, le mal peut se propager aux bronches et même au delà. Il se déclare alors une bronchite capillaire, une broncho-pneumonie, une pneumonie ou une pleuro-pneumonie, suivant les circonstances.

S'il s'agit d'une bronchite simple, les phénomènes observés sont identiques en tous points à ceux qu'on peut constater dans le cours de cette affection. Les deux poumons sont pris à la fois ; à l'auscultation on entend des râles sibilants et soufflants dans toute la hauteur des poumons ; ces râles sont d'abord secs, plus tard, ils deviennent humides. Ils suivent exactement l'évolution du catarrhe qui est sec au début, puis humide à sa période finale. La maladie ne présente jusqu'ici aucune gravité ; elle ne nécessite que quelques précautions hygiéniques élémentaires. Néanmoins, on peut observer un certain degré de suffocation, la plupart du temps ce phénomène indique qu'il existe une véritable coexistence de l'emphysème avec la grippe.

Si le principe infectieux gagne les petites bronches et se répand dans les alvéoles, la bronchite, de simple qu'elle était tout d'abord, se transforme aussitôt en broncho-pneumonie. A la percussion, on constate de la matité ; à l'auscultation, on perçoit du souffle tubaire, des râles sous-crépitants et parfois même quelques crachats sanguinolents rappelant un peu ceux de la pneumonie.

La pneumonie, enfin, n'est pas rare ; à chaque épidémie d'influenza, on voit toujours un grand nombre de décès par congestion pulmonaire ou par fluxion de poitrine.

La pneumonie de la grippe présente quelques caractères spéciaux : d'abord elle est presque toujours infectieuse et emporte les malades en deux ou trois jours au plus ; ensuite, lorsque sa durée se prolonge, on constate qu'elle se déplace volontiers, commençant, par exemple, à la base du poumon, gagnant ensuite la partie moyenne pulmonaire pour atteindre enfin les fosses sus et sous-épineuses.

Elle est caractérisée par tous les signes habituels de cette maladie. Une matité complète de la région atteinte, une augmentation des vibrations thoraciques, du souffle et des râles crépitants. Au fur et à mesure que la maladie se déplace, les signes stéthoscopiques changent ; dans les régions qui se dégagent, les râles deviennent bientôt plus gros et plus humides, ce sont les râles crépitants de retour. Malheureusement, l'apparition de ces râles crépitants de retour n'est pas toujours, comme pour la pneumonie classique, un signe certain de guérison ; il n'est pas rare de les voir disparaître une ou plusieurs fois de suite pour être aussitôt remplacés par de nouveaux râles de congestion très intense.

La pneumonie de la grippe est, dans toute l'acception du terme, une pneumonie migratrice ambulatoire.

La pleuro-pneumonie est beaucoup moins fréquente que la pneumonie simple ; lorsqu'elle se déclare, elle revêt actuellement tous ses caractères habituels. Toutefois, le point de côté prend une violence inouïe, au point d'arracher des cris au patient. La matité et l'égophonie suivent également la ligne de l'épanchement. Si la guérison survient, tout rentre peu à peu dans l'ordre ; la maladie cesse en laissant à sa suite des frottements pleurétiques plus ou moins persistants.

Tel est l'aspect de la forme catarrhale de l'influenza, depuis sa plus légère gravité jusqu'à son plus haut degré d'intensité.

Cette forme qui débute bien plus insidieusement que la précédente, qui souvent semble ne rien devoir être si on juge par les premiers symptômes présentés, peut, en réalité, revêtir un caractère de gravité tellement redoutable qu'on doit s'attendre à tout dénouement ; la mort n'en est malheureusement que trop souvent la terminaison. Dans l'épidémie de 1889, le nombre des décès par pneumonie paraît être considérable.

Pas un phtisique atteint par l'influenza n'échappe à la mort. Tous ceux qui souffrent de maladies de cœur, qu'il s'agisse d'une insuffisance mitrale ou d'une insuffisance aortique, sont rapidement enlevés par la congestion pulmonaire. On voit presque les attaques de congestion se succéder sous les yeux ; la maladie procède pour ainsi dire par bouffées ; si les bouffées sont trop nombreuses, et surtout trop rapprochées les unes des autres, si elles ne laissent pas aux poumons le temps de se dégager, l'asphyxie ne tarde pas à se produire.

C'est ainsi que fut enlevé le regretté professeur Damaschino, et beaucoup d'autres médecins tant de la capitale que de la province.

— La *forme gastrite* ou *abdominale* niée par certains auteurs, en particulier par le professeur G. Sée qui l'attribue uniquement à la fièvre et à la prostration musculaire, n'en est pas moins une variété très évidente d'influenza. L'épidémie de 1890 ne paraît faire aucun doute à ce sujet.

Assurément tous les malades qui sont atteints de l'une des deux formes précédentes, présentent de l'embarras gastrique. Mais, beaucoup sont atteints exclusivement de phénomènes bilieux ; à peine même, existe-t-il quelquefois quelques traces légères de courbature, certains sujets sont pris de vomissements presque incoercibles ; quelques-uns ont simplement une diarrhée abondante pendant un jour ou une nuit, puis tout s'arrête.

Il est certain que quelques sujets se plaignent seulement d'inappétence ; dans ces cas, l'état saburral de la langue peut bien n'être dû qu'à la fièvre.

Mais comment expliquer ces cas dans lesquels il n'y a ni fièvre, ni prostration générale ? La langue est recouverte d'un exsuda muco-épithélial très épais, blanc jaunâtre salé ; les troubles sécrétoires sont considérables. Puis, sans raison, tout à coup, le malade se met à vomir. J'ai vu un enfant vomir en jouant, s'arrêter un instant, puis reprendre ses plaisirs ; ces vomissements inattendus peuvent se reproduire un grand nombre de fois dans la journée.

En ce qui concerne la diarrhée, nous connaissons deux femmes qui furent subitement prises d'une diarrhée intense, sans motif apparent : l'une après avoir travaillé pendant une journée entière, sans avoir pu prendre une minute de repos ; l'autre, rentière, sans être sortie de son appartement.

L'estomac peut être très douloureux ; les coliques sont fréquemment très pénibles.

Dans quelques cas, le foie paraît hypérémié ; on constate des troubles biliaires. Les malades ont une teinte jaune ictérique qui semble indiquer que les voies biliaires ont ressenti l'irritation du tube intestinal.

Dans ces cas, les purgatifs salins et surtout les vomitifs font merveille. Tout peut disparaître comme par enchantement. Le sulfate de quinine, l'antipyrine ne donnent, au contraire, aucun résultat. Il s'agit donc bien là d'un état spécial. Lorsque l'influenza est caractérisée par d'autres symptômes, les purgatifs et les éméto-cathartiques ne réussissent point avec la même sûreté : le sulfate de quinine et l'antipyrine sont seuls efficaces.

En tous les cas, la forme gastrite est, sans constestation, la plus bénigne de toutes. Nous ne connaissons point de cas de mort, même dans les cas les plus effrayants en apparence, dans ceux où les selles deviennent analogues à celles de la dysenterie et les vomissements aussi fréquents que ceux de la cholérine.

Une grande faiblesse, un anéantissement général paraissent en être les conséquences. La convalescence du sujet est forcément très longue et très pénible ; le malade doit se résigner à garder la chambre pendant plusieurs jours et parfois même une ou deux semaines.

— Aux divers symptômes que nous venons de passer en revue, en étudiant les diverses formes d'influenza, il est très-utile d'en signaler deux autres : la congestion de la rate et l'albuminurie dans les urines. Ces deux phénomènes sont une preuve absolue de la nature infectieuse ou parasitaire de l'influenza. Dans les cas les plus légers, on peut toujours constater que la rate est augmentée de volume, dans une proportion variable, minime ou considérable. Dans les cas graves, la rate est développée à un point incroyable ; il n'y a guère que dans la fièvre intermittente où elle acquiert un aussi haut degré d'hypertrophie. Dans les cas graves, enfin, l'albuminurie ne fait presque

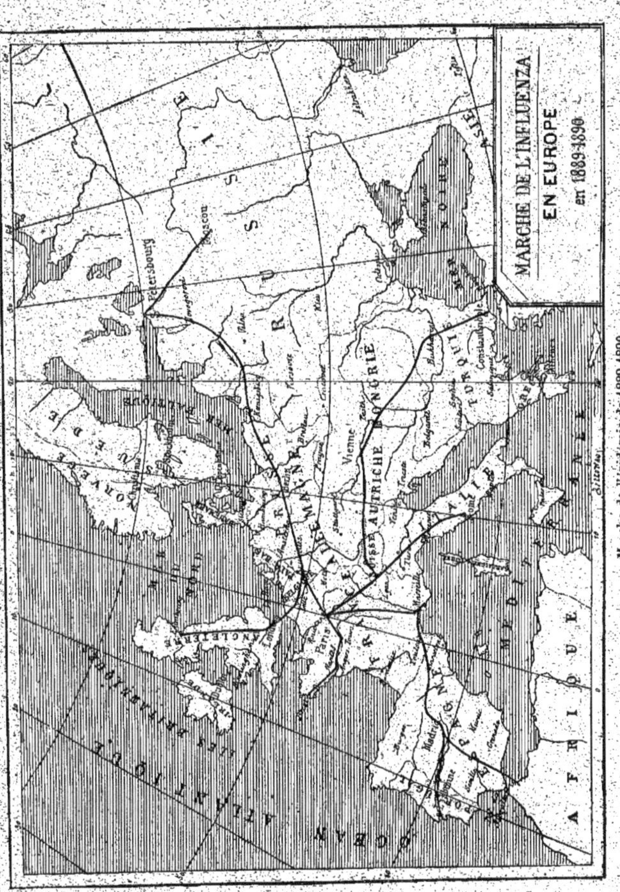

Marche de l'épidémie de 1889-1890.

jamais défaut; à chaque fois qu'il existe une pneumonie grippale, on peut être certain de trouver de l'albuminerie dans les urines.

Pour terminer, il ne nous paraît pas sans intérêt de reproduire l'opinion émise par quelques médecins éminents de divers pays, au sujet de l'épidémie d'influenza qui sévit à la fin de l'année 1889.

Le professeur Brouardel dit que tous les auteurs sont d'accord pour signaler la rapidité de l'invasion de la grippe : la fièvre soudaine et intense, la tendance à la syncope, la prostration absolue, souvent une éruption rougeâtre et une terminaison rapide. Il ajoute que le catarrhe est toujours indiqué comme exceptionnel. Depuis la séance de l'Académie (17 décembre 1889), où il a prononcé ces paroles, l'état catarrhal s'est déclaré avec une certaine intensité.

M. Collin pense que l'épidémie d'influenza, bien que séparée par de longues années des anciennes épidémies, est en tout point identique aux cent cinquante épidémies qui ont parcouru le monde entier depuis le xiiie siècle. Ce sont toujours les mêmes phénomènes morbides ; la maladie débute toujours brusquement et presque en même temps dans toutes les capitales. Elle ne marche pas plus vite qu'aux siècles précédents ; elle est indépendante de nos divers moyens de transport. La lumière et l'électricité peuvent seules lui être comparées pour la rapidité. Les pays de l'est sont encore, comme ils l'ont toujours été, le point de départ de la maladie.

M. Bucquoy, qui a observé 157 cas chez des enfants, à l'infirmerie d'un lycée, constate que l'influenza les atteint subitement, en leur donnant de la céphalée, du brisement des membres, des douleurs dans les genoux, parfois des nausées. La figure est colorée ; il n'y a pas de catarrhe des yeux et du nez, pas de sensibilité de la gorge. En général, le voile du palais est rouge sur les bords, puis, le lendemain, rouge en totalité. Dans certains cas, il a observé une véritable éruption scarlatiniforme. La courbature est violente ; mais le troisième ou le quatrième jour, tout cesse, la fièvre comme la maladie générale ; c'est le début de la convalescence qui s'accompagne toujours d'un certain degré de faiblesse. Les rechutes vers le quatrième ou le cinquième jour ne sont pas rares.

M. Ollivier ne pense pas que l'épidémie soit bénigne. L'influenza semble devoir se compliquer d'accidents gastriques ou de catarrhe pulmonaire, graves et même parfois mortels.

M. Legroux a observé les caractères suivants : après deux ou trois jours de courbature et de douleurs musculaires, de maux de tête, de gêne dans les globes oculaires, la fièvre éclate avec une certaine violence. Le malade doit souvent prendre le lit ; il se déclare fréquemment des nausées, quelques coliques; puis, tout se rétablit. Quelques cas semblent plus graves. Chez les enfants il y a souvent de la bronchite et de la toux; quelques-uns éprouvent des symptômes pouvant faire craindre une méningite à son début.

M. Sevestre a noté, chez les enfants, deux types bien différents. Le premier caractérisé par du catarrhe des yeux et du nez, puis par de la bronchite; il s'agit là de la grippe ordinaire. Le second représenté par une fièvre violente, des maux de tête atroces, des douleurs oculaires et lombaires, puis par de l'embarras gastrique et quelquefois par des taches analogues à celles qui s'observent au cours de la rougeole; il n'y a pas de phénomènes de catarrhe.

Dans une lettre qu'il a adressée à M. le ministre, en date du 30 décembre 1889, le professeur Proust, inspecteur général des services sanitaires, dit ceci : Au début, l'épidémie fut remarquable par le peu de durée et le peu de gravité des accidents.

Bientôt, aux formes nerveuses et gastriques du début s'ajoutèrent des déterminations laryngées, bronchiques et pulmonaires.

Ces complications, les congestions pulmonaires, les fluxions de poitrine et les pneumonies ont été observées chez les personnes qui, grippées, avaient continué de se livrer à leurs occupations ou les avaient reprises trop tôt, ou qui, encore souffrantes, s'étaient exposées au froid, enfin chez les individus affaiblis depuis longtemps par l'âge ou les maladies.

M. Renvers, chargé de faire un rapport sur l'influenza, devant la Société des médecins de Berlin, s'exprime en ces termes, à la date du 16 décembre 1889 : « La maladie commence par un état infectieux grave, le plus souvent d'une façon soudaine, avec des symptômes nerveux d'une intensité spéciale, caractérisés surtout par du mal de tête et de la lassitude dans tous les membres.

Suivant la prédominance des manifestations du système nerveux, du système respiratoire ou du système digestif, la symptomatologie revêt un aspect différent.

M. Sokaloff, de la Société des médecins russes, à Saint-Pétersbourg, constate que les hommes sont plus atteints que les femmes; à l'hôpital Alexandre, il a compté, sur 134 malades, une proportion de 36 femmes et de 98 hommes.

La forme gastrique avec lésion de l'appareil neuro-musculaire paraît être la dominante de l'influenza.

Il n'est pas douteux que la maladie n'agisse d'une façon fâcheuse sur les affections antérieures.

A l'autopsie des malades morts de la grippe, on trouve des lésions de la bronche-pneumonie suppurée, des foyers de pneumonie et souvent un épanchement de liquide séreux dans la cavité de la plèvre.

A l'Hôtel-Dieu de Paris, où sont passés un bon nombre de malades atteints d'influenza, on peut dire que les phénomènes du début de la maladie ont été extrêmement variés. Le coryza n'a pas été très fréquent ; par contre, les névralgies faciales, les écoulements d'oreille ont été observés plusieurs fois. Quelques malades ont eu de véritables pissements de sang. Tous ont eu, d'abord de la constipation, ensuite de la diarrhée.

Constamment, enfin, on a pu constater par la percussion une notable augmentation de volume de la rate, et par l'auscultation une véritable dilatation du ventricule droit.

L'influenza n'a pas paru avoir une action toujours funeste chez les malades atteints de tuberculose ; à peine a-t-on généralement noté un peu d'aggravation de leur état. Plusieurs, cependant, ont eu des pneumonies mortelles.

La pneumonie s'est montrée également chez des diabétiques et des albuminuriques.

Aucun cardiaque n'est mort. Cette dernière observation ne s'est malheureusement pas réalisée en ville, à Paris comme en province. Le nombre des cardiaques qui sont morts de congestion pulmonaire, ne se compte pas, tant il est considérable.

COMPLICATIONS

Nous en avons fini avec la description des symptômes de l'influenza, il nous faut maintenant reprendre l'histoire de ses complications. Il est évident que ces complications présentent un grand intérêt, car en réalité, ce sont elles qui sont le plus souvent la cause des décès.

Comme nous le verrons en parlant du pronostic de la grippe, cette maladie n'est pas sérieuse en réalité, mais elle devient le prétexte, l'occasion pour faire mourir les gens âgés et les gens affaiblis par les excès ou par la maladie.

La grippe ne tue pas, répète-on partout. Oui, la grippe ne tue pas, mais elle amène souvent des accidents mortels.

Il convient donc de bien connaître la nature de ces accidents, les circonstances dans lesquelles ils peuvent se produire, leur importance et leur gravité. Ce n'est qu'après une étude de ce genre qu'on peut en juger la portée et surtout qu'on peut essayer d'en faire un traitement judicieusement approprié.

Les complications peuvent, en réalité, se classer en deux grandes catégories : les complications pulmonaires qui tiennent le premier rang aussi bien par leur fréquence que par leur gravité, et les complications nerveuses, terribles dans leurs conséquences lorsqu'elles revêtent un caractère vraiment grave, mais heureusement assez peu fréquentes.

Parmi les complications nerveuses, il faut citer depuis la simple céphalalgie jusqu'au coma le plus effrayant, en passant par la série des vertiges, de l'insomnie et du délire.

Quelques malades, comme nous l'avons dit, sont rapidement pris de syncope ; si le mal doit disparaître, il ne tarde pas à céder devant la médication, mais s'il doit amener une issue fatale, on voit peu à peu le malade tomber dans un sommeil profond ; on peut l'appeler, le secouer, il reste insensible ; la voix des personnes qui lui sont les plus chères ne peut parvenir à le sortir de sa torpeur. Sa respiration devient effrayante ; à tout instant on peut croire qu'elle va s'arrêter pour ne jamais reprendre ; puis il se produit une ou deux inspirations plus profondes, et la cage thoracique se met de nouveau en mouvement. Mais, si le dénouement fatal doit arriver, il ne tarde pas à se produire deux ou trois mouvements convulsifs très légers, et c'est la mort irrévocable, implacable.

Les vertiges que nous venons de signaler sont loin d'avoir la même gravité ; cependant, ils ne sont pas sans inquiéter très vivement ceux qui en sont atteints. A tout instant ils croient qu'ils vont tomber, le sol leur paraît mobile, ils se figurent qu'il va se dérober sous leurs pieds. Sont-ils dans la rue, ils ont hâte d'aller s'asseoir sur un banc ou de s'appuyer le long d'un mur. Ces malades ne marchent, d'ailleurs, que le long des maisons ; on ne les voit jamais au milieu de la chaussée, l'espace leur fait pour ainsi dire peur, ils ont comme une vague tendance à l'agoraphobée, c'est-à-dire à la peur de l'espace. Sont-ils, au contraire, dans une pièce très chaude, ils veulent en sortir ou bien cherchent à se débarrasser du plus grand nombre de vêtements afin d'en éviter le poids qui pèse trop sur leurs épaules, ou bien encore prennent une chaise ou un fauteuil pour s'asseoir, la station debout les rend vertigineux.

Pour un médecin exercé, il est encore facile d'observer, chez ces sujets, une certaine anxiété, anxiété modérée, peu apparente il est vrai, mais anxiété bien réelle. Ils ne restent pas en place, ils s'agitent un peu, parlent avec une certaine volubilité ; ils font, en un mot, tout ce que font les gens préoccupés par une idée, ils cherchent à se distraire. Ces derniers sont préoccupés par la crainte de tomber ; ils remuent et causent pour éloigner d'eux cette obsession qui les tourmente.

Quant à l'insomnie et au délire, ces deux phénomènes n'ont rien de bien particulier, si ce n'est qu'ils ressemblent beaucoup à ceux qui s'observent dans la fièvre typhoïde.

Mais, la complication de beaucoup la plus importante, sans contredit, est la pneumonie. Cette maladie est aussi redoutable que fréquente; toutefois, sa fréquence varie avec les épidémies. Biermer dit que la pneumonie s'observe cinq à dix fois sur 100 cas de grippe; ce chiffre nous paraît un peu faible, tout au moins en ce qui concerne l'épidémie de 1889-1890. Certains auteurs, d'ailleurs, donnent une proportion plus importante que celle indiquée par Biermer; c'est ainsi que Landau a constaté 33 cas de fluxion de poitrine sur 125 cas d'influenza, Copland 48 cas sur 183, et Lepelletier 25 cas sur 2,000.

En général, la pneumonie de la grippe ressemble à toutes les pneumonies; cependant, dans quelques cas, elle revêt un aspect spécial qui mérite une description à part.

Elle n'éclate point subitement, avec fracas, comme c'est la règle pour la pneumonie franche; au contraire, elle s'installe doucement, sans déterminer un point de côté bien intense; ce n'est guère que vers le deuxième ou le troisième jour de la grippe, que le malade commence à se plaindre d'avoir de l'oppression et de la fièvre avec redoublement d'intensité. Le médecin vient-il à ausculter la poitrine du patient, il entend des râles crépitants, mais ces râles n'ont pas toujours la finesse et la richesse de ceux qui sont la caractéristique de cette maladie des voies respiratoires. Les crachats ne sont généralement aussi guère différents de ceux de la bronchite aiguë; ils sont jaunes et visqueux, mais ne présentent que très exceptionnellement cette couleur jus de pruneaux spéciale aux pneumoniques.

Ces phénomènes ne sont pas les seuls qui soient spéciaux à la pneumonie grippale. La prostration des forces est si grande que les malades ont bien souvent l'air d'être atteints de fièvre typhoïde. Le pouls est très rapide, mais petit, misérable et sans aucune force, sans aucun bondissement

Dans de telles conditions, on comprend que la mort soit bien à redouter. Pendant l'épidémie de la fin de l'année 1889, la mortalité de Paris a plus que doublé, on n'a pas compté moins de 2,358 décès par semaine, dont la moitié environ dus à la pneumonie et à la congestion pulmonaire.

La grippe étant une affection infectieuse donne fatalement un cachet de gravité terrible à toutes les complications qui se produient sous son influence.

PRONOSTIC

L'influenza est une affection bénigne et grave à la fois. Bénigne si elle n'atteint que des sujets bien portants; grave, si elle s'attaque à des personnes déjà souffrantes d'une affection organique quelconque, ou débilitées.

On peut vraiment dire que l'influenza, quand elle règne à l'état épidémique, est une maladie de liquidation. Tous les individus qui ont des comptes à rendre au point de vue de leur santé, depuis plusieurs années, voient leurs jours abrégés dans une grande proportion.

Tous les cardiaques, tous les phtisiques paient un large tribut à la maladie. Ils sont pris de congestion pulmonaire ou de bronchite capillaire et succombent en deux ou trois jours.

Les vieillards sont tout particulièrement atteints. Mar d'Espine a dit qu'un mois de grippe fait mourir les vieillards de soixante à quatre-vingts ans dans la proportion de 32 sur 100; tandis qu'un mois ordinaire n'en fait disparaître que 11 sur 100.

Le sexe féminin est toujours frappé plus sévèrement que le sexe masculin. Beaucoup de femmes avortent sous l'action de l'influenza.

Les maladies générales, comme la goutte, le diabète, le scorbut, les affections des centres nerveux, donnent également une certaine gravité à la grippe.

On peut enfin ajouter que la grippe prédispose à la phtisie pulmonaire. On voit assez souvent des sujets grippés, continuer longtemps à tousser après la disparition de cette maladie. Ils maigrissent rapidement, éprouvent de l'oppression, crachent du sang, etc...; s'ils viennent consulter, le médecin ne tarde pas à porter le terrible diagnostic de tuberculose. La mort en sera la terminaison fatale.

En 1837, pendant l'épidémie d'influenza qui régna sur la ville de Dublin, Graves n'a pas compté moins de 4,000 décès.

Au mois de février de la même année, à Paris, la mortalité s'éleva à 110 pour les quinze premiers jours.

A Londres, toujours pendant la même année, il mourut, en moyenne, 1,000 personnes par semaine.

Quant à la récente épidémie de 1889-1890, elle est également très meurtrière.

Le bulletin de la statistique municipale de la ville de Paris indique une mortalité de 1,094 pour la 49e semaine; la maladie ne régnait pas encore avec une grande intensité. Mais, il indique pour la 52e semaine, 2,334 décès, chiffre considérable par rapport à ceux des années précédentes. Le nombre des morts est plus que doublé.

Voici, d'ailleurs, quelles sont les observations inscrites dans ce dernier bulletin : « La mortalité élevée qui règne actuellement à Paris est due exclusivement aux maladies des organes de la respiration et à des maladies chroniques conduisant fatalement à la mort (phtisie, maladie du cœur, etc.), mais qui se sont trouvées subitement aggravées. Il n'y a que 22 décès qui soient attribués à la grippe ou à ses suites. Mais la pneumonie qui, dans la semaine correspondante de 1888, n'avait causé que 67 décès, en a causé cette semaine 346 ; la bronchite aiguë, 131 (au lieu de 42 en 1888) ; la bronchite chronique, 127 (au lieu de 47 en 1888) ; la broncho-pneumonie, 138 (au lieu de 27 en 1888). En résumé, les maladies inflammatoires des organes de la respiration ont causé le chiffre élevé de 742 décès au lieu d'environ 200 qui est ordinaire en cette saison.

« La congestion et l'apoplexie pulmonaire, qui ne figure pas ordinairement dans la statistique, mérite une mention spéciale, car elle a causé 140 décès (tandis qu'elle en causait 74 pendant l'ensemble du mois de décembre 1888).

« Un grand nombre de phtisiques voient avancer l'heure de leur mort. Il y a eu pendant la dernière semaine, 421 décès par la phtisie au lieu de 181 qui ont été comptés pendant la 52e semaine de 1888.

« Enfin, les malades atteints de maladie du cœur, sont morts cette semaine au nombre de 123 (au lieu de 65 l'année dernière).

« Les hémiplégiques sont morts également en grand nombre (81 au lieu de 56 en 1888).

« Les vieillards épuisés par l'âge qui meurent sans cause nettement définie, ont été également frappés (73 décès par sénilité pendant la 52e semaine de 1889 et 28 seulement en 1888.)

« On résumera les observations qui précèdent en disant que l'augmentation de la mortalité a pour cause immédiate les maladies des organes de la respiration ; elle frappe surtout les organismes épuisés par l'âge ou par une maladie chronique et voués à une mort prochaine. »

Ce tableau de la description de la mortalité de Paris pendant la dernière semaine de l'année 1889, est la reproduction fidèle et saisissante de la gravité de chaque épidémie d'influenza.

« La meilleure manière de n'être jamais malade, a dit spirituellement le professeur Bouchard, c'est de se toujours bien porter, » Rien de plus vrai que cette profonde boutade, en ce qui concerne l'influenza. Portez-vous bien, ne faites pas d'excès, faites en sorte que votre santé soit parfaite et vous n'aurez pas l'influenza, ou du moins, si vous l'avez, elle vous épargnera. Si, au contraire, vous êtes débilité, si vous ne voulez pas renoncer aux plaisirs, craignez pour votre existence : l'influenza pourrait fort bien vous coûter la vie.

En dehors des renseignements que nous a fournis la statistique municipale,
voici encore quelques détails sur l'épidémie de 1889.

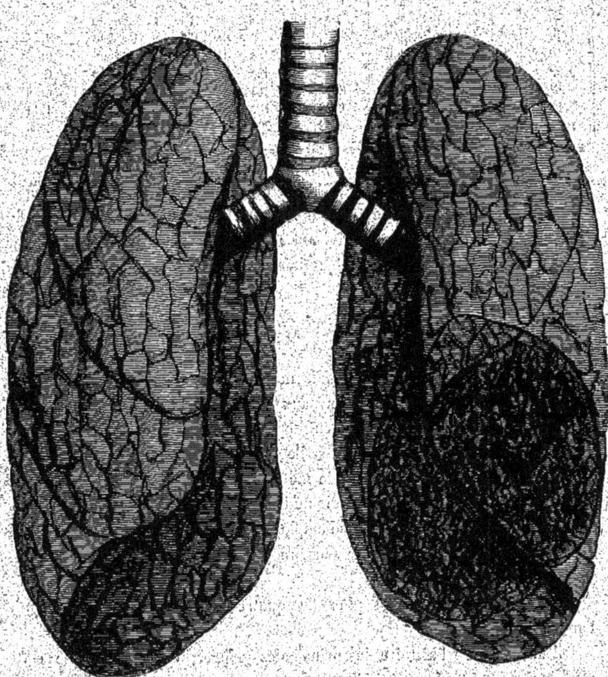

Lésions de la pneumonie.

La proportion des décès, dans les vingt arrondissements de Paris, a été,
du 29 décembre 1889 au 3 janvier 1890, comparée au chiffre de la population,
égale aux chiffres suivants :

Arrondissements.	Chiffres des décès.	Population.	Proportion pour 1000.	Arrondissements.	Chiffres des décès.	Population.	Proportion pour 1000.
1er	308	68.702	0.64	11e	171	202.170	0.84
2e	56	67.152	0.83	12e	146	106.296	1.37
3e	73	85.062	0.85	13e	113	102.234	1.10
4e	152	95.981	1.58	14e	153	99.730	1.50
5e	150	131.349	1.37	15e	157	108.718	1.44
6e	135	94.970	1.42	16e	47	75.500	0,62
7e	99	88.471	1,12	17e	124	153,510	0.80
8e	96	95.529	1	18e	160	193.524	0.83
9e	79	112.202	0.70	19e	132	118.808	1.11
10e	237	146,136	1.62	20e	172	132.887	1,30

Le total des décès étant de 2,511 sur une population de 2,260,945 habitants, la proportion est de 2,11 pour mille en ce qui concerne la période du 29 décembre au 3 janvier; en divisant ce chiffre par 6, on obtient 0,19 pour mille, qui représente la mortalité quotidienne.

HISTORIQUE

L'influenza n'est pas une maladie nouvelle, comme le croient un grand nombre de gens et comme les journaux politiques se plaisent à le répéter. Aussi, partageons-nous complètement l'opinion du savant académicien M. Le Roy de Méricourt, qui proteste contre l'emploi du mot *influenza;* cette expression, qui n'a aucun avantage sur le mot français grippe, si ce n'est celui de faire croire qu'il s'agit d'une maladie nouvelle, ne nous plaît en aucune façon. Nous ne voyons aucune nécessité d'employer un mot choisi par les Allemands et les Italiens, puisque nous en avons un qui vaut bien le leur; ce n'est pas du patriotisme.

On connaît l'histoire de plus de quatre-vingt-dix épidémies depuis l'année 1510.

Si on parcoure l'histoire des principales grippes, on constate que cette affection est et a toujours été identique à elle-même:

Un médecin du quinzième siècle a dit que la grippe était caractérisée par de l'oppression, de la lassitude, des syncopes, etc... et se terminait généralement vers le troisième ou le quatrième jour. La terminaison au neuvième jour est exceptionelle.

Dans l'épidémie de 1733, la maladie ne se montra pas très meurtrière par elle-même, quoique très répandue dès le troisième ou le quatrième jour, dit

Huxham; en 1743 l'influenza cédait aux soins convenablement dirigés; le traitement était, en général, plus l'affaire du régime que d'une médication particulière; il ne mourut guère que des sujets vieux ou affaiblis depuis longtemps par des maladies graves, ou ceux chez lesquels une disposition fâcheuse avait permis le développement d'une pneumonie, ou quelques enfants atteints d'affections pulmonaires.

En 1762, Mouro dit que la maladie guérit en quelques jours, et qu'il n'a observé que deux morts, chez des soldats anglais alcooliques.

Berdens dit qu'en 1775 la maladie débutait par des douleurs intolérables et qu'on observait quelquefois des boutons rouges sur la peau.

En 1782, l'influenza débuta à Saint-Pétersbourg et à Moscou; elle fut si bénigne alors que beaucoup de malades n'appelaient même pas le médecin.

Cette affection se déclare le plus souvent en hiver, cependant on l'a observée aussi en été.

L'épidémie de 1762 se déclara au mois de mai. Celle de 1782 apparut au début de l'été; en 1837, pendant la terrible grippe qui régnait à Dublin, la température était tout à fait douce.

En général, la maladie se propage toujours de l'est à l'ouest; beaucoup plus rarement de l'ouest à l'est.

Elle marche dans le sens du vent et aussi contre le vent.

Glüge et Seitz ont cru remarquer que l'influenza marche de préférence de l'est à l'ouest pendant la saison hivernale, et de l'ouest à l'est au moment du printemps.

Toujours, comme aujourd'hui, la grippe a régné en même temps sur l'Europe entière et souvent même l'Amérique; l'Espagne, la France, l'Allemagne, la Suède, l'Égypte, les pays tropicaux jusqu'au cap de Bonne-Espérance, ont constamment été pris par la maladie à un intervalle très rapproché.

Quant à l'épidémie de 1889-1890, elle s'est montrée, pour ainsi dire, subitement dans toute l'Europe. Les grandes villes ont été frappées avec une intensité remarquable.

Partie de Saint-Pétersbourg, la grippe s'est rapidement étendue à toute la Russie; Moscou, Sébastopol, Kovno ont été pris simultanément. En quelques jours, le mal faisait son apparition en Danemark, en Allemagne, en France, en Autriche, en Italie, en Espagne, en Angleterre et jusqu'en Algérie; les États-Unis ont été pris également.

La rapidité avec laquelle la grippe se répand est vraiment incroyable; elle marche plus vite que les chemins de fer, plus vite que les steamers les plus rapides. Lorsqu'elle est apparue au Havre, elle a été signalée à New-York avant qu'aucun transatlantique n'ait eu le temps de faire la traversée. La lumière et l'électricité peuvent seules lui être comparées pour la rapidité :

Le professeur Charles Bouchard a rappelé, devant les membres de l'Académie de médecine, qu'au mois de janvier 1858, la grippe, fondant sur Paris, frappa, en une seule nuit, au moins 50,000 personnes.

Geoffroy raconte que le nombre des individus atteints de grippe fût si considérable, en l'année 1780, que « le spectacle de l'Opéra manqua un jour, les plaidoiries cessèrent au Châtelet et la musique de Notre-Dame fut interrompue pendant trois jours ».

En 1889, il en est encore de même ; à Paris, l'École polytechnique, l'École de Saint-Cyr, tous les lycées ont été fermés. Un jour, trois chambres ne purent siéger au tribunal, faute de juges. En province, beaucoup de théâtres sont fermés, à Angers, à Marseille, etc... Dans certaines localités, l'administration des postes et télégraphes s'est vue forcée de recourir à l'administration militaire, à l'effet d'obtenir le personnel nécessaire pour le bon fonctionnement d'un service aussi important.

En Angleterre, à Grantham, dans le Lincolnshire, une école a dû être fermée.

En Belgique et en Hollande, la marche des trains n'est pas garantie d'une façon régulière, etc., etc.

On voit que l'influenza, par suite de son extrême expansion, désorganise tous les services publics et privés. Les grandes maladies épidémiques causent bien rarement autant de difficultés que celle-ci ; le choléra lui-même n'amène point une semblable perturbation. Avec la dernière de ces maladies l'affolement est plus considérable ; mais les cas étant moins nombreux, le travail est moins généralement interrompu.

Nous avons dit que la grippe s'observait aussi bien vers le nord que dans les régions équatoriales.

Ainsi, en 1580, l'épidémie marcha du sud-est vers le nord-ouest, de Constantinople vers la Hongrie, et de Venise vers l'Allemagne. Ensuite elle passa en Norvège et en Russie et revint en été en Espagne et en Italie. Fait spécial à noter, Rome et Madrid furent tout particulièrement ravagés ; Wier croit que la mortalité tenait à l'usage immodéré de la saignée.

Quant aux pays des tropiques, l'épidémie de 1837 montre bien qu'ils peuvent être envahis comme les autres. En 1837, la grippe apparut en Europe, au mois de janvier ; elle visita d'abord l'Angleterre, l'Allemagne, la France, la Suisse et l'Espagne, etc.

Presque en même temps, cette même épidémie sévissait à Sidney et au cap de Bonne-Espérance; la saison de ces continents méridionaux du globe était cependant alors diamétralement opposée à celle qui régnait au nord de l'Europe.

Une dernière particularité, qui mérite bien d'être notée, c'est la marche rapide et sans règles appréciables de l'influenza.

Cette marche déroute surtout si on la compare à celle des autres maladies épidémiques, notamment à celle du choléra.

Chaque fois que le choléra est venu visiter l'Europe, on a toujours pu trouver sa porte d'entrée et sa porte de sortie. On a pu noter, pour ainsi dire, pas à pas, son extension progressive. C'est un navire arrivant d'un pays contaminé qui a été la cause du mal dans un port, c'est un voyageur venu de loin par chemin de fer. Il se forme d'abord un foyer épidémique autour duquel viennent rayonner quelques cas; ensuite, le mal, gagnant comme le fait une tache d'huile, s'est répandu à la totalité d'une ville et finalement d'un pays.

Chaque fois, au contraire, que l'influenza se déclare à l'état épidémique, tout est atteint en un seul jour, Paris, Bordeaux, Lyon et Marseille; on ne retrouve aucune trace de son passage d'endroit à un autre; rien de fixe, rien de régulier.

Jamais le choléra ne s'est déclaré sur un navire en pleine mer, ne portant pas de marchandises, ni de voyageurs venant d'un pays contaminé. La grippe, au contraire, peut frapper tout d'un coup un vaisseau qui n'a pas touché terre depuis deux ou trois mois.

On peut se protéger, dans une certaine mesure, contre le choléra; en fuyant devant lui, en ne sortant pas, c'est-à-dire en s'isolant de ses semblables, en ne buvant pas d'eau malsaine, en ne mangeant que des aliments purs et en assainissant l'air de ses appartements au moyen d'antiseptiques variés et de désinfectants puissants.

Rien à faire contre la grippe; il n'y a pas de mesures préventives et prophylactiques efficaces. « On a beau s'enfermer, dit le professeur Germain Sée, se séquestrer, on ne saurait se préserver; la grippe pénètre dans les appartements les mieux clos; atteint les personnes les mieux protégées contre l'atmosphère. »

Au début de toutes les épidémies, l'influenza se montre généralement de préférence dans les endroits où il existe de grandes agglomérations d'individus. En 1889, ce sont les magasins de nouveautés du Louvre qui furent pris les premiers; l'épidémie y régna même avec une telle intensité que le préfet de police crut de son devoir d'intervenir en déléguant deux médecins, les professeurs Proust et Brouardel, afin de faire une enquête. Après les magasins du Louvre, ce fut le tour du Ministère des Postes et des Télégraphes; puis, certains lycées, quelques pensions importantes furent attei nts.

Les premiers décès signalés vinrent de l'École de Saint-Cyr et de l'École polytechnique.

Bientôt la ville entière fut prise.

Comme toujours, la maladie fut, au début, regardée comme très bénigne. Tout le monde en riait. Ce n'est que plus tard, lorsqu'on vit le grand nombre des décès, qu'on se mit à songer.

Des chansons furent bientôt faites; les cafés-concerts s'en emparèrent, et, comme le jour arriva où personne ne s'abordait sans se parler de l'influenza, les camelots la chantèrent sur les boulevards.

Ce n'est point ici le lieu de citer ces étranges poésies, si poésie il y a, ce dont nous doutons très fort; toutefois, dans un ouvrage qui a la prétention d'être complet, il n'est pas sans intérêt d'en donner quelques extraits. Nos descendants retrouveront à la lecture de ces lignes quel était l'état d'esprit du boulevard en 1889.

> Ah! quelle drôl'! de maladie
> Que cett'nouvelle épidémie
> C'est pir' que le phylloxéra
> Et ça s'appelle Influenza.
>
> Tout l'mond' l'a !
> L'Influenza !
> Ça commence ainsi :
> Atchi !
> Et ça finit comme ça :
> Atcha !
>
> C'est une grippe dérisoire,
> Ceux qui l'attrapent s'en font gloire,
> Tout's les dam's veulent se payer ça :
> C'est à la mod', l'Influenza !
>
> Afin d'avoir une ordonnance,
> Chez un méd'cin, viv'ment, j' m'élance;
> La bonn' me dit : N'entrez pas là !
> Il a z'aussi l'Influenza !

Si nous pouvions retrouver les chansons de la rue de chacune des époques d'épidémie d'influenza, il est probable que nous y lirions d'aussi jolis vers et d'aussi belles pensées!... Mais, pour un esprit philosophe, rien n'est à dédaigner; il peut certes retrouver dans ces trois strophes l'impression générale ressentie par la population entière.

Jamais, au moment des épidémies cholériques, le boulevard n'a entendu chanter des gaudrioles. Le choléra fait peur ; en quelques heures, celui qui en est atteint devient livide et froid, puis meurt en présentant des phénomènes morbides qui non seulement répugnent à l'entourage par leur horrible réalisme, mais encore le terrifient. La grippe fait rire ; si on est sain de corps et d'esprit, la maladie dure deux ou trois jours, on fait, comme le dit la chanson, « Atchi et Atcha », puis on retourne à ses affaires.

Ajoutons que la grippe frappe tous les rangs de la société, riches comme pauvres, jeunes comme vieux. Les adultes, cependant, paraissent un peu plus exposés que les vieillards et les enfants. On a dit aussi, qu'au début des épidémies, les hommes sont toujours plus atteints que les femmes ; ce ne serait que plus tard que la répartition s'égaliserait entre les sexes. Pour nous, nous n'avons nullement observé ces données, aussi nous ne voulons ni confirmer, ni infirmer ces faits avancés par M. H. Gintrac.

Le docteur Winocouroff de Saint-Pétersbourg a noté, au point de vue de l'âge et du sexe, que sur 134 malades admis à l'hôpital-baraque Alexandre, on doit compter 98 hommes et 37 femmes. Sur ce nombre, il y en avait 57, âgés de 21 à 35 ans ; 38, âgés de 16 à 20 ans ; 21, âgés de 11 à 15 ans ; 18, âgés de 36 à 45 ans et 5 seulement d'un âge plus élevé.

Furbringer a reçu dans l'hôpital de Friedrichshein 40 hommes et 7 femmes. Les deux tiers des malades étaient âgés de 15 à 25 ans. Ce professeur croit devoir conclure de ces faits que la grippe n'est pas une maladie de l'âge avancé.

D'après Leyden, l'influenza atteindrait, au contraire, les deux sexes d'une façon égale, frapperait tous les âges, toutes les professions et toutes les classes de la société, sans qu'il soit possible de rien formuler de précis à ces divers égards.

A l'inverse de ce qui s'observe dans la plupart des maladies épidémiques et surtout des fièvres contagieuses et microbiennes, l'influenza récidive très fréquemment. Une première atteinte de la maladie ne met pas du tout à l'abri d'une seconde ; au contraire, tout sujet déjà grippé se trouve dans d'excellentes conditions pour contracter une nouvelle invasion du mal.

Les rechutes sont très fréquentes ; elles se produisent au moindre refroidissement. Comme la toux persiste souvent longtemps après la guérison, le rétablissement complet se fait toujours avec lenteur. Les forces sont lentes à revenir, l'appétit fait défaut ; en outre, il reste une impressionnabilité si grande aux changements d'air que la maladie reprend souvent à la plus légère occasion.

Quant aux rapports que la grippe peut présenter avec les diverses maladies épidémiques, l'histoire de cette maladie ne nous donne guère de renseignements précis à ce sujet. La scarlatine, la variole, le typhus et la fièvre intermittente ne pourraient, suivant quelques auteurs, exister en même temps. Smart rapporte qu'en 1803, la scarlatine cessa dès l'apparition de la grippe, pour revenir ensuite ; Busch fait la même observation en ce qui concerne la variole. C'est à croire qu'on doit faire cette remarque, à savoir que le typhus ne coïncide jamais avec l'influenza. Enfin, c'est Gallicio, puis Panum qui ont déclaré qu'en 1833, la fièvre intermittente a dû cesser devant l'influenza. Malheureusement, d'autres auteurs admettent qu'il existe une réelle parenté entre la grippe et la fièvre intermittente ; citons Escherich, Stosch, Galli et Stark.

On dit aussi que chaque épidémie de grippe forme l'avant-garde du choléra et de la diphtérie. Il n'en est rien de tout ce bruit. Actuellement le choléra est en Perse, sur les confins de la Russie ; nous ne voyons aucune raison pour qu'il s'étende à l'Europe. Il est vrai que l'influenza de 1831 a précédé la première épidémie en 1832, et qu'en 1837 elle l'a suivie. Mais est-ce une raison pour qu'il en soit de même en 1890 ? Rien ne peut permettre de penser une semblable chose. Il est vrai que depuis la fin de 1889 une grave épidémie de choléra règne en Perse ; cette épidémie pourrait peut-être s'étendre à la Russie et à la Turquie au moment de la belle saison ; mais, qu'on ne l'ignore pas, la grippe ne serait pour rien dans cette nouvelle invasion meurtrière.

Quant à la diphtérie, elle règne constamment à l'état endémique dans toutes les grandes villes. Que peut-il donc y avoir de surprenant à ce qu'il y ait, en même temps que la grippe, un certain nombre de décès par diphtérie ?

La grippe s'observe aussi chez les animaux. On a la relation de plusieurs épidémies de ce genre ; ces épidémies, d'ailleurs, ont tantôt été séparées des époques de grippe humaine, tantôt, au contraire, ont coïncidé d'une façon absolue. La grande épizootie qui frappa, en 1827, presque tous les chevaux du continent européen, n'était autre chose qu'une épidémie grippale. Hertwig en a donné une excellente description. En 1872, il y eut aussi une épizootie à New-York ; Woodbury raconte que dans cette seule ville, il ne mourut pas moins de seize mille chevaux. Ni l'une ni l'autre de ces deux épidémies de la race chevaline n'a coïncidé avec la grippe humaine.

M. Sokaloff, de Saint-Pétersbourg, constate qu'il existe une relation entre l'apparition de l'influenza et certaines épizooties des chevaux, chiens, etc. ; il faut voir que cette relation est incontestable et que ces épizooties ont plusieurs caractères communs avec la grippe.

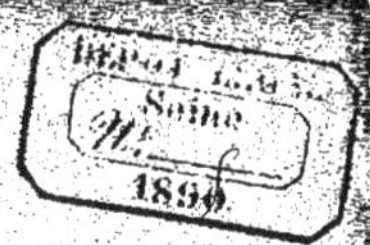

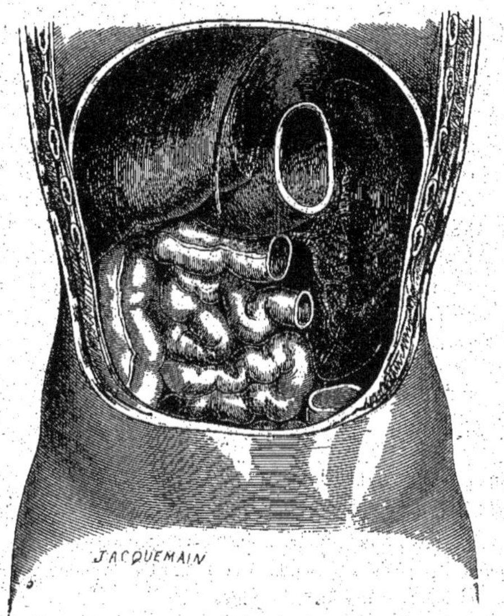

Hypertrophie de la rate dans la grippe.

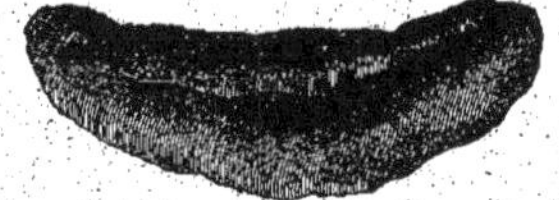

Rate à l'état sain.

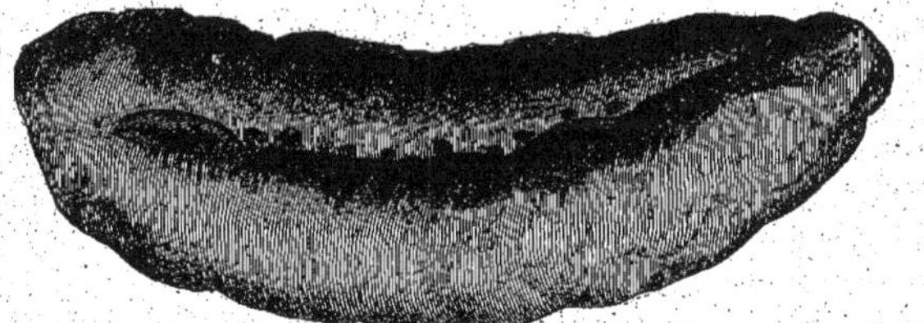

Rate dilatée par la fièvre.

M. R. Sisley fait remarquer, dans *The Lancet* du 4 janvier 1890, qu'à Londres, beaucoup d'affections variées des organes de la respiration ont été attribuées, à tort, à l'intensité exceptionnelle du brouillard, alors qu'en réalité elles n'ont dû être que les résultats de l'influenza. En même temps, du reste, il régnait une véritable épidémie sur les chevaux de Londres ; ainsi, dans une compagnie de tramways, on a compté plus de cent chevaux malades simultanément. Cette épidémie chevaline n'est, à coup sûr, que la grippe.

Pour terminer ce long paragraphe consacré à l'historique de l'influenza, nous devons ajouter que cette maladie, lorsqu'elle règne à l'état épidémique, ne dure presque jamais plus de six semaines à deux mois. Nous verrons, en parlant des autres affections épidémiques, qu'il n'en est pas toujours ainsi en ce qui les concerne.

CAUSES

Quelle est la cause de la grippe ?

Question bien délicate, à laquelle il est encore tout à fait difficile de répondre. Il vaut mieux avouer que l'état de la science n'est pas encore très avancé sur ce point. En voulant trop affirmer, il serait à craindre que le temps ne vienne nous apporter un démenti formel.

Contentons-nous donc de passer en revue toutes les opinions émises au sujet de l'étiologie de la grippe.

Et d'abord, citons les paroles célèbres, et encore très vraies, du savant médecin anglais Graves :

« Il est probable, écrit-il, que la grippe dépend avant tout de l'influence tellurique, et qu'elle reconnaît pour cause quelque perturbation dans les agents physiques qui modifient la surface extérieure de notre planète ; mais, dans l'état actuel de nos connaissances, nous ne pouvons faire ici que des conjectures, sous peine de nous perdre dans des investigations purement spéculatoires. »

Ce langage n'a rien perdu de son autorité et de sa valeur depuis qu'il a été écrit. Mais, aujourd'hui, grâce aux connaissances déjà acquises en bactériologie, la question doit être élargie ; en face des phénomènes présentés par la grippe, on doit se demander si cette affection est due à un microbe et si elle est contagieuse.

Les professeurs Jaccoud et Biermer pensent, comme Graves, que l'influenza doit être le résultat d'une modification parasitaire tellurique.

L'influence des saisons paraît être nulle : la grippe s'observe, en effet, aussi bien en hiver qu'en été.

La température n'a également aucune action ; la grippe existe fort bien en même temps dans les régions polaires et les régions des tropiques.

Les modifications barométriques ne peuvent encore être considérées comme le point de départ des épidémies d'influenza.

Fauconnet, de Lyon, a pensé que la grippe devait être le résultat des grands travaux pratiqués dans le sol ; chaque fois qu'on remuerait beaucoup de terrain, les fouilles pratiquées dans un sol riche en débris végétaux et animaux donneraient lieu à des miasmes nocifs. Cette opinion émise par Fauconnet paraît justifiée, si on veut bien se souvenir que l'épidémie qui régna à Paris, pendant l'hiver de 1861, coïncida précisément avec la mise en œuvre de grands travaux dans l'enceinte de la capitale.

Les épidémies de grippe ont, enfin, été attribuées aux variations de l'état ozonométrique de l'atmosphère. Granaro, en 1858, a pris soin, durant l'épidémie de grippe de Gênes, de noter l'état ozonométrique de l'air ; voici ce qu'il a observé : La proportion d'ozone, qui était normale à la fin du mois de décembre 1857, s'abaissa dès le commencement du mois de janvier 1858 ; ce fut alors que l'influenza se déclara et se mit à causer le plus de ravages. Au mois de février, les conditions hygrométriques et thermo-électriques de l'atmosphère s'étant modifiées, et surtout la proportion de l'ozone ayant augmenté très notablement, la grippe ne tarda pas à disparaître. La pneumonie vint la remplacer. On a noté, en effet, que l'ozone en excès était toujours la cause d'un très grand nombre de bronchites ; Bœckel de Strasbourg est un de ceux qui ont le plus insisté sur ce point.

En résumé, la diminution d'ozone provoquerait la grippe ; son augmentation serait la cause principale de ses complications thoraciques.

Le docteur Rouanet qui a pris la peine, depuis le début de l'épidémie de 1889, de consulter les cartes du temps publiées chaque jour par les soins du bureau météorologique, a constaté que depuis le 25 du mois d'octobre 1889, jusqu'au 21 décembre de la même année, l'Europe a été soumise à une zone de forte pression barométrique allant de l'Oural jusqu'à l'Angleterre. Partout les vents d'est, variant du nord-est au sud-est, ont soufflé d'une façon continue sur la Russie, l'Allemagne, la France et l'Angleterre, amenant au-dessus de ces régions des brouillards d'une intensité inaccoutumée. La grippe serait le résultat de ces froides et humides vapeurs ; elle ne viendrait ni du nord, ni du sud, mais se développerait simultanément sur toutes les contrées d'Europe, parce que ces régions se trouvent soumises uniformément aux mêmes condi-

tions atmosphériques résultant d'une immense zone de forte pression barométrique.

Jusqu'ici de nombreuses recherches avaient été faites en ce qui concerne
les variations du baromètre dans les pays grippés et le froid. Aucune de ces
recherches n'avait paru suffisamment démonstrative. D'une part, la grippe
se voit, comme nous l'avons dit, sous toutes les latitudes et sous tous les
climats. D'autre part, il n'est pas du tout prouvé que les refroidissements soient
nécessaires pour déterminer la grippe; on prend la grippe, en cas d'épidémie,
sans raison apparente, sans avoir quitté la chambre. Les brouillards ne paraissent donc guère avoir d'influence sur la grippe; ils n'en ont, d'une façon manifeste, qu'au point de vue des rechutes.

Mais arrivons à la principale question de notre sujet, à la question médicale
moderne en un mot.

La grippe est-elle une maladie contagieuse? La grippe est-elle le résultat
d'un microbe?

Rien n'est encore démontré sur ce point. Beaucoup d'auteurs sont partisans de la contagion et de l'existence d'un microbe. D'autre part, un certain
nombre, et de ceux qui sont les plus renommés, ont une opinion toute différente.

En tous les cas, il est certainement très intéressant d'étudier la question.

L'opinion la plus généralement répandue est que la grippe n'a rien à voir
avec la contagion. Nous commençons par dire que nous nous rangeons
personnellement à cette manière de voir.

« Par qui, ou par quoi la contagion s'exercerait-elle? dit le professeur
Germain Sée. Ce n'est pas par les malades, ni par leurs vêtements, ni par
l'expectoration. Il y a à cela deux raisons. Voilà, en effet, des agglomérations,
des maisons garnies, des casernes, des lycées, des ateliers qui, tout en com-
muniquant librement avec la ville atteinte, tout en possédant même quelques
grippés dans cette réunion, restent néanmoins absolument indemnes. Voici
par contre des navires envahis en pleine mer, sans relation récente avec la
terre ferme. Dans l'un de ces cas la contagion est impuissante, dans l'autre
elle est impossible.

« Ces faits prouvent que la transmission n'est pas individuelle, et qu'elle
ne peut se faire que, par l'intermédiaire de l'atmosphère; l'expansion et
l'explosion du mal ne s'expliquent pas autrement. »

Mais quelles sont ces modifications de l'atmosphère susceptibles de déterminer la grippe?

Lisons encore le remarquable ouvrage du professeur Sée : « La grippe,

y est-il dit, ne peut reconnaître qu'un agent spécifique répandu dans l'atmosphère, miasme ou microphyte. S'il n'a pas été constaté ou même recherché,
c'est parce que la maladie est généralement bénigne, sans importance, et que
les épidémies ne se sont pas reproduites depuis de longues années, depuis surtout que la microbiologie a pris tant d'extension, avec une si grande précision.
Mais dores et déjà on est en droit de croire, quant à son origine, que le
parasite ne se développe pas dans le sol, et que, par conséquent, il n'a aucune
connexité avec le miasme tellurique qui constitue l'essence de l'impaludisme. »

On voit déjà une première divergence d'opinion entre les auteurs : Graves,
Jaccoud et Biermer prétendant que l'influenza reconnaît pour cause une
influence tellurique, et Germain Sée, une influence atmosphérique.

On peut, croyons-nous, essayer de trancher ce différend. Il suffit pour cela
de comparer la malaria et l'influenza. La malaria peut être considérée, à juste
titre, comme le type de la maladie parasito-tellurique. La malaria et la grippe
procèdent-elles de la même façon ?

On ne peut certainement pas comparer le microbe encore douteux de la
grippe avec le miasme organique si bien connu de l'impaludisme. Tomasi-Cru-
delli, Kebs, Marchvava, Perroncito et Laveran en France ont parfaitement
étudié le microbe de la malaria.

Ils nous ont appris que ce microphyte prend naissance dans le sol, dans les
terrains marécageux remplis de végétaux, pour se répandre ensuite dans
l'atmosphère; le microbe n'a ni expansion, ni extension. Il ne se répand guère
au delà d'un kilomètre et ne s'élève pas au-dessus de trois ou quatre cents
mètres au-dessus de son point d'origine. La malaria appartient avant tout à
certaines contrées, elle y reste, y stationne, peut, à un moment donné,
régner à l'état épidémique, mais ne se transmet pas dans les contrées voisines.

Le parasite de la grippe, s'il existe, présente, au contraire, une extension
et une expansion considérables; il n'a pas de contrées préférées, tantôt il naît
ici, tantôt là ; il traverse les continents et les mers, prenant le caractère d'une
pandémie ou, si l'on veut, d'une épidémie massive.

La malaria et la grippe n'ont donc, comme point commun, que ce seul fait,
à savoir leur propagation par l'atmosphère. Mais la première vient de la terre,
la seconde naît spontanément dans l'air. Une fois née, elle se propage et se
multiplie à l'infini pendant quelques semaines, puis, une fois disparue, elle
peut cesser de revenir pendant plusieurs années. La malaria existe toujours là
où elle peut se produire ; elle présente seulement des phases d'accalmie et de
recrudescence.

Suivant M. Nothnagel, membre de la Société império-royale des médecins de Vienne, l'influenza serait produite par une bactérie, ou mieux, par une ptomaïne fabriquée par une bactérie. La comparaison de la grippe avec les diverses maladies infectieuses, permet de se rendre compte des variations de symptomatologie. Dans le typhus, par exemple, on observe tantôt des phéno- mènes cérébraux, tantôt des phénomènes abdominaux, tantôt des phénomènes thoraciques ; c'est cependant toujours le même poison qui agit. Si la maladie varie d'aspect, la cause en est due exclusivement à la résistance différente que présentent nos divers organes contre le poison typhique. La même observa- tion, ajoute alors le savant médecin viennois, peut et doit être appliquée à l'influenza ; le poison de cette maladie agit sur tous nos organes à la fois, aussi le tableau clinique change-t-il suivant que l'un ou l'autre de ces organes résiste davantage.

Mais, quel est ce poison, d'où vient-il ? Le professeur Nothnagel garde le silence sur ce point.

Le docteur Renoers constate que l'influenza a des caractères infectieux, mais ne saurait dire si elle est d'origine miasmatique. Ainsi, M. Hirsch a fait mention d'une épidémie d'influenza qui éclata à bord d'un bâtiment en route pour la Chine, sans que ce vaisseau ait abordé à des ports européens depuis plusieurs semaines. L'influenza se déclara en pleine mer ; les malades ne se rétablirent qu'en abordant à Canton, et cependant la grippe régnait dans cette ville au même moment. Il semble donc, dit M. Renoers, qu'il ne s'agit pas d'un miasme développé localement, d'un miasme tellurique par exemple, mais plutôt d'un virus ubiquiste qui naît et puis meurt en même temps sur des points du globe tout à fait différents.

M. Fürbringer pense que la grippe se propage par un miasme vivant. M. Seiffert-Wuerzbourg a déjà décrit le coccus de la grippe ; mais, M. Fürbringer a bien peur que ce distingué micrographe ne se soit trop avancé en déclarant que ces coccus étaient certainement les porteurs du miasme grippal.

Ces divergences d'opinion, qui présentent un grand intérêt au point de vue scientifique et demandent à être élucidées au plus tôt sont loin d'avoir la même importance en ce qui concerne la pratique.

Ce que chacun de nous désire savoir avant toutes choses, c'est si l'influenza est ou n'est pas une affection contagieuse.

En cas d'épidémie est-il nécessaire de s'isoler, de fuir les régions conta- minées, de prendre des précautions hygiéniques et antiseptiques ? Ou bien, faut-il rester passif, attendre la maladie sans s'en inquiéter ?

Tout fait croire que la grippe n'est pas une affection contagieuse ; aussi, málgré les faits signalés par quelques auteurs en faveur de la contagion, n'hésitons-nous pas, d'une part, à déclarer qu'il doit s'agir là d'observations mal prises, d'autre part, à conseiller à tous de n'avoir nullement peur des épidémies d'influenza, de ne prendre aucune mesure antiseptique, de se contenter uniquement d'une hygiène sévère et d'avoir soin de ne s'exposer à aucun régime débilitant.

En France, les professeurs Proust, Brouardel et Bucquoy se sont prononcés énergiquement contre la contagion de la grippe. Le professeur Bouchard a déclaré également qu'il ne croyait pas à la contagion et même à l'origine microbienne de cette maladie.

Il ressort du rapport de M. Proust, adressé au ministre et publié dans le *Journal officiel* à la date du 31 décembre 1889, que la grippe n'est certainement pas contagieuse, et que sa bénignité ne saurait être mise en doute.

M. Brouardel, n'étant pas partisan de la contagion, déclare qu'il ne lui a pas paru nécessaire de conseiller, au début de l'épidémie, le licenciement des écoles spéciales et des lycées. Par la suite, il est vrai, ces établissements ont été fermés, mais le ministre de l'Instruction publique, en prescrivant une semblable mesure, a obéi bien plutôt à des considérations de famille qu'à des raisons exclusivement médicales.

M. Bucquoy, parlant devant l'Académie, a déclaré également qu'il ne croyait pas que la grippe soit contagieuse. Suivant lui, le licenciement des lycées serait une mesure déplorable. Il est facile, en effet, de remédier à tout danger, en ayant soin de faire coucher les élèves dans un dortoir spécial et de les y tenir au chaud.

M. Collin, qui admet que l'influenza relève des conditions atmosphériques extérieures, ne croit pas du tout à la possibilité de la contamination humaine.

Enfin, le professeur Ch. Bouchard, constatant que la grippe ne suit jamais, pour se propager, les diverses voies du commerce humain, se prononce non seulement contre la contagion, mais encore, pense qu'il ne peut y avoir un microbe dans cette maladie, et, en tous les cas, que ce microbe se propage par l'air. Suivant lui, les germes de la grippe, répandus dans l'air seraient, aussi vite dispersés que la poussière qu'emporte le vent. La grippe doit être due à une modification de la vie sous les influences climatériques.

Nothnagel, qui croit à la nature miasmatique de la grippe et que nous en respirons les bactéries, ne sait pas encore si cette maladie est contagieuse; le plus souvent cela n'est pas.

D'après Fürbringer, l'influenza n'est pas contagieuse. Il n'a isolé aucun malade dans son service hospitalier, et malgré cela n'a constaté qu'un seul cas intérieur sur un millier de malades reçus pour différentes affections. Aucun médecin attaché à son hôpital n'a contracté l'influenza ; quelques infirmiers et infirmières ont seulement été atteints.

M. Becher ne comprend pas bien qu'on veuille expliquer la propagation de la grippe par un principe contagieux ; l'épidémie, fait-il observer justement, a éclaté presque simultanément sur les points les plus différents de Berlin et de l'Allemagne.

Telles sont les principales observations des médecins les plus autorisés à se prononcer en faveur de la non-contagiosité de l'influenza.

Il en est d'autres qui pensent et affirment, au contraire, que cette maladie est avant tout contagieuse. Voyons leurs opinions avec impartialité, bien que nous déclarions à nouveau que nous ne sommes point des leurs.

M. Hirsch a déclaré, à la Société de médecine interne de Berlin, qu'à Charlottenbourg où il y a un couvent de femmes, dans lequel se trouvent un très grand nombre de sujets chétifs, maladifs et aussi poitrinaires, l'influenza ne s'est pas déclarée. Il attribue ce fait à l'isolement absolu du monde extérieur auquel toutes les personnes de cet établissement religieux sont obligées de se soumettre. Les membres de ce couvent, en effet, ne doivent jamais franchir le seuil de la porte ; la communication avec le monde se fait par des femmes, mais seulement d'une manière indirecte. Il n'y a que deux hommes, le prêtre et le médecin, qui soient autorisés à pénétrer, si besoin est, dans la maison. A Charlottenbourg l'influenza n'a pas cessé de régner ; le couvent, malgré cela, a toujours été épargné. Comment donc ne pas croire à la contagion ? La grippe est transmissible d'homme à homme.

M. Kalischer, d'autre part, déclare qu'il a souvent vu un enfant prendre la grippe à l'école et la communiquer aussitôt à tous ses parents. Il s'étonne beaucoup que les autorités de la ville de Berlin puissent hésiter à fermer les les écoles.

M. Kleist a traité un assez grand nombre d'individus qui, pendant le jour, restaient ensemble dans des salles peu spacieuses. Tous ces individus ont été atteints de la grippe l'un après l'autre. En rentrant chez eux, ils ont donné la grippe à leurs femmes et à leur enfants. Il me semble donc qu'il faut admettre un principe contagieux.

Maintenant voici une série de faits fort intéressants qui plaident tous en faveur de la contagion.

M. le docteur Bordone a fait connaître les faits suivants :

« M. X. arrive de Paris à Frontignan le 15 décembre 1889 ; fatigué en route, il a la maladie en plein à son arrivée.

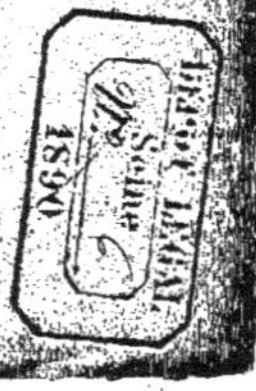

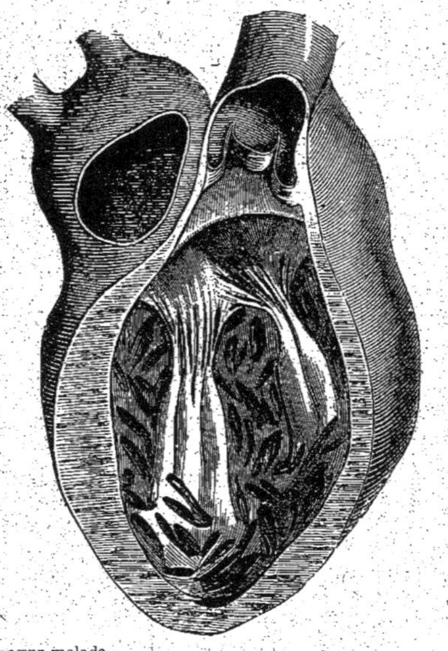

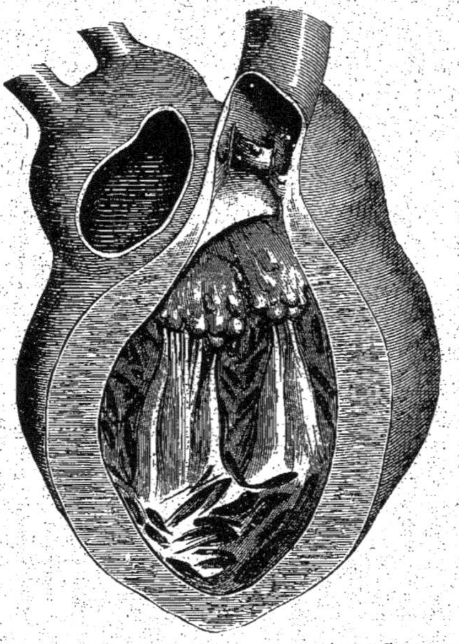

Aspect d'un cœur sain et d'un cœur malade.

Le cœur situé à droite dans la figure représente la conformation normale de la valvule auriculo-ventriculaire gauche dite mitrale ; le cœur situé à gauche représente cette même valvule avec des végétations. Dans ces deux figures on voit aussi l'intérieur de l'oreillette gauche, et de l'artère aorte à son origine avec ses valvules sigmoïdes.

Le 17, il dîne avec dix personnes chez lui.

Le 19, cinq de ces dix personnes sont prises.

M. X. recommence à aller à son bureau le 18. Le 21, son second employé (qui habite Vic, petit village près Frontignan), est atteint à son tour et reste malade quatre jours. Le cinquième jour de cette maladie, la mère de cet employé, qui habite Vic, est atteinte.

Jusque-là il n'y avait rien eu à Vic et, avant le 15, il n'y avait rien eu à Frontignan.

A partir des faits que je viens de rapporter, la diffusion s'est faite rapidement : le 24 décembre, il y avait 15 ou 16 cas à Frontignan et 5 ou 6 à Vic.

Comment nier, après des faits pareils, que l'homme malade peut servir de vecteur au microbe, et que, par conséquent, la maladie est contagieuse?

Du reste, la marche de la maladie par maison, par groupe, prouve bien la contagion.

On ne peut pas accuser l'agglomération d'agir comme condition anti-hygiénique. Le Crédit lyonnais ou l'Administration des postes ne sont pas des lieux à encombrement. Du reste, la maladie est *morbus dominorum* (maladie des gens riches) aussi bien qu'une maladie populaire : les chefs d'État ont été atteints avec toutes les formes de gouvernement.

Si donc l'épidémie sévit dans les agglomérations, c'est uniquement à cause de la contagion d'un individu à l'autre.

Pour ma part, j'admets deux modes de production ou de propagation de la maladie.

D'abord, les conditions météorologiques (encore inconnues dans leur essence) rendent pathogènes les microbes de la maladie, et ensuite l'homme, l'air et tous les objets servant de véhicule pour la diffusion de ces agents infectieux.

Lorsque l'épidémie envahit un pays et s'y installe, comme en France, cela vient de ce que, d'un côté, l'agent infectieux a été porté de Russie, et que, de l'autre, les conditions météorologiques ont été favorables à la vie et à la pullulation du microbe.

Sur un plus petit théâtre, c'est cette double condition pathogénique qui s'est trouvée réalisée à Frontignan. »

Telle est la relation du docteur Bordone; mais en voici une autre de M. Danguy des Déserts qui plaide encore plus en faveur de la contagion.

Ces divers faits sont si intéressants que nous n'hésitons pas à les reproduire dans leur entier, tels que nous les avons trouvés dans le journal si justement répandu, la *Semaine médicale*.

« Le vaisseau-école la *Bretagne*, qui a 850 hommes d'équipage et dont je suis le médecin-major, dit le docteur Danguy, est mouillé en rade de Brest; depuis le 14 décembre 1889 jusqu'à ce jour, j'ai eu à soigner 244 malades atteints... d'influenza. La maladie n'existait pas encore à Brest, quand elle a fait son apparition sur la *Bretagne*, et on ne signale même aujourd'hui que très peu de cas en ville. Les deux autres écoles établies sur les vaisseaux le *Borda* et l'*Austerlitz*, mouillés à côté de la *Bretagne*, sont tout à fait indemnes jusqu'à présent. Il y a donc lieu de croire que l'épidémie de la *Bretagne* ne doit pas être attribuée à une influence climatérique. D'autre part, il est intéressant de dire de quelle façon elle a débuté sur ce vaisseau.

Le 11 décembre, un officier reçoit de Paris deux gros colis provenant de la maison Potin; ils contiennent des boîtes enveloppées dans des copeaux de bois; il en fait lui-même le déballage et, trois jours après, il est atteint d'influenza; le lendemain ou le surlendemain, sa femme et ses trois domestiques ont la même maladie : je crois pouvoir dire que ces quatre cas sont les premiers qui aient été observés à Brest. Quoi qu'il en soit, cet officier, encore malade, vient à bord le 14 et y passe vingt-quatre heures. Le 16, j'observe un deuxième cas chez un adjudant et le 17, l'épidémie éclate réellement, atteignant de 20 à 45 hommes par jour. Tous les officiers et sous-officiers qui sont atteints et qui sont autorisés à aller se soigner chez eux, communiquent la maladie à leur famille. »

Cette observation paraît, en effet, fort probable; mais, nous craignons bien qu'il n'en soit de cette boîte de Potin comme il en a été des fameux tapis d'Orient des magasins du Louvre à Paris. Comme l'épidémie de grippe a commencé par le Louvre, on a tout de suite imaginé qu'une cargaison considérable de tapis avait été apportée au Louvre, et que ces tapis contaminés étaient la cause de l'épidémie. Or, après enquête, on a constaté que le Louvre n'avait pas fait venir de tapis depuis plusieurs années. En outre, comment peut-on expliquer l'apparition de l'influenza sur les navires en pleine mer; comment expliquer l'épidémie qui a régné sur ce vaisseau en route pour Canton? Enfin, si un colis, une boîte de Potin, peut amener la grippe dans une localité, comment peut-on expliquer l'épidémie de New-York, qui a passé plus vite du Havre en Amérique que nos plus rapides transatlantiques; comment expliquer l'apparition de la grippe en Chine? etc., etc.

Peut-être nous trompons-nous, mais en vérité nous ne voyons guère le moyen de comprendre l'extension si rapide et l'expansion si grande de l'influenza, autrement que par les modifications apportées dans l'air atmosphérique.

Voici, d'ailleurs, ce que le savant professeur Leyden, de Berlin, a dit au sujet de la contagion de l'influenza. Nous pensons que son opinion résume sagement l'état de la question étiologique de la grippe :

« Plusieurs de nos collègues, dit-il, devant les membres de la Société de Médecine interne de Berlin, ont discuté la question de savoir si l'épidémie d'influenza se propage par miasme ou par contagion, et leurs opinions ont été très divergentes.

Tandis que M. Hirsch soutient la théorie de la contagion, M. Becher, qui la conteste, s'est servi d'une image qui me semble caractériser très justement le mode de propagation de l'épidémie, lorsqu'il compare ses effets à ceux que produirait l'ouverture d'une boîte de Pandore répandant sur le monde entier les principes nocifs jusque-là enfermés et infectant un grand nombre d'humains à la fois.

En somme la question n'a pu être résolue au cours de la discussion actuelle pas plus qu'elle n'a été résolue, d'ailleurs, par les auteurs qui ont étudié les épidémies antérieures, malgré la préoccupation dont ils ont témoigné à l'égard de la contagiosité de la grippe. On n'a pu tomber d'accord, jusqu'ici, sur aucune donnée à ce sujet, et les théories les plus opposées continuent à diviser les esprits. Nous ne sommes donc pas plus avancés sur ce point aujourd'hui.

Pour ma part, j'incline à croire qu'il s'agit ici d'une infection miasmatique parce que, d'une part, je ne connais pas d'observation établissant d'une façon irréprochable un cas de contagion, et parce que, d'autre part, l'épidémie présente une extension énorme et affecte d'une manière à peu près simultanée toute l'Europe, dont chaque pays est atteint dans une proportion considérable. A ce point de vue, je comparerais volontiers les allures de cette épidémie à celles de la nielle qui, sous certaines conditions météorologiques, se propage si rapidement sur d'immenses districts où les végétaux se trouvent littéralement ravagés. Il est à noter, enfin, que l'épidémie actuelle émanant de Russie, c'est-à-dire de l'est, et se propageant sur l'Europe entière, a traversé, à l'heure qu'il est, le canal de la Manche et est en train d'envahir l'Angleterre.

Là, d'après les renseignements fournis par les journaux, les chevaux ont été atteints de prime abord, en assez grand nombre, et les hommes n'ont été affectés qu'en second lieu; parmi ceux-ci, ce sont surtout les étrangers qui ont été frappés jusqu'ici.

Je n'ai eu connaissance encore d'aucune autre observation semblable dans d'autres contrées, au cours de l'épidémie actuelle; mais, il est à remarquer que, dans les épidémies antérieures, on a signalé maintes fois la propagation de la grippe parmi les animaux divers (notamment les chevaux, les chiens et les chats). »

Comme on le voit, la question de l'étiologie de la grippe est loin d'être encore résolue. A l'heure actuelle, il n'est évidemment pas douteux que cette maladie ne soit d'origine miasmatique; mais sa contagiosité est loin d'être démontrée.

Il est, d'ailleurs, à souhaiter que la contagion de la grippe n'existe pas, car, dans de semblables conditions, il faudrait, étant donné la rapidité d'extension du mal, prendre des mesures vraiment trop radicales. A peine la maladie serait-elle apparue dans une maison, il n'y aurait plus qu'à mettre le feu à tous les objets; il est certain, qu'en raison de sa rapide propagation, les antiseptiques ne parviendraient jamais à enrayer le mal. En attendant, restons paisibles en face des épidémies d'influenza, puisque nous savons qu'elles ne sont vraiment dangereuses que pour les sujets déjà affaiblis par la maladie, par les excès ou par l'âge. Il existe bien un certain nombre d'exceptions à cette règle, mais ces exceptions ne doivent être considérées que comme une éclatante confirmation de la bénignité de l'influenza.

Ne brûlons ni les vêtements, ni les rideaux, ni les garnitures de lit des sujets qui ont été atteints d'influenza. Ne désinfectons même pas les appartements; toutes les pulvérisations médicamenteuses doivent être considérées comme inutiles, qu'il s'agisse de l'acide phénique, du benzoate de soude, du sublimé, du naphtol, de la créosote ou de l'iodoforme.

Les seules précautions préventives que l'étiologie de la gripqe peut nous apprendre, c'est de nous tonifier, de ne pas nous surmener, d'éviter les excès de travail et surtout les excès de plaisirs, ceux qui relèvent de Bacchus comme ceux qui appartiennent à Vénus. Bon nombre d'alcooliques sont morts des complications de la grippe. Presque tous les sujets épuisés par les excès vénériens ont été touchés par la maladie et malades au point que quelques-uns en sont morts.

En résumé, maladie miasmatique, non contagieuse d'homme à homme, mais épidémique au premier chef, tel est le bilan de l'influenza au point de vue étiologique.

TRAITEMENT

Avant de nous occuper du traitement proprement dit de l'influenza, il convient de parler des mesures d'hygiène préventives et d'examiner s'il y a lieu de faire usage des désinfectants.

On peut répondre à cette première question qu'il n'y a, pour ainsi dire, pas de mesures de prophylaxie à prendre. Il n'y a aucun motif d'aérer les appartements plus que de coutume, de pulvériser de l'acide phénique dans l'air de la chambre ou d'y répandre un autre médicament antiseptique. Il est inutile de faire laver les parquets, lessiver les murs, de brûler du soufre, etc..., il ne convient pas davantage d'envoyer la literie, les rideaux et les vêtements dans les étuves.

Mais est-il à dire pour cela qu'il faille traiter avec dédain les épidémies d'influenza? Loin de nous cette pensée; nous sommes même profondément convaincus qu'un assez grand nombre de décès doit être mis sur le compte de la négligence de certains malades. Il convient de faire appeler de suite son médecin, de garder complètement la chambre et surtout de ne pas chercher à vouloir reprendre trop tôt ses occupations; la plus légère imprudence peut fort bien coûter la vie. Si, dans l'épidémie de 1889, nous n'avons perdu aucun malade, nous sommes certains que nous le devons avant tout à la rigueur extrême que nous avons montrée vis-à-vis de tous les grippés, en ce qui concernait leur première sortie; nous devons reconnaître aussi que le sort a dû nous favoriser, car notre présomption ne va pas jusqu'à croire que c'est exclusivement grâce à nos soins que nous n'avons pas observé de cas de mort.

Le professeur Proust dit, dans son rapport du 30 décembre 1889, qu'il est convaincu que la mortalité diminuerait si, lorsqu'on est atteint par la grippe, on ne commettait pas la faute de continuer à subir l'action du froid, si l'on se soignait immédiatement, si on surveillait sa convalescence, et si, en un mot, on ne s'exposait pas, étant simplement grippé, à voir dénaturer ou aggraver son mal par des imprudences.

Ainsi donc, se vêtir chaudement dès que l'on est grippé, ne pas s'exposer au froid, se traiter immédiatement, surveiller sa convalescence, tels sont les conseils qu'il y a lieu de donner. Si ces conseils sont suivis, on verra disparaître, dans une proportion considérable, les complications de l'influenza.

Il importe donc que l'Assistance publique, les bureaux de bienfaisance et toutes les œuvres charitables multiplient, en faveur des indigents, dans la direction indiquée plus haut, tous leurs moyens de secours.

Dans tous les pays d'Europe, le même avis a été émis. Le conseil supérieur de santé de l'Empire allemand a déclaré qu'aucune mesure prophylactique générale, ne s'imposait d'une façon formelle; de même, le conseil sanitaire de Vienne.

Qu'a-t-on fait, en réalité, à Paris, au mois de décembre 1889?

Le ministre de la Guerre, M. de Freycinet, a donné à tous les commandants de corps d'armée des instructions très précises et très détaillées sur les précautions à prendre en vue de limiter l'extension de l'épidémie d'influenza dans les casernes. L'ordre a été donné d'accorder des permissions assez nombreuses, surtout aux soldats faibles de constitution. L'usage général de la ceinture de flanelle a été prescrit. Hors de la caserne, les soldats d'infanterie ont dû porter la veste sous la capote, et les cavaliers le manteau. Les exercices qui ne peuvent se faire dans des locaux à l'abri ont été réduits de moitié et les gardes ont été limitées à une heure de durée seulement. Dans les régiments atteints d'influenza, des distributions de thé chaud ont été ordonnées matin et soir. On a installé, dans chaque caserne, un vaste local chauffé en permanence pour les hommes malades ou indisposés, etc., etc...

Le ministre de l'Instruction publique, M. Fallières, sans licencier les écoles, a devancé la date habituelle des vacances du premier jour de l'an ; de plus, la rentrée des classes, au lieu de se faire, comme toujours, le premier lundi du mois de janvier, a été reportée au 12 du même mois.

Le gouvernement de la République s'est enfin préoccupé des souffrances de la population pauvre. Le ministre de l'Intérieur, M. Constans, sur l'avis du professeur Proust, a pris, le 2 janvier, un arrêté permettant de prélever une somme assez considérable sur les fonds qui proviennent du pari mutuel. N'est-il pas juste que ceux qui s'amusent paient pour ceux qui souffrent ? On a pu donner ainsi des vêtements chauds à la plupart des indigents de Paris ; on a pu également leur distribuer des secours en argent. D'ailleurs, certaines personnalités, comprenant l'importance et la gravité de la situation, se sont généreusement dévouées en adressant au directeur de l'Assistance publique des sommes d'argent considérables.

Voilà, en résumé, ce qu'il convient de faire en cas d'épidémie d'influenza.

D'abord, en ce qui concerne les mesures générales à prendre, soulager le plus possible la misère, donner du pain, de la viande et du vin à ceux qui ont faim, distribuer des vêtements à ceux qui ont froid, installer des locaux pour permettre aux gens sans abri de se chauffer, faire des distributions de soupe chaude ou d'infusions aromatiques réconfortantes, donner asile à tous ceux qui ne savent où coucher la nuit.

Toutes les autres mesures d'hygiène générales sont inutiles, puisqu'on ne connaît rien encore qui puisse permettre d'éviter de prendre la grippe. Si les gouvernements avaient à donner quelques conseils, ils ne pourraient qu'inviter la population à ne pas faire d'excès, à fuir les fatigues.

Quant aux mesures préventives qu'un chacun doit prendre, elles sont tout aussi simples que les précédentes. Il faut avant tout éviter ce qui peut contribuer à la débilitation de l'organisme, ne se livrer à aucun excès et, si on est vigoureux et bien portant, ne pas faire le fanfaron pour ce seul motif. Nous en avons vu plus d'un se moquer de ceux qui étaient atteints de grippe, les traiter à l'occasion de douillets ou de paresseux, qui, une fois pris, et sérieusement pris, ont été obligés de faire amende honorable en payant chèrement leur bravade irréfléchie. En temps d'épidémie d'influenza, il convient de regarder chaque matin, avant de sortir, quel temps il fait et quelle est la température. S'il tombe de la pluie, s'il fait du brouillard ou s'il neige, ne sortez pas à moins de nécessité absolue ; dans ce dernier cas, prenez une voiture afin de ne pas vous exposer directement à l'air, et si vous ne pouvez prendre une voiture, ayez bien soin de vous garantir les pieds contre l'humidité en portant soit des caoutchoucs, soit des sabots. Que le nombre et l'épaisseur de vos vêtements varie avec la température; pour n'être pas alourdi par leur poids, choisissez de préférence les vêtements légers et d'un tissu chaud aux habits épais et lourds. Il vaut mieux avoir sur soi trois, quatre ou cinq gilets de laine minces comme une pelure d'oignon qu'un énorme tricot; avec ce dernier, les mouvements du tronc et des bras sont pénibles. Si vous rentrez tard, le soir, n'hésitez pas à vous envelopper le cou d'un léger foulard de soie en ayant soin de le faire remonter assez haut en avant pour qu'il masque la bouche et le nez; ce procédé permet de tamiser l'air respirable et surtout de le réchauffer un peu avant sa pénétration dans le nez ou la bouche.

On ne s'imagine pas le nombre des coryzas et même des bronchites qui sont dus uniquement à l'inobservance de cette petite précaution hygiénique. Qu'on veuille bien se rappeler un peu la physiologie, se souvenir que la température centrale de notre corps varie entre 37° et 38° degrés, on comprendra de suite quel terrible effet peut faire sur la muqueuse des voies respiratoires l'arrivée d'un air rendu humide par la brume et glacé par le froid. La congestion ne peut qu'en être la conséquence, cela est évident.

A ces règles d'hygiène, il est utile d'en ajouter encore quelques autres, surtout en ce qui concerne l'alimentation. Il faut se nourrir avec le plus grand soin, manger des viandes saignantes, prendre des œufs, du lait, boire du bon vin: le café, le thé très chaud, additionné de rhum, de cognac ou de kirsch, constituent d'excellentes boissons. Le vin de quinquina ne doit pas être négligé; tout le monde doit en prendre, forts comme faibles; le quinquina, en effet, n'agit pas dans le cas présent que comme un fébrifuge et un fortifiant, il agit surtout comme un modificateur des troubles du système nerveux. Si jusqu'ici nous avons pu traverser plusieurs épidémies de grippe sans être réellement malade, cela tient sans aucun doute à notre parfaite hygiène; jamais nous n'avons fait d'excès d'aucune sorte, si ce n'est de nous fatiguer considérablement à aller

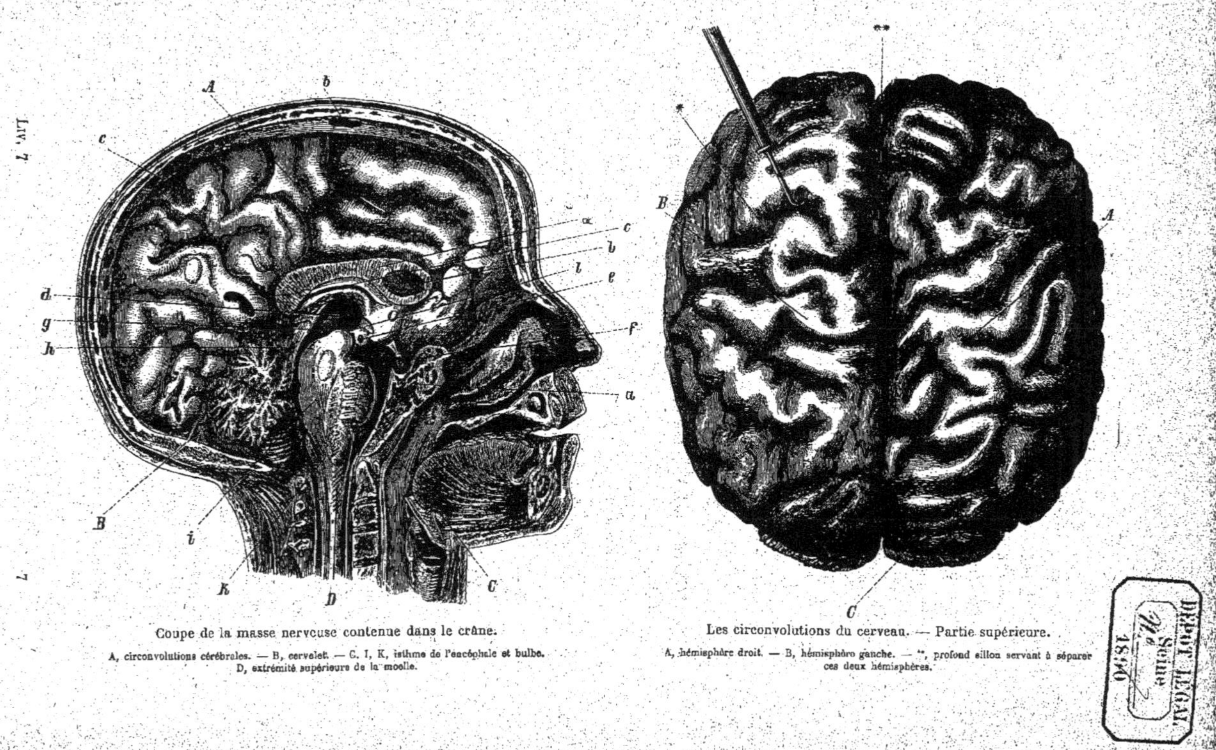

Coupe de la masse nerveuse contenue dans le crâne.

A, circonvolutions cérébrales. — B, cervelet. — C, I, K, isthme de l'encéphale et bulbe. D, extrémité supérieure de la moelle.

Les circonvolutions du cerveau. — Partie supérieure.

A, hémisphère droit. — B, hémisphère gauche. — **, profond sillon servant à séparer ces deux hémisphères.

voir les malades qui nous ont fait appeler; jamais nous ne sommes sortis à
pied si le temps était mauvais, jamais nous n'avons fait des repas insuffisam-
ment réparateurs, etc., etc... A tous nos repas nous avons pris, d'une part, un
peu d'arséniate de soude, à la dose de deux milligrammes et demi en solution
dans une cuillerée à potage d'eau distillée; d'autre part, un gramme d'extrait
de quinquina dissous dans un verre à madère d'un excellent vin de Grenache
ou de Frontignan.

Nos deux formules, celle de l'arsenic et celle du quinquina sont d'ailleurs
les suivantes :

1ᵉ Solution.

> Arséniate de soude . . . .   5 centigrammes.
> Eau distillée. . . . .   300 grammes.

(Prendre une cuillerée à bouche au début du déjeuner et au début du
dîner.)

2ᵉ Mélange :

> Extrait de quinquina jaune. . . . .   10 grammes.
> Extrait de quinquina rouge. . . . . . .   10 —
> Glycérine neutre à 30°. . . . .   40 —
> Eau distillée. . . . .   40 —

(Verser une cuillerée à café, dans un verre à madère, de vin de Grenache ou
de Frontignan; boire cette préparation avant de prendre le dessert du déjeuner
et du dîner.)

Le soir, en se couchant, il est bon également d'avaler un large bol de lait
bien chaud, contenant du sucre et une grande cuillerée à potage d'excellent
rhum.

Telles sont les principales règles d'hygiène qu'il ne faut pas négliger d'observer, lorsqu'on est sous le coup d'une menace d'influenza. On peut être
assuré qu'en les observant sérieusement, l'influenza ne vous atteindra pas, ou,
si elle vous atteint, ne pourra que vous indisposer légèrement.

Ces règles s'appliquent, bien entendu, aux gens qui se portent bien : nous
ne pouvons indiquer ici celles qui conviennent aux personnes déjà malades ou
affaiblies. Il nous faudrait, pour nous engager dans cette voie, refaire le traitement d'un grand nombre de maladies, ce qui nous entraînerait trop loin. Il
est évident que les cardiaques doivent redoubler de précautions; ils savent
qu'ils doivent éviter les fatigues, le grand air, les excitants, etc... plus que

jamais ils doivent se souvenir de tout cela. Les tuberculeux n'ignorent point qu'il leur est formellement interdit de prendre des rhumes, qu'ils doivent se nourrir et même se suralimenter, etc., ce sont là des précautions nécessaires en temps ordinaire, plus qu'indispensables dans les moments d'épidémie.

Arrivons maintenant au traitement proprement dit de l'influenza. Voyons d'abord ce qu'il convient de faire contre la maladie lorsqu'elle évolue normalement, ensuite nous examinerons quels sont les soins qui doivent être pris contre les complications.

On peut dire qu'il existe deux véritables spécifiques de l'influenza ; le premier, de date déjà ancienne, la quinine ; le second, de date récente, l'antipyrine.

Ces deux médicaments sont à la fois des fébrifuges et des modificateurs puissants des troubles nervo-moteurs.

Ils conviennent dans toutes les formes et variétés de grippe.

Les autres médicaments, qui ont aussi une grande importance, doivent être placés au second plan ; leurs indications ne sont jamais aussi générales. Celui-ci convient, par exemple, dans l'embarras gastrique, celui-là, au contraire, est utile contre l'expectoration visqueuse, un autre, enfin, n'a d'action que s'il s'agit de combattre l'adynamie profonde, c'est-à-dire la perte des forces, la tendance à la syncope.

Mais qu'est-ce que la quinine, qu'est-ce que l'antipyrine ?

Y a-t-il plusieurs espèces de quinine ; est-il préférable d'employer celle-ci ou celle-là ?

La quinine est-elle supérieure ou inférieure comme action à l'antipyrine ? etc...

La quinine, substance blanche, peu soluble dans l'eau, pour ainsi dire même insoluble, d'une saveur extrêmement amère, a pour formule chimique $C^{20}H^{24}Az^2O^2$. Elle s'emploie rarement en thérapeutique à l'état pur ; ses sels, au contraire, sont prescrits chaque jour.

Les sels qui résultent de la combinaison de la quinine avec un acide sont très nombreux ; nous ne pouvons les citer tous ici. Toutefois, nous devons en nommer au moins cinq et donner quelques détails chimiques sur trois d'entre eux ; ce sont d'abord, le sulfate de quinine, puis le chlorhydrate de quinine, le bromhydrate de quinine et, enfin, le valérianate de quinine.

Le sulfate de quinine basique, le plus important de tous ces sels, a été découvert par Pelletier et Caventou, deux Français ; il se présente sous l'aspect d'aiguilles blanches, très soyeuses, très légères et extrêmement amères au goût. La solubilité dans l'eau est, pour ainsi dire, nulle, pratiquement parlant ;

en effet, il faut 700 grammes d'eau froide et 30 grammes d'eau bouillante
pour en dissoudre 1 gramme. Ce sel ne se dissout pas, précisément parce qu'il
est neutre; pour le faire fondre, il suffit donc de le rendre acide en ajoutant à
l'eau un peu d'acide sulfurique; nous verrons plus loin que toutes les formules
de potion au sulfate de quinine sont rendues acides par l'emploi de l'eau de
Rabel qui n'est autre chose qu'une préparation officinale à base d'acide sulfurique.

Le chlorhydrate de quinine, beaucoup moins employé que le sel précédent,
du moins en France, devrait, suivant nous, remplacer, dans presque
tous les cas, le sulfate. En effet, il est plus riche en quinine et, par suite, plus
actif que le sulfate; il est très soluble dans l'eau froide et bouillante et beaucoup plus facile à digérer. Il n'a que deux inconvénients : une altération plus
rapide que le sulfate et une ressemblance de nom qui peut permettre la confusion avec le chlorhydrate de morphine. Ces deux inconvénients n'ont, suivant
nous, aucune valeur, car, pour porter remède au premier, il suffit que le
pharmacien veuille bien prendre soin de le conserver intact et de renouveler
assez souvent sa provision; pour le second, toute erreur est impossible
si le pharmacien veut bien se donner la peine de réfléchir.

Le bromhydrate de quinine a été introduit dans la thérapeutique par
M. Latour, en 1871. C'est ce sel qui s'emploie lorsqu'on veut faire des injections sous-cutanées. Il existe, d'ailleurs, deux variétés de bromhydrates : le
bromhydrate neutre et le bromhydrate acide. Ces deux bromhydrates sont
solubles et plus riches en quinine que le sulfate. L'un comme l'autre ils
peuvent être pris à l'intérieur; le bromhydrate neutre doit seul être employé
en injections hypodermiques.

Les sels de quinine peuvent être administrés de diverses manières : par
la bouche, en potions ou en cachets; par le rectum, en lavements, en suppositoires ou en pommades; par la peau, en frictions ou en injections sous-cutanées; par l'appareil respiratoire, en inhalations.

La première méthode, l'administration par la bouche, répond, dans la
majorité des cas, à toutes les indications. Les autres manières ne sont guère
employées que s'il n'y a pas moyen de faire autrement, comme, par exemple,
lorsqu'il s'agit de soigner les enfants.

Comme la quinine est probablement absorbée sous la forme de chlorhydrate, nous voyons déjà qu'il convient d'employer de préférence ce dernier
sel, puisqu'on sait, par avance, qu'il sera plus facilement digéré.

L'action de la quinine sur l'organisme est extrêmement complexe. En
général, on croit qu'elle n'a pas d'autre but que d'abaisser la fièvre, il n'en

est rien. Évidemment l'action qu'exerce la quinine sur la fièvre et conséquemment sur la température du corps, est très considérable ; aussi, on peut presque dire que la quinine est, avant tout et par-dessus tout, une substance fébrifuge.

Mais la quinine a encore une action bien importante sur le système nerveux, action qui porte particulièrement sur le cerveau. Elle donne des résultats différents suivant la dose à laquelle elle est employée ; c'est ainsi qu'à doses thérapeutiques, elle excite le système cérébro-spinal, tandis qu'à hautes doses, elle le paralyse. Dans le premier cas, il se produit des maux de tête, des bourdonnements d'oreilles, un certain degré d'engourdissement, des vertiges et une titubation légère ; dans le second cas, il peut survenir non seulement un engourdissement prononcé, mais aussi de la stupeur, de l'anéantissement et même du coma. C'est grâce à son action sur le système nerveux que la quinine permet de remédier aux divers troubles nervo-moteurs qui se produisent dans le cours de la grippe : 1 gramme permettant d'arrêter immédiatement les douleurs névralgiques, la fatigue musculaire et la prostration générale.

La quinine possède, enfin, une troisième propriété, elle est antifermentescible ; elle aurait, d'après Binz, une action antiputride comparable à celle du phénol. Par ce dernier point, elle constitue au premier chef un médicament antiparasitaire et par suite anti-épidémique.

Ajoutons que la quinine, par son action sur les sécrétions, peut rendre encore de grands services contre l'élément catarrhal de la grippe. On sait notoirement que la quinine empêche la diapédèse des leucocytes et, par conséquent, la sécrétion des muqueuses dont la transsudation des leucocytes est pour ainsi dire l'unique cause.

Pour toutes ces raisons, on comprend que la quinine doive tenir la première place dans le traitement de l'influenza. D'une part, elle agira contre la fièvre et avec d'autant plus de succès que celle-ci se présentera par accès simulant plus ou moins la fièvre intermittente ; d'autre part, elle luttera contre l'élément épidémique, infectieux au premier chef de l'influenza, en tuant le microbe s'il y en a un ou le miasme nocif ; enfin elle remettra le système nerveux troublé dans la voie de l'équilibre, réduisant à néant les douleurs névralgiques et la courbature, puis, s'il existe un état catarrhal avec viscosité considérable des sécrétions, elle le tarira en entravant la sécrétion des muqueuses.

Nous examinerons plus loin quelles sont les doses à prendre, quelles préparations il convient de choisir, puis nous donnerons des formules reconnues excellentes pour prendre la quinine sous toutes les formes.

Parlons maintenant de l'antipyrine.

L'antipyrine, dont le nom scientifique est diméthyloxyquinizine, est un corps découvert tout récemment par un chimiste de Munich, Ludwig Knorr, et préconisé pour la première fois en médecine par Filehne (d'Erlangen). Elle se présente sous l'aspect d'une poudre cristalline, blanche, sans odeur, à peine amère, parfaitement soluble dans l'eau froide, et a pour formule $C^{11} H^{12} Az^2 O$.

A peine introduite en thérapeutique, elle y a conquis une place de premier ordre, place méritée, hâtons-nous d'ajouter. Elle peut s'administrer de toutes les manières : par la bouche, en potion ou en cachets ; par le rectum, en lavements, en suppositoires ou en pommades ; par la peau, en injections sous-cutanées.

Quelles sont les propriétés de l'antipyrine ? Comme son nom vulgaire doit l'indiquer, elle a tout d'abord une action très grande sur la fièvre qu'elle diminue dans de notables proportions. Elle abaisse rapidement la température pour la ramener au taux normal, et cette action antithermique s'exerce dans tous les cas. L'antipyrine, en résumé, serait un antithermique universel. Mais depuis cette première notion sur l'action physiologique de l'antipyrine, des travaux tout à fait récents ont montré que cette substance agissait bien autrement encore sur le système nerveux. De nombreuses communications faites à l'Académie par le Dr Laborde, il ressort que l'antipyrine doit être considérée comme exerçant une influence prédominante sur le système nerveux, à la fois du côté du cerveau, à la fois du côté du bulbe rachidien et de la moelle épinière, en réduisant et atténuant les phénomènes excito-moteurs ; d'où résulte une action analgésiante qui est la caractéristique de ce médicament.

Cette double propriété de médicament antithermique et antinerveux donne à l'antipyrine une grande importance dans le traitement de l'influenza dont, on le sait, la caractéristique est avant tout une profonde perturbation nerveuse doublée de fièvre.

Mais l'antipyrine doit-elle être préférée à la quinine ? Oui, selon les uns ; non, selon les autres.

Le Dr Laborde a tranché merveilleusement la question :

« Je crois, dit-il, important de rappeler que la quinine est aussi un remarquable médicament nervin, grâce également à la prédominance de son action physiologique sur les phénomènes de sensibilité. Tout modérateur thermique vrai est, en effet, nécessairement modérateur des actes nerveux sensitifs, ce qu'on peut, au point de vue thérapeutiqu), formuler ainsi : tout antithermique vrai est un analgésique.

Sans dénier à l'antipyrine ses avantages, je crois donc que la quinine, aujourd'hui un peu démodée, n'a pas cessé et ne cessera pas d'avoir ses indications. »

On voit que la quinine et l'antipyrine peuvent marcher côte à côte sans se nuire ; dans certains cas, l'antipyrine doit être préférée, lorsqu'il s'agit, par exemple, d'obtenir rapidement une action marquée sur le système nerveux ou d'abaisser la température ; dans d'autres cas, la quinine convient mieux, lorsque le malade présente, par exemple, de la fièvre, de la courbature et des troubles de sécrétion. Enfin la quinine a une action antiparasitaire plus prononcée que l'antipyrine. La quinine est un puissant tonique, l'antipyrine ne présente aucune action analogue.

Voici donc, d'après nous, comment il convient de procéder vis-à-vis de la grippe :

Si la maladie débute par des phénomènes nerveux extrêmement intenses, caractérisés soit par de violents maux de tête, soit par des douleurs névralgiques faciale ou intercostale, de la courbature générale avec lumbago intense et vives douleurs dans les genoux ; en un mot, si la maladie détermine de vifs phénomènes douloureux, il n'y a pas à hésiter à avoir recours à l'antipyrine. Ce médicament seul est alors susceptible d'enrayer l'invasion du mal ; un quart d'heure ou vingt minutes après la première prise, le malade commence à se sentir soulagé ; aussitôt après la seconde dose, il peut être tout à fait guéri.

Si, au contraire, l'influenza débute avec des phénomènes nerveux d'intensité modérée, caractérisés par une lassitude générale, sans mal de tête bien accentué, s'il se déclare un mouvement fébrile doublé de frissons parcourant le dos et les reins, s'il existe un peu de catarrhe des premières voies respiratoires (nez, gorge, larynx et trachée), si enfin, la langue est légèrement blanche, il faut recourir de préférence à la quinine. Avec deux ou trois doses de 0 gr. 25 à 0 gr. 30 centigrammes, on voit bientôt tout l'appareil pathologique rentrer dans l'ordre.

Voyons maintenant quelles sont les doses qu'il convient d'employer d'une façon générale soit avec la quinine, soit avec l'antipyrine.

Lorsqu'on emploie la quinine, il faut, en général, en prendre 1 gramme par jour. Chacun des sels peut être employé, le sulfate, le chlorhydrate et le bromhydrate. Le sulfate est incontestablement le plus répandu ; nous n'hésitons pas, cependant, pour notre propre compte, à recommander de préférence le chlorhydrate et le bromhydrate. Le chlorhydrate convient mieux pour deux raisons :

parce qu'il est plus antiparasitaire que le sulfate, renfermant davantage de quinine que ce dernier sel, et puis parce qu'il est bien mieux toléré par l'estomac. C'est le chlorhydrate de quinine qui convient aux personnes dont l'estomac est délicat. Le bromhydrate que nous prescrivons presque toujours, à moins de contre-indications spéciales que nous venons de citer en parlant du chlorhydrate, présente ce grand avantage d'être une association de la quinine et des bromures, association favorable au premier chef en raison de son action anti-nerveuse ; en outre, le bromhydrate est supérieur au sulfate par sa teneur en quinine. Le valérianate de quinine est aussi une excellente préparation, agissant bien sur le système nerveux, mais sa mauvaise odeur empêche de le prescrire dans bien des cas ; il faut réserver son emploi pour les personnes nerveuses. Enfin, le salicylate de quinine doit être préféré chaque fois qu'on veut donner des soins à un rhumatisant atteint d'influenza.

Ajoutons que la solubilité dans l'eau du chlorhydrate et du bromhydrate est aussi un avantage considérable pour l'administration de ce médicament soit en potion, soit en lavement.

La meilleure manière de prescrire les préparations de quinine consiste dans l'emploi des cachets. Par ce procédé, on évite le goût amer de ce médicament et son absorption se fait rapidement, car, à peine arrivé dans l'estomac, le cachet s'ouvre et le sel quinique se répand.

On peut mettre en cachets depuis 0 gr. 10 centigrammes jusqu'à 1 gramme de sulfate, de chlorhydrate, de bromhydrate de quinine, etc..., mais à la condition, pour cette dernière dose, que le sel soit pulvérisé et bien tassé.

Si on veut obtenir un effet intense et aussi rapide que possible, nous employons cette restriction car la quinine, on le sait, n'agit guère que 5 à 6 heures après son ingestion, il importe de la prendre en une seule dose. On formulera donc ainsi :

Cachets :

> Sulfate de quinine pulvérisé et tassé. . . 1 gramme

pour un cachet, F. S. A. (faites selon l'art) 3 cachets semblables.

(Prendre un cachet au moment du déjeuner, et ainsi chaque jour, pendant 3 ou 6 jours au plus.)

Mais, dans la majorité des cas, il ne convient point d'employer la quinine de cette façon ; voici comment nous pensons qu'il faut la prescrire :

> Chlorhydrate ou bromhydrate de quinine. . . 0gr,30 centigrammes.

pour un cachet, F. S. A. (faites selon l'art) 10 cachets semblables.

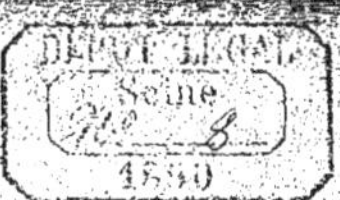

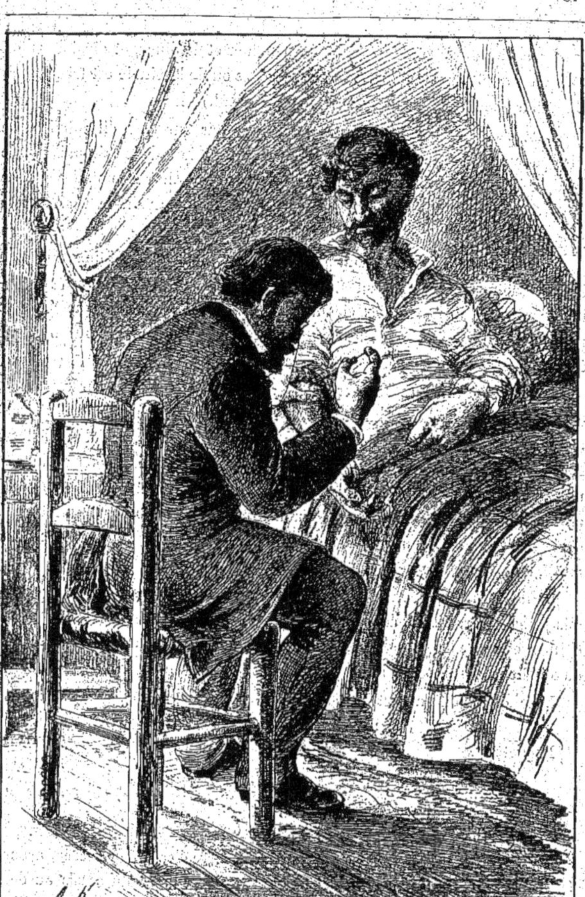

Médecin faisant une piqûre de morphine.

(Prendre un cachet au moment du déjeuner et du dîner, et ainsi de suite, pendant 3 ou 6 jours au plus. Si l'état de fièvre ou de lassitude est très grand, on prendra deux cachets de suite au lieu d'un seul.)

Il est inutile, bien entendu, que nous insistions sur ce qu'il convient de faire pour prendre convenablement un cachet. Tout le monde sait qu'il faut le tremper légèrement dans un demi-verre d'eau, de façon à le mouiller sans le rompre, le placer sur la langue et ne l'avaler qu'en buvant le verre d'eau préparé.

Dans la grippe, il ne convient pas toujours de donner la quinine seule; on l'associe souvent à d'autres substances nécessaires pour quelques cas particuliers; ces formules spéciales viendront plus loin lorsqu'il sera question des médicaments secondaires. Nous savons que pour l'instant nous nous bornons à l'étude de la quinine et de l'antipyrine.

La meilleure manière d'avaler l'antipyrine n'est pas, comme pour la quinine, de la prendre en cachet. Comme l'antipyrine n'a presque pas de goût, il vaut mieux la prescrire en solution, soit sous la forme de potion, soit dans de l'eau sucrée. L'antipyrine peut cependant se prendre très facilement en cachet; si nous disons que cette méthode vaut moins, c'est uniquement parce qu'elle fait entrer dans l'estomac le médicament non dilué. La même observation est applicable à la quinine; si nous ne l'avons cependant pas faite, c'est pour un autre motif, à savoir le mauvais goût de la quinine.

La dose qu'il convient de prescrire pour l'antipyrine est de 1 gramme à la fois jusqu'à 3 grammes dans les 24 heures. On peut dépasser de beaucoup ces chiffres et atteindre jusqu'à 6 et 8 grammes, mais ce sont là des doses très fortes auxquelles nous ne conseillons point de recourir.

Voici comment on peut formuler.

Paquets :

Antipyrine...................... 1 gramme

pour un paquet F. S. A. (faites selon l'art) 10 paquets semblables.

(Prendre un paquet dissous dans un demi-verre d'eau bien sucrée, aromatisée avec de l'eau de mélisse, de fleurs d'oranger, avec du cassis ou de la chartreuse, au choix. — Si le besoin s'en fait sentir, renouveler cette dose au bout d'une heure; enfin, si le mal n'est pas calmé, prendre un troisième paquet 4 à 6 heures après le second.)

On peut aussi faire une potion.

Voici plusieurs bonnes formules :

1re Potion :

                Antipyrine. . . . .   10 grammes.
                Eau distillée.   120   —
                Sirop de menthe.   30   —

(Prendre depuis une jusqu'à trois cuillerées à bouche de cette potion, en ayant soin de mettre une heure d'invervalle entre les 2 cuillerées du début et 4 à 6 heures entre la 3ᵉ cuillerée et la 4ᵉ.)

2e Potion :

                Antipyrine. . . . .   3 grammes.
              Sirop de framboises. . . . .   20 grammes.
                Eau distillée.   100   —

(Prendre cette potion en trois fois : la première tout d'un coup, la seconde une heure après si c'est utile, la troisième 4 à 6 heures plus tard.)

Le docteur Grasset, professeur de clinique médicale à la faculté de Montpellier, donne la potion suivante qui est fort bien supportée par le malade et le soulage toujours:

Potion :

                Antipyrine. . . . .   2 grammes.
              Teinture d'aconit. . . . .   12 gouttes.
            Sirop de fleurs d'oranger. . . . . . .   30 grammes.
                Eau de tilleul.   90   —

F. S. A. (à prendre : par cuillerées de deux en deux heures, en alternant avec du lait chaud). Cette potion contient en plus de l'antipyrine une petite dose d'aconit, nous verrons plus loin que ce médicament trouve souvent son indication dans le traitement de l'influenza.

L'antipyrine comme la quinine doit, en effet, être fréquemment associée à d'autres médicaments.

Jusqu'ici nous n'avons encore donné que des formules de cachets de quinine et de potions d'antipyrine; voyons maintenant comment il faut prendre l'antipyrine en cachets et la quinine en potion.

L'antipyrine en cachets se prend exactement comme la quinine. On peut donc formuler ainsi :

Cachets :

                Antipyrine. . . . .   1 gramme.

pour un cachet F. S. A. 10 semblables.

(Prendre un cachet trempé dans un demi-verre d'eau; le placer sur la langue et boire pour l'avaler. Cette dose peut être renouvelée une ou deux fois selon l'importance du mal ; il faut mettre au moins 2 heures d'intervalle entre chaque prise.)

Les cachets de 1 gramme d'antipyrine sont forcément un peu volumineux ; dans le cas où on penserait ne pouvoir les avaler, on aurait alors le soin de ne prescrire que des cachets de 0^{gr},50 centigrammes ; avec cette dose, le pharmacien peut fort bien n'employer que des cachets de la grandeur n° 2.

Quant aux potions de quinine, nous avons dit qu'elles présentaient deux inconvénients : d'abord, le peu de solubilité dans l'eau du médicament, ensuite le goût très amer de la quinine.

Voici cependant quelques formules qui sont très bonnes :

Potion :

```
Sulfate de quinine. . . . . . . . . . .   1 gramme.
Eau distillée. . . . . . . . . . . . . 100     —
Acide sulfurique alcoolisé. . . . . . .    quelques gouttes.
Sirop de sucre. . . . . . . . . . . . .  20 grammes.
Sirop diacode. . . . . . . . . . .  . .  20     —
```

(à prendre en deux fois, à une heure d'intervalle).

Comme le chlorhydrate de quinine est très soluble dans l'eau, on peut l'employer avec avantage, puisqu'on peut supprimer l'acide sulfurique :

Potion :

```
Chlorhydrate de quinine. . . . . . . .   1 gramme.
Eau distillée. . . . . . . . . . . . . 100     —
Saccharine. . . . . . . . . . . . . .  0$^{gr}$,10 centigrammes.
Bicarbonate de soude. . . . . . . . .  0$^{gr}$,10     —
Sirop simple. . . . . . . . . . . . . .  20 grammes.
Sirop diacode. . . . . . . . . . . . .  30     —
```

(à prendre en deux fois, à une heure d'intervalle).

La saccharine dans cette formule n'est pas indispensable ; elle n'y trouve son utilité qu'à cause de son goût extrêmement sucré qui masque assez bien l'amertume de la quinine.

Mais, nous n'en n'avons pas encore fini avec ces deux importants médicaments : la quinine et l'antipyrine.

On peut les administrer sous d'autres formes encore : en pilules, en lavements, en suppositoires, en pommade, en injections hypodermiques.

Voici deux excellentes formules de pilules pour l'antipyrine et pour la quinine.

1° Pilules d'antipyrine :

        Antipyrine . . . . 0^{gr},10 centigrammes.
        Extrait de quinquina calisaya. . . . . 0^{gr},5   —
        Racine de réglisse pulvérisée. . . . . }
        Miel blanc. . . . . } aa Q.S.

Pour une pilule F. S. A. 40 semblables.

(Prendre depuis 5 jusqu'à 10 pilules par jour au minimum.)

Comme il faut avaler un grand nombre de pilules pour représenter une dose importante d'antipyrine, nous ne pouvons conseiller de recourir à ce mode d'administration.

Il en est un peu de même pour les pilules de sulfate de quinine.

2° Pilules de quinine :

        Sulfate de quinine. . . . . 0^{gr},10 centigrammes.
        Acide citrique pulvérisé. . . . . . 0^{gr},02   —
        Miel. . . . . Q. S.
        Amidon. . . . . Q. S.

Pour une pilule F. S. A. 40 pareilles. (Prendre de une jusqu'à 10 pilules en 24 heures.)

Le point capital, lorsqu'on prescrit des pilules, quelle que soit d'ailleurs leur composition en médicaments, c'est de recommander au pharmacien de prendre bien soin qu'elles soient tout à fait molles. On peut être assuré qu'une pilule dure n'est jamais digérée; si on voulait faire l'expérience de la rechercher dans les matières fécales, on la retrouverait toujours intacte, ayant traversé tout le tube digestif sans avoir produit le moindre effet.

Si on veut employer l'antipyrine ou la quinine en lavements, il faut alors avoir recours aux formules suivantes :

1° Lavement d'antipyrine :

        Antipyrine. . . . . 2 grammes.
        Eau tiède. 120   —
        Jaune d'œuf. . . . .

(à prendre en une seule fois et à conserver le plus longtemps possible. Renouveler la dose, si c'est nécessaire, 4 heures après la première).

2° Lavement de quinine :

        Sulfate de quinine. . . . . 1 gramme.
        Eau de Rabel. . . . . 5 gouttes.
        Eau tiède. . . . . 150 grammes.
        Laudanum de Sydenham. . . . . 10 gouttes.

(à prendre en une seule fois et à conserver le plus longtemps possible).

3° Autre lavement de quinine :

> Chlorhydrate de quinine. . . . . 1 gramme.
> Eau tiède. . . . . 150 grammes.
> Laudanum de Sydenham . . . . . . 10 gouttes.

(à prendre en une seule fois, et à conserver le plus longtemps possible).

Dans cette dernière formule, il n'y a que l'eau de Rabel qui soit supprimée, grâce à la solubilité du chlorhydrate.

On peut aussi prescrire des suppositoires.

Voici une formule pour chacune de ces substances :

1° Suppositoire d'antipyrine :

> Antipyrine. . . . . 1 gramme.
> Beurre de cacao . . . . 5 grammes.

(pour introduire dans le rectum et laisser en place jusqu'à ce qu'il soit fondu).

2° Suppositoire à la quinine :

> Miel cuit pris en masse par le refroidissement . 6 grammes.
> Sulfate ou chlorhydrate de quinine . . . . 1 gramme.

(pour introduire dans le rectum et l'y laisser fondre).

Les lavements et les suppositoires ne s'emploient évidemment que lorsque l'estomac ne peut absolument rien garder. Les suppositoires sont indiqués surtout quand l'estomac ne garde rien et l'intestin de même ; on peut être certain qu'un malade conservera toujours plus facilement un suppositoire qu'un lavement.

Mais les lavements et les suppositoires ne constituent pas encore toutes les ressources de la thérapeutique. On peut aussi employer l'antipyrine ou la quinine en pommade et frictionner fortement les malades dans les régions où la peau est très fine, comme sous les aisselles et dans les aines. Malheureusement nous sommes forcés de reconnaître que les frictions avec des pommades médicamenteuses sont bien rarement très efficaces. En tous les cas, il est indispensable, pour qu'elles agissent, qu'on se donne la peine de frictionner très fortement, ce qui est aussi fatigant pour le malade que pour la personne qui lui donne des soins.

1° Pommade à l'antipyrine :

    Antipyrine. . . . .   2 à 4 grammes.
    Alcool. . . . .   quelques gouttes.
    Vaseline blanche. . . . .   15 grammes.
    Lanoline.   5   —

(pour frictions fortes, six à huit fois par jour).

2° Pommade à la quinine :

    Sulfate de quinine. . . . .   2 grammes.
    Alcool. . . . .   quelques gouttes.
    Acide sulfurique. . . . .   1 goutte.
    Axonge. . . . .   20 grammes.

(pour frictions quotidiennes, depuis 4 jusqu'à 10 et 12).

3° Autre pommade à la quinine :

    Chlorhydrate de quinine. . . . . .   2 à 4 grammes.
    Vaseline blanche.   15   —
    Lanoline.   5   —

(pour nombreuses frictions quotidiennes).

Cette dernière pommade est préférable à la première, car elle permet de
procéder bien plus simplement dans sa préparation.

Il reste, enfin, une dernière méthode pour administrer l'antipyrine et la
quinine; elle consiste dans l'emploi des injections hypodermiques. Ce moyen
est très efficace; il agit beaucoup plus rapidement que les autres. Aussi, on a
soin d'y recourir chaque fois qu'il y a urgence. Son seul inconvénient, c'est
d'être un peu douloureux.

Voici quelques formules :

1° Solution d'antipyrine :

    Antipyrine. . . . .   5 grammes.
    Eau distillée.   20   —

(pour faire dans la journée depuis une jusqu'à quatre injections sous la peau
avec une petite seringue à morphine de Pravaz complètement remplie).

2° Solution de quinine :

    Bromhydrate neutre de quinine .   1 gramme.
    Eau distillée.   10   —

F. dissoudre. (On peut faire depuis 1 jusqu'à 4 piqûres avec la seringue de
Pravaz, par chaque 24 heures.)

3° Autre solution de quinine :

> Chlorhydrate de quinine. . . . . 1 gramme.
> Eau distillée. 10   —

F. dissoudre. (On peut faire depuis 1 jusqu'à 4 injections par jour, la petite seringue de Pravaz étant complètement pleine à chaque fois.)

Il est tout à fait impossible d'employer le sulfate de quinine en injections hypodermiques, à cause de son insolubilité. Si on ajoutait, soit de l'acide citrique, soit de l'acide sulfurique à la solution, on déterminerait sous la peau non seulement des douleurs atroces, mais aussi un degré d'inflammation assez vif pour provoquer des abcès sous-cutanés.

Avant de terminer, il importe d'indiquer quelles sont les doses qu'il faut employer chez les enfants, soit pour l'antipyrine, soit pour la quinine. Les enfants peuvent avoir aussi bien l'influenza que les grandes personnes, il est donc de première nécessité de savoir manier convenablement ces médicaments.

En général, les enfants supportent admirablement les doses élevées de quinine et d'antipyrine.

Hagenbach indique les doses suivantes pour le sulfate ou le chlorhydrate de quinine :

> Pour les enfants au-dessous de 2 ans. . . . . . 0gr,70 à 1 gramme.
>   —   de 3 à 5 ans. . . . . 1 gramme.
>   —   de 6 à 10 ans . . . . 1 gramme à 1gr,50
>   —   de 11 à 13 ans. . . . . 1gr,50 à 2 grammes.

Nous avouons que nous sommes moins osé dans notre thérapeutique personnelle que M. Hagenbach.

Le mode d'administration de la quinine présente de grandes difficultés chez les enfants.

Il ne faut pas songer au sulfate ou au chlorhydrate ne quinine en potion ; jamais un enfant ne l'accepterait.

On pourrait peut-être essayer de prendre le sulfate dans du café noir extrêmement sucré, additionné même au besoin d'un peu de saccharine. Mais si la première dose passe, il est bien à craindre que l'enfant refuse de prendre la seconde.

Les frictions avec de la pommade quinique, sont d'un emploi facile ; malheureusement leur action est bien limitée.

Nous ne voyons vraiment pas d'autres moyens que les suivants : si on tient à administrer la quinine par la bouche, faire faire une quantité considérable de petites pilules pas plus grosses qu'une tête d'épingle, incorporer ces pilules à de la confiture et faire avaler le tout à l'enfant avec la plus grande

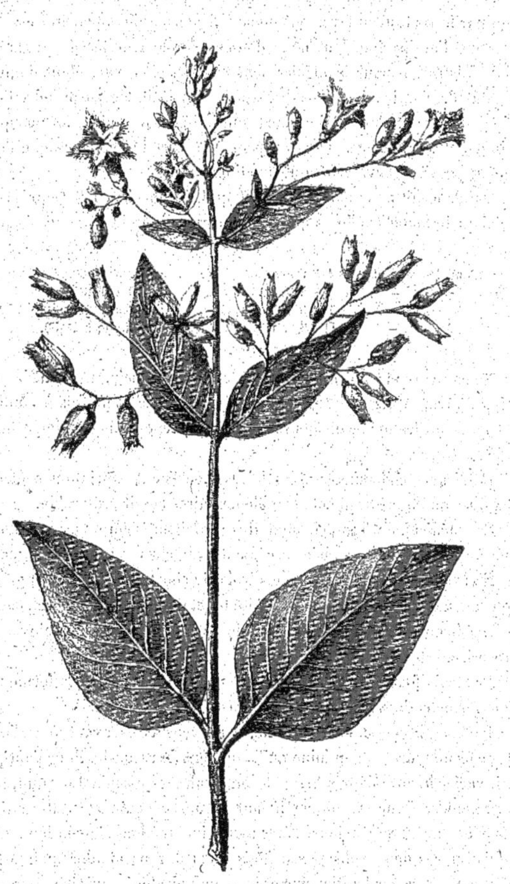

Le quinquina, sa fleur et sa tige.

rapidité possible ; si on ne peut donner la quinine par la bouche, l'administrer par le rectum en lavement ou sous la forme de suppositoires.

Pour l'antipyrine dont nous donnons également les doses, la difficulté d'administration pour le médicament n'existe plus, car, étant donné le peu de goût de l'antipyrine, il est extrêmement facile de surprendre l'enfant en lui faisant avaler l'antipyrine dans une boisson qu'il aime beaucoup ; si on a soin d'ajouter assez de sucre, on peut être certain d'avance que l'enfant ne pourra pas s'apercevoir de la plus petite chose.

Hainis a fait pour l'antipyrine ce qu'Hagenbach a fait pour la quinine. Voici quelles sont les doses qu'il indique aux différents âges de la jeunesse :

Pour les enfants de 4 à 5 ans. . . . . $0^{gr},50$ à $0^{gr},60$.
— de 5 à 6 ans. . . . . $0^{gr},60$ à $0^{gr},80$.
— de 7 à 9 ans . . . . $0^{gr},60$ à 1 gramme.
— de 11 à 13 ans. . . . . 1 gramme à $1^{gr},50$.

Nous en avons fini avec l'étude des deux principaux remèdes contre la grippe ; nous avons maintenant à passer en revue et parfois à étudier tout à fait en détail les médicaments secondaires et cependant bien importants, dans nombre de cas.

En disant médicaments secondaires, nous nous exprimons peut-être mal ; l'expression de médicaments complémentaires serait préférable.

Ces médicaments complémentaires ne doivent s'employer que dans des cas spéciaux et leur nature varie forcément avec chaque forme de la maladie.

Nous allons donc reprendre les trois divisions classiques de la grippe, dont nous avons parlé au début de cette étude, et parler à propos de chacune d'elles des médicaments qui conviennent, de la manière de les employer et de les prescrire.

Les trois formes d'influenza sont, nous le savons : 1° la forme nerveuse, 2° la forme catharrhale, 3° la forme gastrique.

1° *Forme nerveuse*. — Dans la forme nerveuse, c'est avant tout à l'antipyrine et au bromhydrate de quinine qu'il convient de recourir. Pour l'antipyrine on doit varier la dose depuis 0 gr. 50 centigrammes jusqu'à 3 grammes et même 4 grammes. Pour la quinine il faut prendre depuis 0 gr. 25 centigrammes jusqu'à 1 gramme par jour. Nous avons indiqué longuement la manière d'administrer ces deux substances. Mais nous devons ajouter qu'il est souvent très bon d'associer l'antipyrine et le bromhydrate de quinine. Dans ce cas, il ne faut pas mélanger les deux substances en un seul cachet, car il se produit une combinaison déliquescente ; mais on prescrit une potion à l'antipyrine et des cachets au bromhydrate de quinine. La potion sert à avaler les cachets.

Voici une formule :

1° Potion :

<pre>
Antipyrine. . . . .   3 grammes.
Alcoolature d'aconit. . . . . 15 gouttes.
Sirop de morphine. . . . .   40 grammes.
Eau de tilleul. . . . .   150 grammes.
</pre>

2° Cachets :

<pre>
Bromhydrate de quinine. . . . . .   0ᵍʳ,25 centigrammes.
</pre>

F. S. A. 10 cachets semblables.

(Prendre depuis 1 jusqu'à 4 cachets qu'on trempera à chaque fois dans un peu d'eau, et qu'on avalera en prenant 2 cuillerées à soupe de la potion versées dans un verre à boire.)

Si ce procédé ne semble pas donner des résultats assez rapides, il faut alors employer sans hésiter les injections sous-cutanées d'antipyrine et même celles de morphine. C'est ainsi, par exemple, que dans certaines névralgies, surtout dans les névralgies intercostales, on n'obtiendra de bons résultats qu'à ce prix.

L'association de l'antipyrine au chlorhydrate de cocaïne est très heureuse dans ces cas.

Voici une formule pour une injection sous-cutanée :

Solution :

<pre>
Antipyrine. . . . . 0ᵍʳ,50 centigrammes.
Chlorhydrate de cocaïne . . . . .   0ᵍʳ,01   —
Eau distillée. . . . .   1 centimètre cube.
</pre>

(Faire, suivant l'intensité de la douleur, une ou deux injections sous la peau avec la petite seringue de Pravaz.)

Pour la morphine, il convient de la prescrire ainsi :

Solution :

<pre>
Chlorhydrate de morphine. . . . .   0ᵍʳ,01 centigramme.
Eau distillée. . . . . 1 centimètre cube.
</pre>

(Faire, suivant l'intensité de la douleur, une ou deux injections sous-cutanées.)

Il va sans dire que si on fait deux injections, ces deux injections ne doivent pas être faites coup sur coup, mais l'une dans la matinée, et l'autre dans la soirée, à 12 heures d'intervalle.

Enfin, dans le cas où, pour une raison quelconque, on ne voudrait pas se servir des injections sous-cutanées, on pourrait prescrire un petit vésicatoire camphré à appliquer sur le point douloureux (*loco dolenti*) et à panser matin et soir avec un centigramme de poudre de chlorhydrate de morphine.

Pour que cette morphine puisse agir, il va sans dire qu'il est indispensable d'arracher au préalable la peau morte soulevée par le vésicatoire. La morphine ne peut avoir d'action qu'autant qu'elle est placée sur le derme dénudé.

Les pointes de feu appliquées avec le thermocautère de Paquelin peuvent encore calmer les névralgies intercostales. Elles ont un désavantage sur les vésicatoires : l'impossibilité de se servir de chlorhydrate de morphine.

Dans la forme nerveuse de l'influenza, on observe souvent une tendance aux syncopes : *grippe syncopale*. Cette variété accidentelle mérite un traitement spécial. En outre du bromhydrate de quinine qu'il convient toujours de prescrire, il est souvent urgent de prescrire des substances excitantes, de conseiller les loitons aromatiques chaudes, les sinapismes promenés sur les membres.

Comme potion excitante, la suivante donne de bons résultats, surtout chez les sujets qui ont une tendance à se refroidir :

Potion :

```
Acétate d'ammoniaque. .  . . . . .    4 grammes.
Sirop d'éther. . . . . . . . . . . .  25    —
Teinture de cannelle. . . . . . . .    2    —
Eau distillée de camomille. . . .   100    —
Rhum. . . . . . . . . . . . . . . .   25    —
```

(Prendre une cuillerée à bouche, de demi en demi-heure, jusqu'à réaction. Éloigner, ensuite, les prises du médicament.)

Comme frictions aromatiques, on peut conseiller la préparation suivante :

Mélange :

```
Essence de térébenthine. . . . . .   50 grammes.
Alcoolat de lavande. . . . . . . .   25    —
Alcoolat de mélisse. . . . . . . .   25    —
```

(Pour employer sur une flanelle.)

Les grogs chauds au rhum, le café noir, le thé au rhum, sont également de bonnes prescriptions; de même le vin chaud sucré.

Enfin, dans certains cas, il convient de prescrire de l'extrait de quinquina, à la dose de 1 gramme jusqu'à 3 ou 4 grammes. On peut ajouter cet extrait de quinquina à la potion que nous venons de formuler, en ayant soin d'y joindre 25 grammes de glycérine anglaise pure, pour faciliter la dissolution de l'extrait. Ou bien on peut prescrire de l'extrait de quinquina en pilules de 0 gr. 25 centigrammes. La potion à l'extrait de quinquina est également très bonne.

Potion :

Extrait mou de quinquina.	2 grammes.
Glycérine neutre.	25 —
Elixir de garus.	25 —
Eau distillée.	50 —

(A prendre par cuillerées à bouche toutes les heures. — Renouveler la potion une fois, si c'est nécessaire.)

Une fois la crise terminée, on peut supprimer l'extrait de quinquina et le remplacer simplement par du vin de quinquina au malaga.

2° *Forme catarrhale.* — Dans la forme catarrhale, il faut avant tout se préoccuper des complications des voies respiratoires, complications qui peuvent aller du simple coryza ou de l'angine érythémateuse banale jusqu'à la pneumonie infectieuse.

Si le malade n'est atteint que de coryza ou de mal de gorge, il n'y a que fort peu de chose à faire. Quelques inhalations camphrées en cas de rhume de cerveau et un gargarisme contre l'angine.

Pour faire les inhalations camphrées, il suffit de verser dans un bol d'eau très bouillante une forte pincée de camphre et de respirer les vapeurs qui s'échappent.

Comme gargarisme on peut employer la formule suivante :

Collutoire :

Borate de soude.	6 grammes.
Acide phénique.	0gr,05 centigrammes.
Chlorhydrate de cocaïne.	1 gramme.
Saccharine.	0gr,10 centigrammes.
Bicarbonate de soude.	0gr,10 —
Miel rosat.	10 grammes.
Sirop de mûres.	10 —
Glycérine anglaise.	10 —

(Pour badigeonner le fond de la gorge et les amygdales avec un pinceau toutes les heures.)

Enfin, dans ces deux premiers cas bénins, il n'est pas sans utilité d'appliquer au devant de la poitrine soit un large cataplasme bien chaud de farine de lin, soit un sinapisme Rigollot, soit un bon badigeonnage de teinture d'iode.

Ces soins préventifs peuvent fort bien empêcher la propagation du catarrhe naso-pharyngé à la trachée et de là aux bronches.

Mais, voici la gorge prise, puis le larynx, la trachée et finalement les bronches. Le malade a une certaine peine à respirer ; le médecin, à l'auscultation, entend des râles caractéristiques. Dans ce cas, il convient de prescrire un traitement plus énergique. Les badigeonnages de teinture d'iode doivent être répétés matin et soir. S'ils ne sont pas assez actifs, il faut appliquer des ventouses sèches qu'on aura soin de répéter chaque jour et même deux fois par jour si c'est nécessaire.

La quinine, l'aconit et la poudre de Dower doivent être prescrites aussitôt.

La quinine peut s'associer facilement à la poudre de Dower. Quant à l'aconit, on peut le prendre dans des grogs chauds au rhum ou dans de la tisane chaude, du lait chaud au kirsch.

Voici quelques formules :

Cachets :

Bromhydrate de quinine	0gr,30 centigrammes.
Poudre de Dower	0gr,20 —

Pour 1 cachet F. S. A. 12 semblables. — (Prendre un cachet 3 fois par jour.)

La poudre de Dower est un médicament qui a la triple propriété de calmer, de faire cracher et suer. Il est inutile, lorsqu'on veut en prescrire, de donner la formule sur l'ordonnance, car elle est connue de tous les pharmaciens. Nous pensons néanmoins qu'il convient de l'indiquer ici, ne serait-ce qu'à titre scientifique.

Poudre de Dower :

Sulfate de potasse pulvérisé.	4 grammes.
Nitrate de potasse pulvérisé.	4 —
Poudre d'ipéca.	1 —
Opium officinal sec, pulvérisé	1 —

1/2 gramme de cette poudre renferme donc 0 gr. 05 centigrammes d'opium sec ou 0 gr. 025 milligrammes d'extrait d'opium.

En ce qui concerne l'aconit, nous n'avons rien de spécial à dire, si ce n'est qu'il importe vivement de n'employer que l'alcoolature de racines fraîches

d'aconit sauvage des Vosges et de la prescrire à la dose quotidienne de
1 gramme. Cette préparation d'aconit est la seule qui soit vraiment très active ;
on peut facilement la reconnaître à sa couleur qui est toujours bien moins
foncée que celle des teintures. Un gramme d'alcoolature de racines fraîches
d'aconit contient 56 gouttes pesées au compte-gouttes normal ; on peut donc
prescrire de prendre six fois 10 gouttes d'aconit dans les 24 heures. Ces
gouttes doivent être prises dans un grog chaud au rhum, ou dans un bol de
lait chaud au kirsch.

Pour remplacer l'aconit, certains médecins préfèrent l'aconitine cristallisée. Cette préparation est excellente, mais elle a le grand désavantage d'être
d'un maniement très difficile à cause de son extrême toxicité.

Pour nous, lorsque nous voulons y avoir recours, nous prescrivons toujours l'aconitine cristallisée de Duquesnel, dosée à 1/8 de milligramme par
granule. Nous recommandons en outre au malade de ne pas prendre plus de
4 à 6 de ces granules, en mettant entre chaque prise un intervalle de 6 heures
ou un maximum de 4 heures.

Lorsque ce premier traitement ne donne pas encore de résultats satisfai-
sants, il ne faut pas alors hésiter à appliquer des vésicatoires camphrés sur
les régions malades du poumon.

Nous ajouterons seulement qu'il importe d'examiner les urines avant
d'appliquer les vésicatoires, pour voir s'il n'y a pas d'albumine; dans ce
dernier cas, en effet, il faudrait renoncer à ce moyen thérapeutique. Nous
verrons qu'il ne convient que très rarement lorsqu'il y a de la pneumonie,
car la pneumonie est généralement de nature infectieuse.

Les complications thoraciques peuvent donc s'aggraver au point de provoquer, soit une pneumonie, soit une pleurésie.

Avec la pleurésie les vésicatoires sont toujours indiqués.

Il convient aussi de faire purger le malade assez souvent, de le faire uriner
et de l'alimenter.

Tous les quatre ou cinq jours, le malade pleurétique fait donc bien de
prendre le matin à jeun un grand verre d'eau purgative de Villacabras ou de
Rubinat.

Dans l'intervalle des purgations, il convient qu'il absorbe une à deux
cuillerées à soupe de vin diurétique amer de la Charité, ou de vin diurétique
amer de l'Hôtel-Dieu, suivant qu'on veut donner ou non de la digitale.
Le vin de la Charité n'en contient pas; celui de l'Hôtel-Dieu, au contraire, en
renferme.

Comme nourriture, le lait pur ou coupé avec du chiendent nitré.

Il importe de déterminer la sécrétion urinaire, tout en relevant le cœur. Le vin de l'Hôtel-Dieu remplit admirablement ces deux conditions. Les potions à la caféine jouissent également d'une semblable propriété.

Potion :

    Caféine pure . . . . 1^{gr},25 centigrammes.
    Benzoate de soude . . . . 1^{gr},25   —
    Eau distillée . . . . 100 grammes.

(Prendre, dans la journée, la potion entière, en l'avalant par 1/3 ou 1/4 à chaque fois.)

Avec la pneumonie, on ne doit guère songer qu'à l'emploi réitéré des ventouses sèches, appliquées à la dose de 30 à 60 sur toute la surface du dos. La pneumonie est toujours infectieuse et accompagnée d'albuminurie.

Contre cet état infectieux, la chlorhydrate de quinine est indispensable ; il faut en prescrire depuis 1 gramme jusqu'à 1^{gr},50 par jour.

L'alcool doit être donné à profusion.

Ce n'est qu'au prix de ces deux médicaments qu'on peut espérer obtenir la guérison.

Les potions à l'extrait de quinquina (depuis 2 jusqu'à 6 grammes) doivent être prescrites à tous ces malades.

Si la toux est grande, l'aconit convient ici comme dans la pleurésie. La terpine est également utile.

L'aconit peut se donner en gouttes dans des grogs, suivant la formule que nous venons de donner quelques lignes plus haut.

La terpine s'emploie sous la forme de pilules ou de pastilles.

On prescrit des pastilles dosant 0^{gr},05 centigrammes et on conseille d'en avaler 6 à 8 et même 10 par jour.

Si on préfère les pilules, il faut alors les formuler de la manière suivante :

Pilules :

    Terpine . . . . 4 grammes.
    Baume de tolu 4   —
    Glycérolé d'amidon . . . . 1^{gr},50 centigrammes.
    Poudre de réglisse . . . . 1^{gr},15   —

F. S. A. 40 pilules (prendre 10 pilules par jour, à intervalles régulièrement espacés).

Dans la pleurésie comme dans la pneumonie, il peut se déclarer un violent

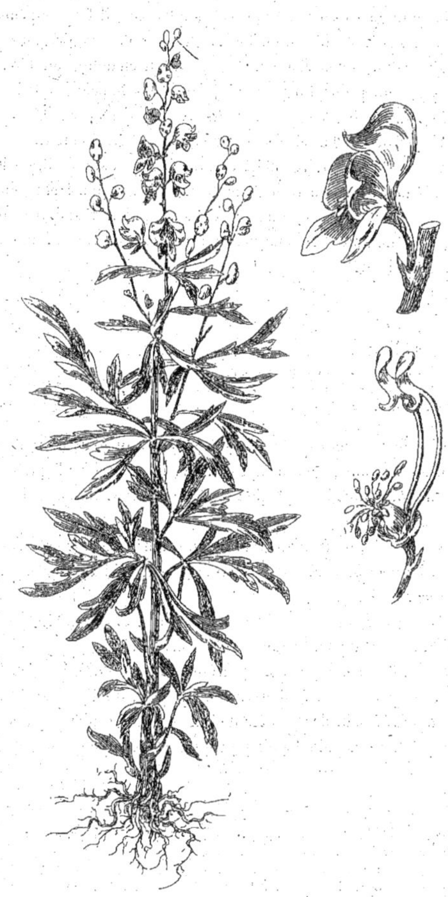

Aconit.

point de côté. Pour le calmer dans l'un et l'autre cas, il faut, ou bien prescrire 3 ou 4 ventouses scarifiées, ou bien ordonner des applications chaudes (linges chauds, cataplasmes chauds, boules d'eau chaude), ou bien encore employer la seringue à morphine pour injecter sous la peau, soit de la morphine, soit de l'antipyrine cocaïnée. Nous avons donné préalablement deux formules pour permettre d'avoir recours à ce mode de traitement.

La toux vient-elle à prendre, dans l'un ou l'autre cas, une intensité inaccoutumée, on peut faire boire au malade depuis une jusqu'à 4 et même 5 cuillerées à café de la solution suivante dans du grog bien chaud. Chaque dose d'une cuillerée à café doit être éloignée de la précédente d'au moins deux heures, cela est évident.

Solution :

Antipyrine	$1^{gr},50$
Chlorhydrate de morphine	$0^{gr},06$
Chlorhydrate de cocaïne	$0^{gr},15$
Eau distillée	50 grammes.

Les tisanes chaudes sont également très bonnes; on peut notamment prescrire de la tisane de bourgeons de sapin ou d'eucalyptus dans laquelle on peut verser pour un bol depuis une jusqu'à quatre cuillerées à soupe de sirop de térébenthine.

Avant de terminer, nous devons noter que dans la forme catarrhale de la grippe, il y a lieu de prescrire un traitement spécial si le sujet est tuberculeux par avance.

Dans ce cas, les capsules d'huile de foie de morue créosotées sont excellentes, ou bien les capsules au baume de tolu créosotées.

Pour notre part, nous nous sommes très bien trouvé de prescrire des inhalations de vapeur créosotées dans la chambre, d'appliquer sur les points malades, comme révulsif, des pointes de feu en plus ou moins grand nombre et de faire prendre au malade depuis 6 jusqu'à 12 des pilules suivantes :

Pilules :

Baume du Pérou	4 grammes.
Baume de tolu	4 —
Terpine pure	3 —
Glycérolé d'amidon	$1^{gr},50$
Poudre de réglisse	$1^{gr},15$

F. S. A. 60 pilules.

On sait que le baume du Pérou a été récemment recommandé comme un excellent antiseptique dans la tuberculose.

Il n'y a pas à chercher à se dissimuler la gravité de ces derniers cas. La plupart des sujets qui sont aussi sérieusement atteints du côté des voies pulmonaires, ne résistent pas à l'assaut et même succombent assez rapidement. En tous les cas, chaque fois que la maladie se termine par la guérison, il est un complément indispensable à ajouter au traitement, celui des précautions hygiéniques à prendre pendant la convalescence.

Le malade ne doit pas s'exposer au froid ou à l'humidité aussi longtemps que persiste son impressionnabilité pulmonaire. Il doit continuer longtemps l'usage des balsamiques et ne jamais sortir dans la rue sans être enveloppé des pieds à la tête dans la laine et sans avoir soin de placer devant sa bouche et son nez, un foulard de soie destiné à tamiser l'air avant son introduction dans l'arbre aérien.

3° *Forme gastrique.* — Dans la forme gastrique, la langue est blanche, la perte d'appétit complète. Souvent il se déclare de la diarrhée et des vomissements.

Dans ce cas, c'est le triomphe des purgatifs et des éméto-cathartiques.

Voici comment nous avons l'habitude de procéder.

Nous recommandons au malade de prendre un vomitif, le soir, avant de se coucher, et de se purger le lendemain matin.

De cette façon le malade a le temps de se reposer la nuit.

Comme vomitif, nous employons toujours les paquets classiques qui donnent chaque fois de bons résultats.

Vomitif :

Poudre d'épéca	1gr,50
Émétique	0gr,05

Diviser en 3 paquets. (Prendre un paquet de 10 en 10 minutes jusqu'à effet vomitif. Cesser.)

Pour faciliter les vomissements on peut en outre conseiller au malade de boire de l'eau chaude au moment des envies de vomir et de se mettre le doigt dans la bouche ou une barbe de plume.

Comme purgatif, nous ne conseillons que les purgatifs salins, repoussant énergiquement et l'huile de ricin et les purgatifs drastiques.

Nous avons donc recours soit à l'eau d'Hunyadi Janos, soit à l'eau de Rubinat, soit à celle de Villacabras; ou bien encore nous recommandons la limonade purgative, le sel de Sedlitz à la dose de 45 grammes ou le sulfate de soude dissous dans deux grands verres d'eau.

En général, ce traitement de nettoyage a une action radicale et immédiate.

Mais, en raison de la nature infectieuse des troubles des voies digestives, il est bon, pour s'opposer à toute récidive, de prescrire en même temps des désinfectants de l'intestin. Au nombre de ces désinfectants, il faut citer en première ligne le naphtol B recommandé par le professeur Ch. Bouchard, puis le salicylate de bismuth et, enfin, le salol.

Tous ces médicaments ne peuvent être prescrits qu'en cachets et pris en mangeant, sous peine de faire naître parfois des crampes d'estomac.

Voici les différentes manières de les prescrire :

1° Cachets :

> Naphtol B, finement pulvérisé. . . . . $0^{gr},30$
> Salicylate de bismuth pulvérisé. . . . . $0^{gr},20$

Pour un cachet F. S. A. (faites suivant l'art) 30 semblables. (Prendre depuis 6 jusqu'à 8 par jour de ces cachets.)

2° Cachets :

> Salol pulvérisé. . . . . $0^{gr},50$

Pour un cachet F. S. A. 30 semblables. (Prendre un cachet, jusqu'à 3, 4, 6, 8, 10 et 12 fois par jour.)

Bien entendu, toutes ces substances, naphtol, salicylate de bismuth, salol, peuvent être combinées entre elles, placées ensemble ou séparément, dans un même cachet.

Rien ne s'oppose, par exemple, à formuler des cachets de la manière suivante :

Cachets :

> Naphtol B, finement pulvérisé. . . . . $0^{gr},25$
> Salol . . . . $0^{gr},25$
> Salicylate de bismuth. . . . . $0^{gr},10$

Pour 1 cachet F. S. A. 30 semblables. (Prendre depuis 2 jusqu'à 4 par jour.)

Souvent, dans l'état gastrique, le malade se plaint d'avoir mal à l'estomac par suite de la présence de gaz nombreux. Il faut, pour lutter contre ce ballonnement, conseiller l'emploi d'une poudre absorbante ; la poudre suivante, par exemple :

Poudre composée :

Magnésie anglaise	20	grammes.
Crème de tartre	20	—
Soufre sublimé	20	—
Poudre de colombo	2	—
Poudre de vanille	1	—

(Prendre depuis 2 jusqu'à 4 et même 6 cuillerées à café de cette poudre dans les 24 heures.)

Si ces gaz déterminent de très violentes douleurs abdominales, on peut alors faire appliquer sur l'abdomen, soit un cataplasme de farine de lin chaud, arrosé de 20 à 40 gouttes de laudanum de Sydenham, ou, si le poids du cataplasme paraît trop lourd au patient, le remplacer par deux feuilles d'ouate entre lesquelles on verse une bonne cuillerée à café de la mixture calmante suivante :

Mixture :

Baume de Fioraventi	30	grammes.
Chloroforme	10	—
Laudanum de Rousseau	10	—

Nous terminerons, enfin, ce paragraphe en indiquant ce qu'il convient de faire, en cas de perte d'appétit prolongée. L'anorexie persiste, en effet, bien souvent d'une façon désespérante chez les sujets qui ont été grippés.

Le meilleur traitement consiste dans l'emploi de l'acide chlorhydrique, de la strychnine et de la pepsine.

L'acide chlorhydrique se prescrit ainsi :

Solution :

Acide chlorhydrique pur	5	grammes.
Eau distillée	1,000	—

(Prendre deux ou trois gorgées à chaque repas, c'est-à-dire environ deux à trois cuillerées à potage.)

Le sulfate de strychnine se donne en solution aqueuse également, mais il importe de le prendre vingt minutes avant l'heure du déjeuner et l'heure du dîner, tandis que l'acide chlorhydrique doit s'avaler au moment même du repas.

Solution :

<pre>
Sulfate de strychnine 0gr,08
Eau distillée . . . . 150 grammes.
</pre>

(Prendre une cuillerée à café avant le petit repas du lever, avant le déjeuner et avant le dîner du soir.)

Dans quelques cas assez rares, nous avons observé de la diarrhée sanguinolente. En général, cette diarrhée n'a besoin d'aucun traitement spécial; un purgatif et quelques antiseptiques intestinaux suffisent pour faire disparaître toute trace de sang.

Si la diarrhée sanguinolente persiste, et surtout si, par son intensité, elle menace de devenir un véritable danger, il faut alors prescrire de l'ergotine en potion ou en injection sous-cutanée, donner de l'alcool et du champagne glacés, faire prendre de la glace intus. et extra; en outre, il convient de recommander le repos le plus absolu.

Si on prescrit une potion à l'ergotine, il faut employer de préférence l'ergotine Bonjean.

Voici comment on peut formuler :

Potion :

<pre>
Ergotine de Bonjean . . . .   2 à 4 grammes.
Rhum   30   —
Sirop de framboises   30   —
Eau distillée 100   —
</pre>

(Prendre cette potion par cuillerées à potage d'heure en heure.)

Si, au contraire, on préfère employer les injections sous-cutanées, en raison de leur rapide action, ce qui certes est préférable à la potion dans les cas urgents, il faut se servir de l'ergotine Yvon. Cette ergotine s'emploie à la dose d'une jusqu'à trois seringues de Pravaz pour 24 heures, en les espaçant à intervalles égaux. Il suffit, d'ailleurs, pour éviter toute erreur, de se souvenir que la seringue à morphine contient 1 centimètre cube ou 1 gramme d'eau et qu'un gramme d'ergotine Yvon représente exactement 1 gramme d'ergot ordinaire.

Quelques praticiens préfèrent à l'ergotine Yvon l'ergotine Tanret. Cette dernière préparation est également bonne, mais ne présente point d'avantages

sur la précédente, si ce n'est de s'injecter à la dose de quelques gouttes seulement, de trois jusqu'à cinq.

En ce qui concerne la glace, il faut ordonner au malade d'en sucer de
petits morceaux gros comme une noisette, toutes les dix minutes, et d'en
appliquer une certaine quantité sur l'abdomen. Pour éviter une trop rapide
congélation des parois abdominales, il est nécessaire d'enfermer cette glace
dans une vessie de porc et de placer cette vessie non pas directement sur la
peau, mais sur une compresse légèrement humide.

Telles sont les diverses considérations que nous voulions émettre au sujet
des traitements des trois diverses formes de grippes.

Il nous reste, pour être tout à fait complet, à signaler les divers médicaments et traitements qui ont été préconisés dans les principaux pays d'Europe,
à l'occasion de l'épidémie de 1889-1890. On verra que la plupart peuvent
rentrer dans le vaste cadre que nous venons de tracer. Quelques médicaments
nouveaux nécessiteront des explications spéciales ; ils ne sont, en général, que
des succédanés de ceux dont nous avons parlé.

Commençons par l'opinion du docteur Fürbringer de Berlin : « Je ne
préconise, dit-il, aucun médicament. Il n'y a pas d'agent thérapeutique qui
agisse directement sur le virus infectant. Aux quarante-sept malades du Fried-
rishshain on n'a rien administré, et tous ont eu une température normale dès
le quatrième jour. Et c'étaient les cas les plus graves. »

On ne peut vraiment pas se montrer plus indifférent en matière de thérapeutique. Nous avons peine à croire que les malades puissent se trouver généralement satisfaits d'une semblable méthode. Pour nous, nous ne pouvons
conseiller aux malades de se borner à croiser leurs bras.

M. Katycheff, de Saint-Pétersbourg, ne partage pas l'opinion de M. Fürbringer ; il conseille, comme médicament, d'utiliser l'antifébrine, la morphine
et le salicylate de soude. En outre, il recommande l'électrisation des gros
vaisseaux (courants continus) ; d'après cet auteur, cette électrisation éten-
drait son action sur le territoire de tous les nerfs et des ramifications nerveuses nourris par l'artère. C'est ainsi que l'électrisation de l'artère sous-cla-
vière agit à la fois sur les nerfs du membre supérieur, les nerfs intercostaux
et les plexus cervicaux, l'électrisation de l'artère fémorale a de l'action sur les
nerfs du membre inférieur ainsi que sur les plexus sciatique et lombaire.

Pour M. Leyden, de Berlin, la thérapeutique de l'influenza peut, en général,
rester purement expectative et consister simplement dans l'alitement et dans
l'administration de boissons rafraîchissantes. Néanmoins, il conseille, en raison
de leur efficacité à soulager certains malades, d'employer quelques médica-

ments, en particulier les antipyrétiques, qui amènent, durant la période de fièvre, un abaissement très favorable de la température. L'antipyrine, à la dose de 0^{gr},50 à 1 gramme, est le médicament par excellence ; il accepte encore, mais à un degré bien moindre d'efficacité, le salicylate de soude, seulement il ne recommande point la quinine, prétendant qu'elle peut augmenter les troubles gastriques et produire des vomissements.

Voici, enfin, quelle est l'opinion du professeur Nothnagel, de Vienne : la thérapeutique de l'influenza ne présente pas, suivant lui, d'indications spéciales, car on ne possède pas de spécifiques contre le microbe encore inconnu de cette maladie. M. Nothnagel se borne à faire de la thérapeutique des symptômes. Il n'a aucune confiance dans les antipyrétiques ; suivant lui, il est impossible de lutter contre la fièvre. Par contre, il reconnaît qu'on peut facilement lutter contre la douleur, par l'emploi de l'antipyrine, de l'acétanilide et de la phénacétine ; la phénacétine, en particulier, lui paraît très efficace dans les maux de tête d'une grande intensité.

Le salicylate de soude peut s'employer comme la quinine, en cachets, ou bien, comme l'antipyrine, en potion.

La dose à laquelle on doit prescrire cette substance varie entre 3 grammes et 6 grammes.

On peut prescrire des cachets de 0^{gr},50 et même de 1 gramme. La seule précaution qu'il importe d'observer, c'est de faire boire de l'eau alcoolisée en assez grande quantité. La meilleure manière, en effet, de bien tolérer le salicylate de soude, c'est de le noyer dans une certaine quantité d'eau alcoolisée.

En prescrivant le salicylate de soude sous la forme de potion, il ne faut donc jamais négliger d'y introduire une certaine quantité d'alcool.

Potion :

Salicylate de soude.	3 à 6 grammes.
Fine champagne	30 —
Vin cordial	100 —

(A prendre par cuillerées à bouche toutes les 2 heures.)

L'antifébrine ou l'acétanilide, médicament de date tout à fait récente, remplace à la fois l'antipyrine par son action sur le système nerveux et le sulfate de quinine par son influence sur la température du corps qu'elle abaisse dans de notables proportions.

Ses doses sont à peu près les mêmes que celles de l'antipyrine. On pres-

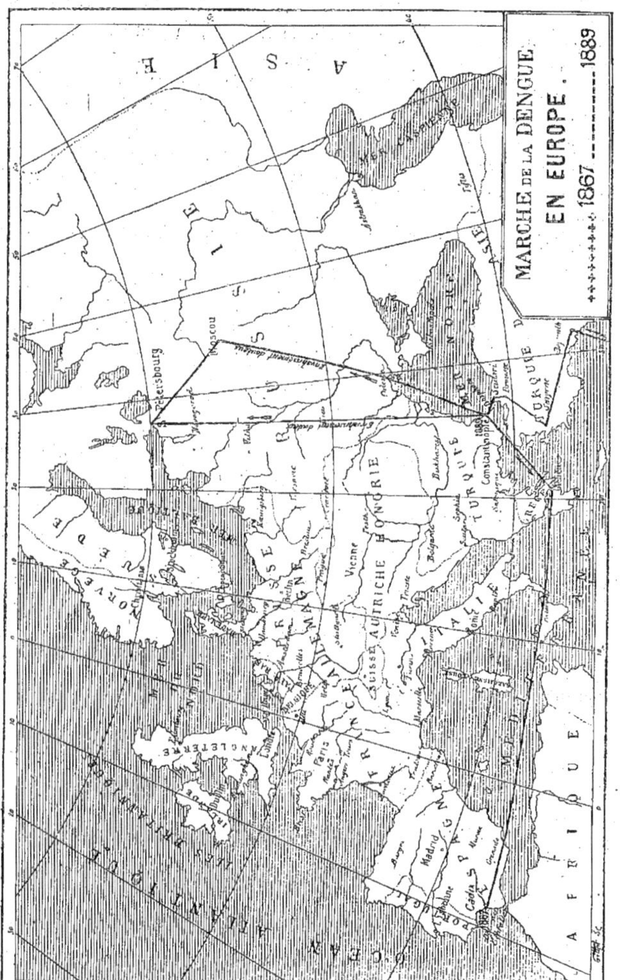
MARCHE DE LA DENGUE
EN EUROPE
1867 1889
ASIE
SIBERIE
RUSSIE D'EUROPE
TURQUIE D'ASIE
Moscou
Petersbourg
NORVÈGE
SUÈDE
MER BALTIQUE
ANGLETERRE
IRLANDE
MER DU NORD
ALLEMAGNE
FRANCE
SUISSE
AUTRICHE HONGRIE
ITALIE
TURQUIE
Constantinople
Vienne
Paris
Madrid
Cadix
Grenade
PORTUGAL
ESPAGNE
MER MEDITERRANÉE
OCÉAN ATLANTIQUE
AFRIQUE
 MÉDITERRANÉE

crit généralement 0^{gr},75 pour une prise. En 24 heures, on peut aller jusqu'à
3 grammes, mais c'est là une dose maxima.

La meilleure manière de l'administrer, c'est de formuler des cachets de
0^{gr},25. Le malade peut ainsi en prendre deux ou trois de suite suivant l'intensité de sa fièvre et de sa courbature.

La phénacétine est encore un médicament du même ordre que l'antipyrine
et le sulfate de quinine. C'est un antipyrétique puissant et un analgésique de
premier ordre.

Elle se donne sous forme de cachets à la dose de 0^{gr},30 pour une prise et
de 2 grammes pour 24 heures.

Le principal inconvénient de la phénacétine comme, d'ailleurs, de l'antifébrine, c'est de ne pouvoir se dissoudre dans l'eau.

La phénacétine, nommée aussi l'acéphénétidine, est certainement plus
active que l'antipyrine et l'antifébrine. Ainsi elle peut, avec de faibles doses,
abaisser la température jusqu'à 3 degrés, et maintenir cet abaissement pendant
8 et 10 heures; vingt minutes après son administration, elle a déjà calmé la
douleur. Elle est plus calmante que l'antipyrine.

Pourquoi ces deux substances sont-elles moins employées que l'antipyrine ?
Nous l'ignorons; pour une question de réclame insuffisante, sans doute.

Ajoutons qu'un médecin, M. Alison, a vanté par-dessus tout le tannin dans
le traitement de la grippe. Il conseille d'employer de préférence le tannin à
l'éther et non le tannin à l'alcool, et de le prescrire en cachets à la dose de
1^{gr},50 à 2^{gr},20 par 24 heures et en trois fois à la fin des repas. Comme le tannin
est très léger, on ne peut guère mettre plus de 0^{gr},30 de médicament par cachet, ce qui fait 5 à 8 cachets à prendre chaque 24 heures. Aux enfants on
peut le donner en lavements, à la dose de 0^{gr},20 pour ceux qui n'ont pas plus
d'un an, et de 0^{gr},40 à 0^{gr},60 pour ceux qui ont plus de quatre à cinq ans.

Le tannin conviendrait dans la grippe catarrhale et contre la céphalalgie,
la fatigue musculaire et les névralgies. Il n'arrêterait ni la fièvre, ni les sueurs,
ni la diarrhée. Si les vomissements et les douleurs épigastriques sont très
vives, il faut l'abandonner.

En quelques mots parlons de la convalescence. Nous avons vu, à propos
du pronostic de l'influenza, que les complications, les rechutes et les récidives
sont extrêmement fréquentes.

Pour éviter tous ces accidents, il faut avant tout se soumettre à une
hygiène sévère, ne point faire d'excès et surtout ne point vouloir sortir trop
tôt, soit pour aller à ses plaisirs, soit pour aller à ses affaires.

Il convient même, lorsque le médecin a permis au malade de sortir, de ne le faire qu'avec une extrême prudence, de se vêtir bien chaudement, de prendre des voitures s'il fait de [la pluie ou de la neige et de ne jamais rentrer à la maison après le coucher du soleil.

L'hygiène alimentaire doit être aussi l'objet d'une attention constante. La nourriture doit être très fortifiante, consister en viandes saignantes, vins généreux, œufs, laitages et bouillon. Le vin de quinquina, au début des repas, contribue à exciter l'appétit et à fortifier l'organisme ; l'arséniate de soude, au milieu des repas, complète heureusement le traitement réconfortant qu'il convient de suivre, pendant deux et même trois semaines.

Qu'on se souvienne que dans toutes les épidémies passées, aussi bien que dans celle de 1889, ce sont les personnes déjà usées par l'âge, la maladie ou les excès qui ont succombé ; ce sont encore toutes celles qui ne voulant pas écouter les conseils salutaires de leurs médecins, n'ont pas hésité à commettre les imprudences les plus impardonnables.

Concluons donc par ces mots : l'influenza est une affection grave ou bénigne, suivant qu'on est d'une bonne ou mauvaise santé antérieure, prudent ou imprudent pendant le traitement.

CHAPITRE II

LA DENGUE

(FIÈVRE POLKA)

SYMPTOMES. — COMPLICATIONS. — PRONOSTIC. — HISTORIQUE. — CAUSES ET TRAITEMENT.

SYMPTOMES

La dengue, qu'il faut prononcer danghue et non dingue, comme le font à tort certaines personnes, a une synonymie extrêmement riche.

Ainsi aux Indes Orientales on lui donne le nom de *Dandy fever*, parce que les malades atteints de cette affection ont une marche qui rappelle un peu celle de nos fashionables ; on l'appelle encore *fièvre de trois jours* en raison de sa durée. Elle est souvent nommée *fièvre polka* ou *fièvre scottisch*, toujours à cause de la démarche sautillante des malades; à Cadix, elle avait été aussitôt baptisée du nom significatif de *Pantomina*; dans d'autres pays on la nomme enfin *fièvre girafe* parce que les sujets atteints de dengue tiennent le cou roide et allongé. Aux îles Sandwich, les insulaires, frappés des gémissements poussés par les patients, lui ont donné le nom euphonique de *Bouhon*.

Aux États-Unis, se basant sur l'élément douleur, on la surnomme *Break bone fever* (fièvre brisant les os); ailleurs, *Knienbels* (mal aux genoux), puis *Trancazo* (coup de barre), enfin *scarlatine rhumatismale*, ce qui constitue une bien mauvaise dénomination, *fièvre rouge* à cause de l'éruption caractéristique et constante, *fièvre des dattes* et *fièvre chinoise*.

De ces nombreuses dénominations, il ressort clairement que la dengue se présente avec des physionomies souvent différentes. Nous allons voir, en effet, qu'en dehors des symptômes de détails, on peut immédiatement diviser la dengue en deux grandes classes : la dengue vraie, celle qui s'observe dans les pays des tropiques, et la dengue atténuée, celle qui se montre sous les régions tempérées.

La dengue, maladie contagieuse au premier chef, a une incubation de quatre jours environ pendant laquelle aucun phénomène morbide ne permet au malade de soupçonner qu'il va bientôt être pris tout à coup d'un malaise violent, premier signe de l'invasion de la maladie.

La dengue, en effet, débute brusquement, brutalement même. Un assez bon nombre d'individus sont frappés au milieu de leurs occupations; quelques-uns en pleine rue, sans qu'il leur soit possible de rentrer seuls à leur domicile.

Dans quelques cas, il est vrai, la dengue est précédée de phénomènes prodromiques; mais ces prodromes qui consistent en un sentiment de malaise général, d'abattement et d'anorexie, sont très rares et toujours de très courte durée.

Dans le début brusque de la maladie, il se déclare généralement un degré de faiblesse tel, un anéantissement si profond que le patient est aussitôt incapable de tout travail; il doit s'aliter sans retard.

Qu'éprouve-t-il donc?

D'abord, c'est un frisson qui se déclare. Le frisson, qui n'a certainement pas l'intensité et la solennité de celui de la fièvre intermittente, est cependant assez intense; il peut durer quelques minutes, il est vrai, mais on l'a vu persister parfois pendant quatre et même cinq heures. Il peut être unique, c'est-à-dire ininterrompu dans toute sa période; d'autres fois, il s'arrête et reprend à intervalles irrégulièrement espacés.

En même temps que ce frisson initial, le malade se plaint d'éprouver un violent mal de tête plus intense, plus pénible surtout que celui de la migraine. Il siège principalement au niveau de la région frontale et plus spécialement au-dessus des yeux, dans les arcades sus-orbitaires. Le moindre mouvement fait redoubler la douleur d'intensité; le bruit est intolérable; la lumière, même la plus discrète, devient insupportable.

Tantôt le patient compare son mal à celui que lui produirait un étau qui lui enserrerait le crâne, ou au poids d'un casque qui serait rempli de plomb.

Tantôt il se figure que son œil, trop gros pour être contenu dans la cavité orbitaire, va être écrasé au sortir de la boîte crânienne.

Cette céphalalgie ne permet pas au patient de supporter la moindre conversation; il lui semble que sa tête va se fendre; aussi supplie-t-il son entourage de le laisser seul dans sa chambre, immobile au lit, les rideaux et les persiennes fermés hermétiquement.

Jamais il ne reste debout, car, dans cette situation, il se déclare bien souvent des symptômes vertigineux qui le feraient tomber à terre. L'ouïe elle-même est souvent atteinte; il se produit des bourdonnements et des sifflements d'oreille très pénibles. Le décubitus dorsal seul fait disparaître ces manifestations cérébrales sensorielles.

Le mal de tête de la dengue, qui est souvent le symptôme capital, ne dure jamais moins de vingt-quatre ou de quarante-huit heures.

Les yeux sont injectés de sang, comme ils le sont d'ailleurs dans toutes les migraines et dans toutes les névralgies orbitaires. Les muscles élévateurs des paupières sont particulièrement très douloureux; aussi les malades évitent-ils instinctivement de s'en servir, restent-ils les yeux fermés.

Mais cette douleur frontale n'est pas la seule que ressent le malade. Il souffre également de douleurs musculaires et surtout de douleurs articulaires très caractéristiques et très pénibles. Ces souffrances ont quelques rapports avec celles qui s'observent dans le rhumatisme articulaire aigu. Ce sont elles qui obligent le malade à marcher d'une façon si spéciale, lorsqu'en dépit des conseils médicaux qui lui ont été donnés et lorsque, malgré la douleur, il veut vaquer à ses occupations habituelles.

Il existe une brisure générale de tous les muscles, une courbature intense. La sensation éprouvée est telle que les malades n'hésitent pas à la comparer à celle qu'on doit éprouver après avoir été roué de coups. Pour nous autres Européens, qui ne sommes pas habitués à être battus, cette comparaison ne peut être qu'une image, mais pour les habitants de l'Asie, de l'Hindoustan ou de la Chine, où la bastonnade est fort en honneur, la similitude doit évidemment être facile à établir.

Les douleurs du thorax sont très vives; le jeu des côtes dans les mouvements d'inspiration et d'expiration ne peut se faire sans douleur. Aussi, les malades atteints de dengue ont-ils toujours un certain degré d'oppression, malgré l'absence de toute complication pulmonaire.

Les douleurs musculaires thoraciques, tout en étant très intenses, sont néanmoins dépassées par celles de la région lombaire. A ce niveau, en effet, il existe une telle sensibilité, que le patient ne peut ni se baisser, ni s'asseoir, ni faire un mouvement quelconque du corps.

Le lumbago est même si pénible, que, redoutant d'aller à la garde-robe, le malade finit par avoir une constipation opiniâtre. Tous les efforts musculaires que nécessite la défécation sont si pénibles qu'ils sont insuffisants dans leur intensité de contraction pour provoquer la sortie des matières fécales; cette insuffisance, bien entendu, n'est due qu'à un instinct involontaire et non à une paralysie du muscle.

Le cou est parfois aussi le siège de phénomènes musculaires douloureux, surtout au niveau des muscles sterno-cléido-mastoïdiens, ces deux cordages de notre tête qui agissent à la façon de ceux qui sont placés à angle aigu au haut des mâts des vaisseaux. Le cou est roide, le malade porte sa tête en avant, avec un air emprunté. C'est cette attitude spéciale qui fait que, dans certains pays, les gens du peuple ont donné le nom de fièvre girafe à la dengue.

Toutes ces douleurs ne sont encore rien à côté de celles qui se déclarent dans les genoux, ou plutôt autour des genoux, principalement au-dessus. Cette douleur a une importance si capitale que les Arabes appellent la dengue « *le père des genoux,* » *Abou-Rékabe* en langue arabe. Il n'existe ni rougeur ni gonflement des articulations, mais elles présentent une telle sensibilité qu'elles arrachent des cris ou tout au moins des gémissements au malade.

Si le patient veut marcher, il sautille d'un pied sur un autre, d'où les noms caractéristiques de *fièvre polka, fièvre scottisch, pantomina,* etc.

Ce sautillement n'est dû qu'à l'appréhension que le sujet a à s'appuyer sur les jambes qui refusent de soutenir le poids du corps.

Au lit, les souffrances des genoux sont moins vives que dans la station verticale; cependant, les malades ne peuvent rester en place, ils se tournent à droite, à gauche, allongent les jambes, les fléchissent sans pouvoir arriver à trouver une bonne position. Ce besoin de mouvement incessant des membres inférieurs est tel qu'il enlève le sommeil.

Au milieu de ce cortège de phénomènes spontanément douloureux, il est un fait d'observation bien remarquable. Le médecin peut palper, presser les articulations sans que le malade se plaigne de souffrir. La douleur n'apparaît même pas lorsque le médecin cherche à faire mouvoir les membres atteints, si le patient veut bien faire attention à n'apporter aucune résistance aux mouvements imprimés.

Il n'y a donc pas là de phénomènes rhumatismaux, au sens vrai du mot. Dans le rhumatisme articulaire aigu, en effet, les jointures sont gonflées, rouges et le plus léger attouchement est intolérable. Les douleurs des genoux de la dengue sont des douleurs arthralgiques pures.

A ces premiers symptômes de la dengue, il faut ajouter ceux qui s'observent du côté des voies digestives et les phénomènes fébriles.

Le malade présente un état gastrique très prononcé. La langue est blanche, recouverte d'un empâtement considérable surtout au milieu, étalée. L'haleine a une odeur fétide, tout à fait particulière, très répugnante pour l'entourage. Les troubles digestifs ne sont pas moins accusés ; la perte d'appétit domine évidemment la scène, elle résulte de l'amertume intense qu'éprouve le patient, du besoin incessant qu'il a de vomir, de la constipation opiniâtre causée par les douleurs lombaires ou, au contraire, de la diarrhée abondante qui résulte des fermentations nocives qui s'opèrent dans le tube intestinal. Les aliments solides, comme les aliments liquides, sont pour les sujets qui souffrent de la dengue, l'objet d'un dégoût invincible. Le soif, cependant, est très vive ; elle est, d'ailleurs, souvent augmentée par l'abondance des vomissements muqueux et bilieux. Le malade n'absorberait volontiers que des tisanes acides : de l'orangeade, de la citronnade, de la tisane d'ananas, de la tisane de pommes de reinette, etc.

La fièvre, bien entendu, est constante ; c'est à peine si on peut citer quelques cas légers de dengue ayant évolué sans réaction fébrile.

Dès le début, le thermomètre monte très rapidement et atteint souvent, d'emblée, son maximum de degrés. Dans les cas les plus intenses, ce maximum a pu s'élever jusqu'à 40°, en général il ne dépasse pas 40° et souvent même il se borne à 39°,5 et 38°.

Les températures du matin et du soir ne varient que dans de très faibles proportions ; si, le soir, le malade a 39°,5 de température, il est plus que probable qu'il aura le lendemain matin 39° et même 39°,2 ou 39°,3. Assurément, le thermomètre peut fort bien osciller dans de plus notables proportions, mais, ce que nous tenons à faire remarquer, jamais ces oscillations ne sont aussi caractéristiques que celles de la fièvre typhoïde, ce type des affections fébriles.

Une fois parvenue à son fastigium, la température suit deux voies suivant l'importance de la dengue, ou bien elle redescend rapidement à la normale, c'est-à-dire à 37° et la fièvre est guérie, ou bien elle reste stationnaire pendant trois, quatre et même cinq jours, baissant ou montant seulement de quelques dixièmes de degré, puis elle s'abaisse progressivement, insensiblement même jusqu'à ce que la chaleur du corps soit identique à ce qu'elle était avant la maladie.

Le pouls, naturellement, marche de concert avec la chaleur corporelle. Il dépasse toujours 100 pulsations, atteint jusqu'à 120 et parfois 135 battements à la minute.

Sous cette action fébrile qui ne dure jamais moins de vingt-quatre heures et persiste souvent pendant trois, quatre ou cinq jours, la respiration devient forcément très anxieuse. La respiration, on le sait, ne s'observe guère que de 16 à 18 fois à l'état normal ; sous l'influence de la fièvre dengue elle se reproduit couramment 28, 30 et 35 fois par minute. On peut dire que le malade fait alternativement à chaque seconde un mouvement d'inspiration et un mouvement d'expiration.

L'anxiété précordiale ne peut manquer d'être vive dans de semblables conditions. Le patient, tourmenté par les douleurs et par la fièvre, est complètement privé de forces. En outre, des sueurs profuses, à odeur fétide, *sui generis*, viennent contribuer à son affaiblissement.

L'anémie cérébrale est assez accusée pour qu'il se déclare des vertiges ; les troubles bulbaires qui en sont la conséquence contribuent même à provoquer des nausées et des vomissements d'ordre purement réflexe. Ces vomissements, d'ailleurs, s'observent souvent dès le début ; ils peuvent persister pendant toute la durée de l'affection.

Tels sont les premiers symptômes de la fièvre dengue, symptômes d'une intensité tout à fait spéciale mais commune, en réalité, à un bon nombre de maladies fébriles.

Jusqu'ici nous n'avons guère noté de caractéristique que la douleur qui siège au niveau des genoux.

Un phénomène extrêmement important, au point que nous avons tenu à l'isoler des autres afin de le bien mettre en relief, c'est l'éruption rubéolique ou scarlatiniforme qui ne manque jamais de se produire au cours de la dengue. Cette éruption se déclare même en deux fois, une première qu'on pourrait appeler éruption prodromique, une seconde qui constituerait alors l'éruption définitive.

Nous verrons un peu plus loin toute l'importance qu'il faut attacher à ce phénomène cutané ; il permet, dans presque tous les cas, de différencier la

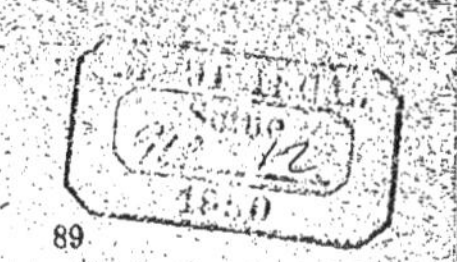

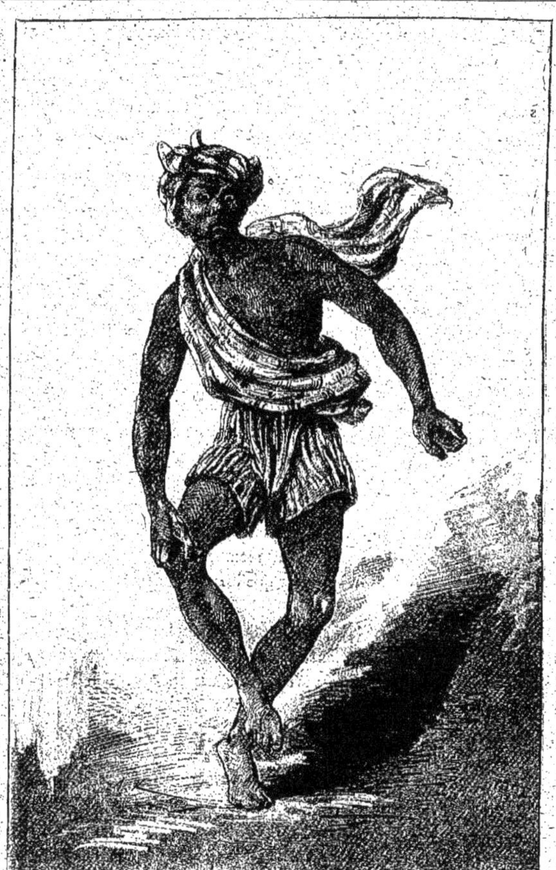

Malade atteint de la fièvre polka.

grippe de la fièvre dengue, affections similaires sous bien des rapports, mais, cependant, fort différentes.

L'éruption de la dengue présente deux phases bien distinctes, comme nous venons de le dire. Nous devons cependant et dès maintenant ajouter qu'elle est quelquefois unique et que, chez certains sujets, elle peut même faire complètement défaut.

La première éruption est, en général, très légère et très fugace ; il est rare qu'elle persiste plus de vingt-quatre à quarante-huit heures. Il est tout à fait exceptionnel de l'observer pendant trois ou quatre jours.

Elle siège de préférence à la face, au front et aux joues, et elle consiste en un érythème diffus rubéoliforme.

Dans beaucoup de cas l'envahissement simultané, fluxionnaire, des muqueuses du nez, des yeux et de la gorge, détermine une sécrétion assez abondante de ces divers organes. On note de l'orbite, de la conjonctivite et de l'amygdalite ou de la pharyngite.

Les amygdales et le fond de la gorge sont d'une couleur rouge intense, les piliers du voile du palais présentent une rougeur et un gonflement considérables et douloureux. Les yeux sont brillants et remplis de larmes par suite de l'obstruction momentanée du canal lacrymal ; les conjonctives oculaires et palpébrales sont souvent enflammées, recouvertes de muco-pus, et les cils agglutinés, surtout au réveil du matin. Les oreilles sont parfois le siège d'un écoulement purulent assez intense et la membrane du tympan légèrement irritée peut être assez douloureuse pour que le malade demande à ce qu'on le soulage au plus vite.

Dans d'autres cas, ce n'est plus l'élément fluxionnaire qui domine la scène, mais plutôt de l'œdème. Le patient a la face bouffie, surtout au niveau des paupières supérieures, comme cela arrive au cours de l'albuminurie aiguë. La température de la peau de la face est considérablement élevée ; l'application d'un thermomètre à température locale permet de vérifier facilement ce phénomène ; un simple thermomètre à maxima peut aussi être utilisé à la condition qu'on ait soin de fixer sa cuvette à plat sur l'épiderme en la maintenant en place au moyen d'une bandelette de diachylon.

En face de semblables accidents, on est évidemment porté à songer à la possibilité d'une néphrite albumineuse et par suite à analyser les urines. On peut dire qu'on ne trouve jamais ou du moins presque jamais d'albumine ; l'albuminurie est exceptionnelle dans le cours de la fièvre dengue. Ce signe négatif n'est également pas sans importance ; il favorise le diagnostic entre cette maladie et l'influenza, car on sait que cette dernière affection s'accompagne souvent d'albuminurie résultant de l'état infectieux de l'organisme.

Cette éruption primordiale, avons-nous dit, ressemble tantôt à l'exanthème habituel de la rougeole, tantôt à celui de la scarlatine ; il s'accompagne de démangeaisons et parfois même d'une petite desquamation.

Mais ce n'est pas cette éruption qui mérite le plus d'importance. La seconde, celle qui survient vers le cinquième ou le sixième jour, l'éruption secondaire comme on l'appelle, est bien plus marquée et plus caractéristique. Elle détermine toujours d'assez vives démangeaisons et donne lieu à une desquamation purpuracée ou en lambeaux très abondants. Dans la première éruption, la durée est toujours plus courte ; dans la seconde, il ne faut guère compter moins d'une à deux semaines de maladie.

Elle siège principalement au niveau des mains, à la face dorsale comme à la face palmaire, sur les poignets et les avant-bras. Elle est également assez fréquente sur le cou, le thorax, en avant et en arrière, et sur l'abdomen. Il est, au contraire, très rare de la voir sur les membres inférieurs, les cuisses, les genoux, les mollets, les chevilles et les pieds. Il faut, cependant, reconnaître qu'elle peut être étendue à toute la surface du corps. En résumé, la dengue, suivant les lois qui régissent les autres fièvres éruptives, est toujours plus accusée en ce qui concerne l'élément éruptif dans les parties supérieures du corps que dans les régions inférieures.

Bien souvent la peau est comme gravitée sous l'influence de l'abondance de l'éruption.

Les squames qui se voient constamment à la fin de la période éruptive sont généralement arrondies et blanchâtres. C'est au niveau de leur point central qu'elles restent le plus longtemps adhérentes à la papule sous-jacente, formant ainsi comme une ombelle au-dessus de sa tige. Chacune de ces squames présente un diamètre encore assez important ; les plus petites n'ont pas moins de deux millimètres de diamètre, les autres varient entre ce premier chiffre et celui de cinq millimètres.

La chute de chacune de ces particules squameuses n'est pas suivie aussitôt de la guérison définitive. En général, il se fait de véritables poussées successives de squames, au point qu'il n'est pas rare de voir la desquamation persister pendant deux et même trois semaines. Ce dernier fait, on le comprend, est d'un grand intérêt, car il permet de diagnostiquer rétrospectivement la dengue.

A cette desquamation vient s'ajouter un phénomène très important au point de vue du diagnostic, ce sont les démangeaisons intenses, le prurit intolérable qui se déclare dès les premiers jours. Rien de cela ne s'observe, on le sait, dans les éruptions des autres fièvres éruptives.

Le lichen, le prurigo, l'eczéma le plus intense, ne donnent point d'aussi vives démangeaisons que la fièvre dengue.

Ces démangeaisons, il est vrai, ne durent pas bien longtemps; elles cessent bien longtemps avant la fin de la période de desquamation. Le plus généralement, il n'en est plus question après vingt-quatre heures ou après soixante-douze heures au plus.

Mais, pendant cette période de un à trois jours, que de tortures abominables! Les malades se grattent avec fureur pendant le jour et même pendant la nuit; ils perdent tout sommeil.

Alors, on voit bientôt, s'ajoutant à l'éruption type de la dengue, des lésions cutanées de grattage, dues aux excoriations produites par les ongles au moment de leur passage sur la peau. Dans beaucoup d'endroits, la peau est déchirée, arrachée; on dirait, volontiers, que le malade a été fortement griffé par un chat.

Nombre de sujets atteints de dengue légère peuvent s'abstenir d'aller consulter le médecin; il n'en est guère, même parmi les moins malades, qui puissent rester indifférents aux soins médicaux, en face de leurs abominables démangeaisons.

Cette éruption peut reparaître au bout de quelques jours et même reprendre toute son intensité première. Aussi, dans certains pays, a-t-on donné le nom de *fièvre rouge* à la fièvre dengue.

Au milieu de tout ce cortège de symptômes, de la fièvre, de l'embarras gastrique et de l'éruption, l'intelligence reste intacte; le malade répond clairement à toutes les questions qu'on lui adresse. Dans quelques cas exceptionnels, lorsque la fièvre prend une intensité inaccoutumé, il peut se produire quelques phénomènes d'excitation cérébrale consistant surtout en délire.

Les convulsions sont absolument exceptionnelles; on ne les trouve presque jamais consignées dans les articles publiés par les auteurs. Nous-même, qui avons eu l'occasion de voir une épidémie de grippe dans un voyage que nous fîmes en Palestine, nous n'avons jamais pu rencontrer un cas de dengue compliquée de convulsions.

Les urines sont toujours normales; on n'y trouve que très exceptionnellement de l'albumine. Cette observation est assez importante puisque dans la grippe on observe, au contraire, presque toujours des urines albumineuses.

Le foie et la rate sont également toujours normaux; on ne peut constater aucune trace d'hypertrophie par la palpation comme par la percussion.

Du côté des organes de la respiration on ne constate aussi presque rien. La plupart du temps, la respiration est normale, et à l'auscultation on ne peut entendre aucun râle. Cependant, cette absence de complications pulmonaires n'est pas constante. Dans certains cas, il se déclare de la bronchite caractérisée principalement par une toux sèche sans crachats; le malade se plaint surtout d'un peu d'essoufflement. Quant à la congestion pulmonaire, à la pneumonie, elle est réellement exceptionnelle. Le plus souvent, la seule partie atteinte de tout l'arbre respiratoire, c'est la pituitaire; le nez coule abondamment, et l'écoulement peut être assez irritant pour amener quelques légères ulcérations nasales et labiales.

La convalescence de la fièvre dengue est toujours très longue et très pénible. Elle ne dure pas moins de quinze jours et peut se prolonger pendant trois et quatre semaines.

La faiblesse est si considérable que le malade semble se relever d'une fièvre longue et grave. Les varioles les plus intenses, les fièvres scarlatines les plus dangereuses n'affaiblissent guère plus que la fièvre dengue la plus modérée.

Les saignements de nez surviennent à la moindre occasion. Bon nombre de femmes sont atteintes de métrorragies extrêmement abondantes, qui les plongent dans un état d'anémie extrême.

Malgré ces accidents de tous genres, il est exceptionnel de voir les malades succomber. On peut dire que la dengue n'est pas une affection mortelle. Dans les plus fortes épidémies, on ne constate jamais qu'un très petit nombre de décès.

Ajoutons, enfin, que la fièvre dengue dure depuis 3 jours jusqu'à 5, puis 6 et même 15 jours. Elle est éminemment contagieuse, comme nous le montrerons en parlant de l'étiologie.

Ses récidives sont fréquentes. On les observe environ dans la proportion de 3 0/0. Elles surviennent quelques jours après le premier accès ou 30 et 50 jours plus tard. Elles ne donnent aucune immunité.

Tels sont les symptômes présentés par la fièvre dengue, telle est cette maladie lorsqu'elle se présente dans les pays chauds, son séjour de prédilection.

Mais, nous n'en avons pas encore fini avec la dengue ; il nous faut maintenant étudier sa forme atténuée, celle qui se montre lorsque, franchissant ses limites habituelles, la dengue vient sévir sous les climats tempérés.

On a longuement discuté, au sein des sociétés savantes, pour savoir si la fièvre dengue se modifiait sous l'action des climats et sous l'influence des variations atmosphériques. L'éminent professeur d'hygiène à la Faculté de médecine de Paris, M. le professeur Proust, a nié la chose. D'autres auteurs sont d'un avis opposé ; ils prétendent que la dengue peut s'observer sous une forme extrêmement atténuée lorsqu'elle sévit dans les pays où elle n'a pas coutume d'exercer sa fâcheuse domination.

Une observation attentive des faits cliniques permet d'admettre l'existence de la dengue atténuée.

M. de Brun, professeur de clinique médicale à l'hôpital de Beyrouth, qui a publié une excellente leçon sur la fièvre dengue, croit que cette maladie ne s'est pas présentée avec son intensité habituelle, lorqu'elle a sévi en Syrie. Dans les pays intertropicaux elle serait bien plus sérieuse.

La dengue atténuée ne prend pas les individus avec la même soudaineté que la dengue intertropicale. Lorsqu'un malade se sent pris, il a toujours le temps de rentrer se coucher. On sait que sous les climats torrides, les phéno-mènes du début peuvent être assez sérieux pour donner l'illusion d'une maladie très grave frappant comme le ferait un coup de foudre.

En général, l'évolution de la maladie se fait en moins de temps. La fièvre, l'embarras gastrique et l'éruption double présentent une légère intensité. Quant à la convalescence, elle est souvent nulle après une symptomatologie si bénigne. Cette absence de convalescence dans la fièvre dengue, à forme atté-nuée, n'est pas sans importance; car, dans la forme grave, elle peut avoir une telle persistance qu'elle devient souvent un phénomène plus pénible pour les malades que la maladie elle-même. Donc, dans la dengue atténuée, il n'y a, pour ainsi dire, ni points névralgiques, ni douleurs péri-articulaires vives, ni courbature générale. Quelquefois même, la maladie peut revêtir un caractère si bénin qu'au bout de deux ou trois jours, il n'en soit plus question; le malade peut recommencer à travailler comme s'il n'avait ressenti aucun malaise.

Voici, d'ailleurs, ce que le docteur Cogniard, qui vient d'observer au Caire une épidémie de dengue atténuée, écrit dans la *Revue égyptienne médicale* :

« La température qui, d'après les relations d'épidémies antérieures et d'après ce que nous observions il y a deux ans, s'élève le plus ordinairement à 39°,5, 40° ou 41°, se maintient actuellement dans des limites beaucoup plus modérées, et ce n'est que dans le très petit nombre des cas que nous avons pu voir le thermomètre marquer 40°; chez presque tous les malades, il donnait comme maximum 38°,5 ou 39°, le pouls restant en rapport avec ces élévations thermiques.

« L'embarras gastrique, l'état saburral de la langue, les nausées, les vomis-sements, les crampes stomacales sont infiniment moins marqués que lors de l'épidémie de 1887. Bien plus, chez le plus grand nombre de malades, tous ces phénomènes disparaissent au bout d'un jour ou deux et il n'est pas rare, cette année, de trouver tel sujet, que l'on avait quitté la veille avec l'appréhension de voir les symptômes gastriques aller en s'accentuant, de le trouver, dis-je, le lendemain, en tête à tête avec un substantiel déjeuner.

« Lés phénomènes intestinaux sont nuls : pas de douleurs, pas de sensibilité à la pression sur aucun point de l'abdomen, sauf au niveau de la rate qui présente assez souvent une hypertrophie assez prononcée ; pas de diarrhée.

« Les douleurs sont manifestement moins vives que lors de la dernière épidémie du Caire. Et, à ce propos, je dois signaler ce fait, qui m'avait déjà frappé il y a deux ans, à savoir que dans la dengue, la céphalalgie et la rachialgie sont de beaucoup plus fréquentes, beaucoup plus intenses aussi que cette prétendue douleur dans les genoux qui a servi à désigner la maladie par les Arabes ; ceux-ci l'appellent *Abou-Réhabe* (maladie des genoux), appellation évidemment défectueuse, puisque le symptôme en question manque le plus souvent.

« L'éruption, qui, il y a deux ans, s'observait assez fréquemment est actuellement plus rare et plus fugitive. Je l'ai pourtant notée assez souvent pour ne conserver aucun doute sur la nature réelle de l'épidémie en cours. La desquamation est si peu apparente qu'il faut la chercher avec le plus grand soin pour en constater les traces.

« Les phénomènes nerveux portant soit sur les nerfs de la sensibilité générale, soit sur les autres (appareils de l'olfaction, de l'audition, de la vue), sont peut-être ceux qui diffèrent le moins, comme intensité, de ceux qui, en 1887, vinrent impressionner si désagréablement les 9 0/0 de la population du Caire. »

De cette description si catégorique de la dengue atténuée, que faut-il conclure ? Qu'il est tout à fait évident qu'il ne faut pas s'en rapporter pour le diagnostic à la seule observation des phénomènes morbides présentés par la dengue intertropicale ; que la plupart des symptômes de la dengue grave se retrouvent dans la dengue légère, mais avec cette notable différence qu'ils sont considérablement amoindris d'intensité.

Nous ne sommes cependant pas sans être un peu étonné de lire dans la description faite par le docteur Cogniard que la rate est souvent très hypertrophiée. Nous avons vu, en effet, que la rate reste généralement normale dans les épidémies qui s'observent dans les pays torrides.

Cette seconde forme de la dengue a soulevé, à la fin de l'année 1889, de nombreuses polémiques dans toute l'Europe. Quelques personnes, en effet, voulant ou espérant présenter au vieux monde une maladie nouvelle, n'ont pas hésité à déclarer que l'épidémie d'influenza qui venait de se déchaîner tout à coup, n'était pas l'influenza, mais bien la dengue, la dengue atténuée par son passage sous les climats froids et tempérés. Quelques autres, au contraire, gens plus avisés suivant nous, n'ont pas voulu voir dans l'épidémie régnante autre chose que la grippe classique. Nous nous sommes toujours rangé de ce dernier côté, nous nous hâtons de le déclarer. D'abord, nous qui avons vu la dengue dans nos voyages en Orient, et surtout dans celui que nous avons fait en Palestine, nous avons remarqué sans peine que cette maladie ne ressemble en rien à l'influenza, en rien est assurément trop dire. Ensuite, combien de médecins, parmi ceux qui ont déclaré que nous étions à cette époque en face d'une épidémie de dengue, combien de médecins ont pu voir la dengue ? un bien petit nombre. Ce sont peut-être ceux-là même qui n'ont jamais eu l'occasion de voir la dengue qui ont déclaré la reconnaître. N'avons-nous pas lu, dans le compte rendu des séances de l'Académie, que les médecins de marine, ceux qui ont vu la dengue un peu partout, se sont tous formellement élevés contre l'idée d'une épidémie de dengue?

Nous serions presque tentés de croire qu'un certain nombre de médecins avaient un peu oublié la pathologie de la grippe; suivant les errements du public, ils avaient fini par s'habituer à cette idée, par trop simple en vérité, que la grippe n'était qu'un rhume à forme nerveuse. Quoi d'étonnant à cela ? Quelques personnes, fait encore plus bizarre, ont paru croire que la grippe et l'influenza constituaient deux maladies distinctes. Il y a pourtant bien longtemps que dans tous les traités de pathologie interne, la grippe et l'influenza sont donnés comme deux expressions synonymes.

Quoi qu'il en soit, il importe de trancher cette question litigieuse de pathologie.

La dengue et la grippe forment-elles une seule et même maladie? La dengue ne serait-elle pas uniquement la grippe des pays chauds? En 1889, la terrible épidémie qui s'est répandue sur une partie du globe terrestre, était-elle une épidémie de grippe ou de dengue?

Non, mille fois non, la grippe et la dengue ne forment pas une seule et même maladie. La grippe de nos pays n'est pas une variété atténuée de la dengue intertropicale.

En effet, si on passe en revue les différents symptômes de la grippe et de la dengue, il n'est pas difficile de constater une profonde différence entre eux.

D'abord, dans l'influenza, il n'y a pas de contagion directe, de contagion dans le sens généralement admis du mot. L'influenza ne se communique pas d'homme à homme, ne suit pas, pour se propager, les grandes voies du commerce humain, voies maritimes ou voies terrestres, elle se répand comme la foudre non seulement sur une ville, mais sur une région entière, sur une partie du globe terrestre. L'influenza est due, cela ne fait aucun doute, à des modi-

Vue de Constantinople.

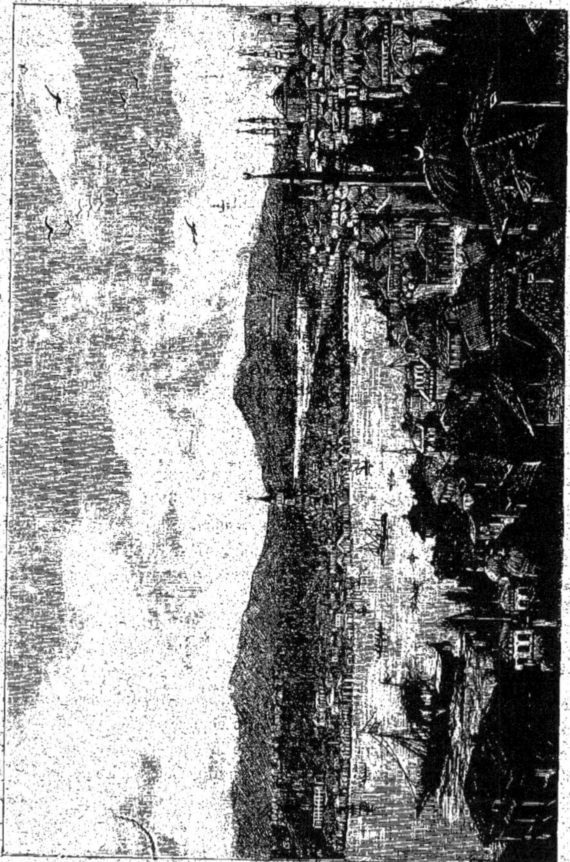

fications survenues dans l'air, peu importe qu'elles soient le résultat de troubles chimiques ou d'un microbe ; si le microbe existe, il n'est pas contagieux d'homme à homme.

Dans la fièvre dengue, au contraire, la contagion directe est extrême ; elle se fait sans aucun doute d'homme à homme. La dengue apparaît-elle dans une ville, un village, elle ne passe dans la ville ou la bourgade voisine que le jour où un habitant de la cité contaminée est venu infecter le pays sain. Quand on constate un cas de dengue dans une maison, toutes les personnes qui habitent cette maison sont prises, mais encore faut-il pour cela qu'elles s'approchent du malade.

L'influenza s'observe dans tous les pays ; elle n'a pas de préférence pour les différentes latitudes du globe ; elle se montre aussi bien au nord qu'au sud, dans les climats froids que dans les climats tropicaux. Souvent même elle se déclare partout à la fois, elle rayonne du pôle nord au pôle sud.

La dengue, au contraire, aime les pays chauds ; c'est là qu'elle a pris naissance, c'est là qu'elle continue à l'état endémique. Jamais on n'a encore vu la dengue se déclarer à une latitude aussi élevée que la nôtre. Il est évident qu'on ne peut affirmer que la dengue ne peut venir à Paris ou à Saint-Pétersbourg ; rien n'est impossible, surtout en médecine ; mais, enfin, avant de déclarer que cette maladie nouvelle pour nous est venue nous visiter, nous pensons qu'il est sage de réfléchir mûrement sur son affirmation. Jusqu'ici, il n'y a qu'un fait très net de dengue observée en Europe, dans un pays très éloigné de la Syrie et de la Palestine : c'est l'épidémie de Cadix en 1867. Il est certain que la dengue a été constatée à Cadix, à cette époque. Mais, fait bien spécial, qui vient affirmer encore la différence qui règne entre la fièvre dengue et l'influenza, on a su d'une façon très nette que cette maladie avait été apportée à Cadix par un bateau venant de l'Asie Mineure. La dengue est restée à Cadix.

En outre, la dengue, au lieu d'aller sans cause explicable d'un pôle à l'autre, marche à pas lents, suivant de préférence le littoral de la mer, gagnant rarement l'intérieur des terres et surtout les contrées situées à une altitude très élevée. Si on voulait tracer sur une carte la marche de la dengue, depuis l'Indo-Chine jusqu'à Constantinople, on pourrait, sans craindre de commettre une grosse erreur, tirer une ligne qui passerait successivement par toutes les villes des côtes d'Asie pour gagner d'un côté Constantinople et Athènes, et d'un autre côté, le Caire et Alexandrie.

Les partisans de l'extension de la fièvre dengue à nos pays nous disent bien, pour appuyer leur opinion, que la dengue perd de ses caractères en passant de l'Asie Mineure en Europe. Là-bas, elle serait la dengue vraie, facile à diagnostiquer par suite de ses symptômes caractéristiques; chez nous, elle ne serait plus qu'une dengue atténuée, une dengue pour rire, « une denguette », qu'on nous passe le mot.

Nous répondrons tout d'abord que l'épidémie de 1889 n'a point été si atténuée que cela. Les morts ont été nombreux. Dans la dengue, nous le savons déjà, les décès sont exceptionnels. Dans l'influenza, au contraire, la mortalité est souvent doublée et même triplée; les complications pulmonaires sont la principale cause de mort. Ces complications de l'appareil respiratoire sont, au contraire exceptionnelles dans la dengue, au point que Konstantin Maleas, de Constantinople, déclare qu'il ne les a jamais observées.

D'autre part, si on envisage ce que deviennent les maladies épidémiques des pays chauds lorsqu'elles passent chez nous, que constate-t-on? Comment procède le choléra? Comment s'est présentée la fièvre jaune? Comment agit la peste? Ces maladies sont-elles atténuées sous nos climats? hélas, non! Chacun de nous a conservé le souvenir d'un trop grand nombre de malheurs pour qu'il soit nécessaire que nous nous étendions longuement sur ce point.

Assurément, il existe un bon nombre de symptômes communs à l'influenza et à la fièvre dengue. Ces deux maladies se ressemblent notamment par la prostration énorme des forces, par les douleurs rhumatoïdes, par la rougeur du voile du palais.

Mais dans la grippe, les douleurs sont peu vives et ne siègent point au niveau des genoux. Cette maladie ne mérite pas le surnom d'*Abou Rèkabe* (maladie des genoux) que les Arabes ont donné à la dengue. Dans l'influenza, on ne constate pas de douleurs sous l'influence de la défécation, on ne voit pas de sueurs fétides comme dans la dengue. Enfin, la rougeur des muqueuses et de l'épiderme fait souvent défaut et lorsqu'elle existe, elle n'a jamais l'intensité de celle qui s'observe dans la dengue. L'une est sans caractère défini; l'autre est tout à fait caractéristique. Jamais on ne constate de desquamation dans la grippe; la desquamation de la dengue est un des phénomènes importants de la maladie.

On a dit avec juste raison que la dengue n'était, en réalité, qu'une fièvre éruptive. Jamais un seul médecin n'a encore songé à écrire que l'influenza devait être rangée à côté de la rougeole, de la variole et de la scarlatine.

Dans l'influenza, les urines sont bien souvent albumineuses ; elles le sont même chaque fois qu'il se déclare une complication sérieuse. Dans la dengue, l'albuminurie est absolument une exception.

D'ailleurs, lisons ce que le professeur M. Leyden, de Berlin, a dit sur ce point, devant la Société de médecine interne :

« On a parlé beaucoup de la fièvre dengue à propos de l'épidémie d'influenza. Il est vrai qu'il y a beaucoup d'analogies entre cette fièvre et la grippe. Mais la fièvre dengue se localise surtout dans les extrémités inférieures, et, en particulier, dans les articulations. L'influenza, au contraire, ne frappe que rarement les articulations des extrémités inférieures. En second lieu, la fièvre dengue se caractérise par des exanthèmes scarlatineux. A Berlin, ces exanthèmes ont été exceptionnels. Il y a donc, entre la dengue et l'influenza, des ressemblances qui ne peuvent être niées et dont l'importance augmente quand on sait que c'est dans l'est que sévit la fièvre dengue, et que c'est également de l'est qu'est partie l'épidémie de l'influenza, pour faire ensuite le tour du monde. »

M. Le Roy de Méricourt, l'illustre membre de l'Académie de médecine, s'élève également contre la confusion qu'on veut faire entre la fièvre dengue et la grippe :

« J'ai assisté, dit-il, à des épidémies de dengue considérable. Lorsque j'étais chirurgien-major de la corvette *L'Archimède*, j'ai observé une épidémie de dengue aux îles de la Réunion et à l'île Maurice...

« Je dirai maintenant que la dengue n'a rien de commun avec la grippe.

« Il y a d'abord une prostration énorme : les prodromes sont tellement intenses que dans les pays à fièvre jaune, on a souvent pris la dengue pour un commencement de fièvre jaune. Au bout de quarante-huit heures de fièvre très ardente, de douleurs violentes, surtout dans les genoux, survient une première éruption, toujours à la face postérieure des membres.

« Il y a une descente considérable du pouls, puis, au bout de très peu de temps, l'éruption disparaît. Bientôt après se montre une nouvelle éruption, papuleuse ou pustuleuse, que des médecins ont pu confondre soit avec de la scarlatine, soit avec un commencement de variole. Ces éruptions se terminent par une desquamation que ne présente pas la grippe.

« Il peut survenir ensuite des complications très graves. Les malades présentent une lassitude, une faiblesse qui les oblige à rester dans l'inaction.

« On appelait cette fièvre, à la Réunion, la fièvre rouge ou la fièvre chinoise parce qu'on accusait les Chinois de l'avoir apportée quelque temps après l'émancipation des esclaves. On lui donne également le nom de fièvre polka parce que les malades souffrent tellement qu'ils ont l'air de danser quand ils marchent. On la nomme aussi, pour la même raison, dandy fever, dengue.

« Pour ce qui est de l'épidémie de grippe en 1889, elle ne présente en rien les symptômes de la dengue. »

D'autre part, M. L. Collin a déclaré comme M. Le Roy de Méricourt, devant l'Académie de médecine, qu'il fallait bien se garder de confondre la dengue et l'influenza :

« Autant de traits, dit-il, qui, en caractérisant la grippe, en prouvant son immutabilité étiologique et épidémiologique, la différencient d'une maladie dont, à d'autres égards, je l'ai moi-même rapprochée : je veux parler de la dengue.

« Cette dernière affection, originaire des régions intertropicales, s'est toujours éteinte, dans ses expansions épidémiques, aux latitudes méditerranéennes; elle n'aurait pénétré en nos climats, si elle avait pu y accéder en hiver, que par Marseille ou par notre littoral méditerranéen; analogue aux autres maladies transmissibles d'homme à homme, elle aurait subordonné sa marche à la rapidité des moyens de transport, s'arrêtant devant la mer et devant les déserts. »

Comme on le voit, les auteurs les plus compétents en matière de pathologie des pays chauds sont unanimes à déclarer que la dengue et la grippe sont deux maladies fort différentes.

Mais, pour être impartial aussi bien que pour être complet, nous voulons citer encore l'opinion de trois médecins bien connus dans le monde scientifique : MM. les docteurs Grasset, professeur de clinique médicale à la faculté de Montpellier; Corre, ancien médecin de marine à Brest, et Dauguy des Déserts, médecin principal de la marine, et médecin-major du vaisseau-école *La Bretagne*.

Le docteur Grasset a dit formellement : « Je veux bien admettre qu'il s'agisse de la grippe en 1889, mais c'est une grippe à forme très spéciale qui se rapproche évidemment de la dengue... »

Le docteur Corre est encore plus affirmatif :

« Personnellement, écrit-il à la *Semaine médicale*, et d'après les malades qui m'ont été montrés, je serais enclin à n'admettre que la grippe. Mais je dois tenir compte de l'observation des confrères qui ont vu autre chose, et qui, connaissant bien la dengue, ont été amenés à établir une grande ressemblance de symptômes entre celle-ci et la maladie, jusqu'à émettre l'idée d'une dengue mitigée et écourtée (symptômes de la première période de la dengue, mais ordinairement atténués).

« Je ne verrais donc rien d'illogique à admettre que l'épidémie de 1889-90 résulte d'une constitution médicale hybride; qu'elle a eu son point de départ en des régions où la grippe et la dengue ont évolué simultanément cet été ; que les deux maladies nous ont envahis, en se mélangeant, suivant des pro portions et des modalités variables, l'une ayant aidé l'autre à s'étendre hors de ses conditions climatériques habituelles.

« Le choléra, lui aussi, a quitté son ancien domaine et sévi sur l'Europe en pleine saison hivernale, plus d'une fois précédé par des grippes que l'on n'a pas reconnues, ou reconnues seulement après coup (comme en 1884).

« L'épidémie de 1889-90 aura eu au moins pour conséquence de démontrer, une fois encore, les affinités entre la dengue et la grippe... »

Le docteur Dauguy des Déserts écrit, dans sa lettre du 28 décembre 1889, ce qu'il pense de l'épidémie régnante :

« Je formulais, après un examen méticuleux des malades, le diagnostic de dengue atténuée ; mon opinion depuis cette époque (il y a un mois) n'a pas varié un seul instant. »

Tel est l'exposé bien impartial de cette question si délicate de diagnostic. Dans les deux camps on trouve des autorités médicales qui peuvent être opposées l'une à l'autre ; dans les deux camps également, on apporte à l'appui de son opinion des faits bien probants, tout au moins en apparence.

Nous avons donné clairement déjà notre opinion. On sait que nous nous rendons tout à fait à l'avis de ceux qui déclarent que la fièvre dengue n'est jamais venue nous visiter.

Peut-être l'avenir viendra-t-il nous démontrer que nous nous sommes trompés ; pour l'instant nous doutons fort de la possibilité d'une erreur sur ce point.

COMPLICATIONS

Les complications de la fièvre dengue peuvent être les mêmes que celles qui s'observent dans toute fièvre éruptive ; elles ressemblent également assez souvent aux complications de la grippe.

Mais ces complications sont généralement peu graves et peu fréquentes.

Avant tout, il faut signaler la conjonctivite oculo-palpébrale ; nous avons vu qu'elle se montre dès le début de la maladie. Les yeux sont rouges, injectés de sang, baignés par une grande abondance de larmes qui s'écoulent d'une part par le nez en déterminant du coryza, d'autre part sur les joues en irritant à son passage le bord libre des paupières. Au réveil, les cils sont souvent accolés les uns aux autres.

Quelquefois la conjonctivite peut devenir purulente. Dans ce cas, la cornée transparente peut être attaquée par le pus ; une kératite se déclare, des ulcérations peuvent se former.

Après la conjonctivite, les accidents les plus fréquents sont, sans aucune

SCEAUX, IMP. CHARAIRE ET FILS.

espèce de contestation, les hémorragies. Parmi ces hémorragies, il faut citer d'abord les saignements de nez qui font rarement défaut, ensuite les métrorragies et, finalement, les enterorragies.

Les saignements de nez ou épistaxis ne deviennent presque jamais assez intenses pour faire craindre un danger et même nécessiter un traitement approprié. Leur principal inconvénient consiste dans l'ennui continuel qu'ils amènent aux malades; ceux-ci ne peuvent pour ainsi dire faire aucun effort, courir, aller à la selle, parler à voix forte, se moucher, éternuer sans qu'aussitôt le sang ne se mette à couler.

Les métrorragies, moins fréquentes que les épitaxis, sont encore une cause d'affaiblissement assez marquée pour un certain nombre de femmes. Il est, d'ailleurs, à noter que la fièvre dengue choisit généralement l'époque où doivent survenir les règles pour atteindre les femmes. Voici alors ce qui se passe : ou bien les règles s'arrêtent subitement sous l'influence de la fièvre, ou bien elles se prolongent, pouvant amener jusqu'à des flots de sang.

Les enterorragies sont encore moins fréquentes que les métrorragies. Toutefois, lorsque l'embarras gastro-intestinal est très prononcé, les selles peuvent devenir tellement abondantes que l'intestin très enflammé ne tarde pas à s'ulcérer et à donner du sang. Dans un cas que nous avons observé chez un enfant de huit ans environ, le sang rendu dans les selles était absolument rose-vermeil, mélangé à un peu de mucus. On aurait pu facilement croire à une atteinte de dyssenterie; l'erreur de diagnostic était si facile à faire, qu'en temps ordinaire nous n'aurions peut-être pas reconnu la dengue, mais, comme à cette époque la maladie régnait à l'état épidémique dans toute la Palestine, il était vraiment impossible de commettre une semblable erreur.

En décrivant les symptômes de la fièvre dengue, nous avons vu que, sous l'influence de la fièvre, on pouvait observer du délire et beaucoup plus rarement des convulsions.

Ces accidents nerveux n'ont pas une grande importance comme complications pathologiques, car il est rare qu'elles deviennent graves.

Lorsqu'il se produit du délire, le plus souvent il s'agit d'un délire calme, sans agitation ; ce n'est pas le délire effrayant qui se rencontre parfois au cours de certaines fièvres typhoïdes. Pour qu'un semblable accident se produise, il est nécessaire que le sujet malade soit depuis longtemps notoirement alcoolique.

Quant aux convulsions, elles ne s'observent jamais que chez les enfants.

Les complications des organes de la respiration ne sont généralement pas fréquentes, du moins en ce qui concerne les accidents sérieux.

L'amygdalite, la pharyngite, la laryngite, le coryza s'observent assurément un grand nombre de fois. Mais ils sont le résultat du catarrhe général qui envahit tous les orifices de la tête : oreilles, yeux, nez, bouche.

A la suite d'un coryza simple, ou d'une trachée-laryngite, on peut évidemment voir la bronchite aiguë. Cette dernière maladie n'est alors que le résultat de l'extension à l'arbre aérien du catarrhe des premières voies respiratoires.

Mais, en général, cette bronchite reste simple; on ne la voit guère se transformer en broncho-pneumonie, en fluxion de poitrine, en congestion pulmonaire. La pleurésie est encore plus rare. En tous les cas, ces derniers accidents, qui sont presque fatalement mortels lorsqu'ils surviennent sous l'influence de la dengue, ne sont jamais que des complications tardives.

Ce qu'il faut surtout bien connaître, en ce qui concerne les complications tardives,

Ce qu'il faut surtout bien connaître, en ce qui concerne les complications possibles à la suite de la fièvre dengue, c'est l'action nocive que cette maladie exerce d'une façon évidente sur les divers états diathésiques et toutes les maladies chroniques.

Il est rare, par exemple, que la dengue n'ait pas une action fâcheuse sur la santé des tuberculeux et à plus forte raison des phtisiques. La dengue active toujours la tuberculose; elle lui donne un coup de fouet. La dengue peut même faire naître la phtisie pulmonaire chez les sujets qui y sont prédisposés, soit par nature, soit par hérédité.

Son action, d'ailleurs, est identique sur toutes les affections diathésiques et toutes les cachexies. Les diabétiques, les goutteux, les asthmatiques doivent éviter de prendre la dengue; de même les cardiaques dont l'état maladif n'attend qu'une occasion pour devenir extrêmement grave.

Du côté de l'appareil rénal, on peut aussi observer de l'albuminerie consécutive à une néphrite infectieuse. Mais, nous savons déjà que la présence de l'albumine dans les urines des sujets atteints de fièvre dengue est assez rare.

En résumé, les complications de la dengue ne sont pas bien redoutables, malgré leur grand nombre. D'abord elles sont assez rares; ensuite, il est exceptionnel de les voir prendre un caractère de gravité inquiétant, pouvant nécessiter une intervention thérapeutique active.

PRONOSTIC

D'une façon générale on peut dire que la dengue est une affection très bénigne. Dans la plupart des épidémies on n'a presque jamais noté de décès.

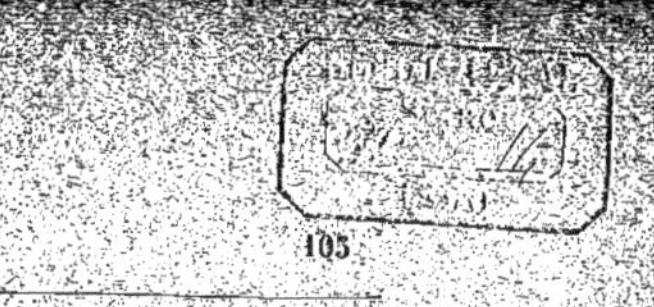

MARCHE du CHOLÉRA
EN EUROPE.
++++++ 1865
-------- 1832

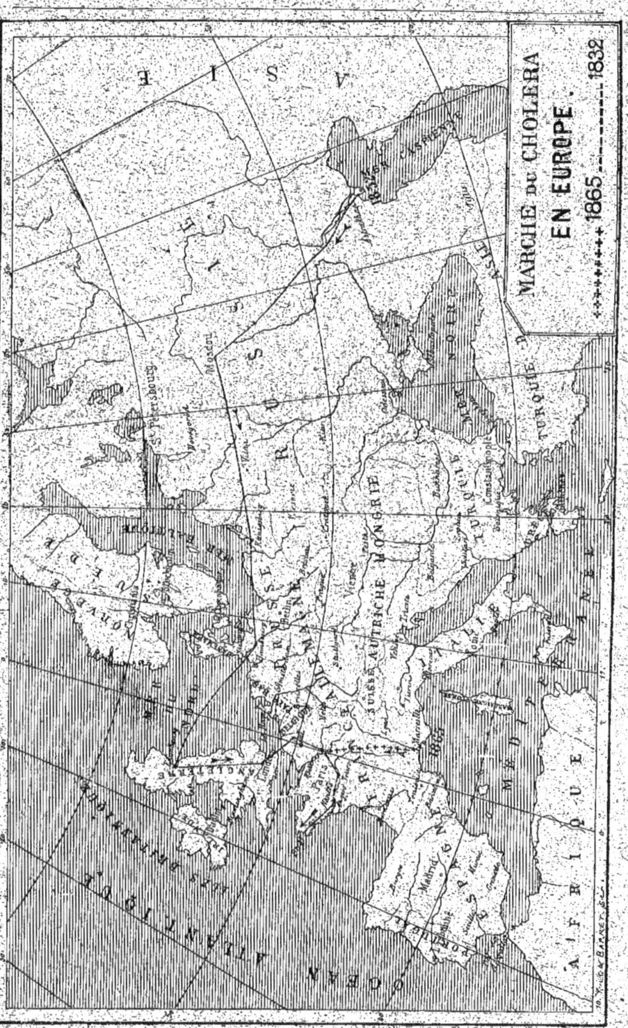

ASIE
RUSSIE
MER CASPIENNE
Moscou
St-Pétersbourg
NORVÈGE
SUÈDE
DANEMARK
ALLEMAGNE
SUISSE AUTRICHE HONGRIE
MER NOIRE
TURQUIE
MÉDITERRANÉE
AFRIQUE
OCÉAN ATLANTIQUE
ESPAGNE
PORTUGAL
Madrid
Im. de Barron

Le danger est particulièrement exceptionnel quand la maladie s'attaque aux adultes. Lorsqu'elle s'attaque aux enfants très jeunes et aux vieillards, on peut observer quelques décès.

Dans l'épidémie de Pondichéry, Martialis n'a eu aucun décès sur 297 malades.

A la Réunion, Cotholendy n'a enregistré aucun cas de mort sur 320 malades.

A Taïti, Alliot n'a également vu aucun sinistre, si ce n'est sur quelques indigènes.

A Smyrne, sur 100,000 malades atteints de dengue, il n'a été signalé que 2 cas de mort. C'est un chiffre insignifiant.

On peut donc dire que la fièvre dengue est plutôt une calamité publique qu'un danger.

La plupart des cas de mort connus ont toujours été causés par le réveil d'une maladie mortelle qui était à l'état latent chez l'individu, depuis plus ou moins longtemps; quelques autres ont été le résultat de l'éclosion de phénomènes graves relevant d'une diathèse.

Ajoutons que la dengue se montre toujours de moins en moins sévère à mesure qu'elle s'acclimate dans le pays.

Procédant en cela à la façon de toutes les fièvres éruptives, elle éclate avec une intensité vraiment effrayante lorsqu'elle fait irruption pour la première fois dans une ville. Tous les habitants sont frappés; les services administratifs sont entravés en peu de jours. Dans certaines maisons tout le monde est au lit, le père, la mère, les enfants et les serviteurs; il n'y a personne pour donner des soins. Le moins malade est obligé de se dévouer pour soigner les autres.

HISTORIQUE

La fièvre dengue n'est connue que depuis la seconde moitié du siècle précédent. Jusqu'alors personne n'avait su la distinguer, lui donner une description à part, la classer dans une catégorie spéciale du cadre pathologique.

La première description qui en a été donnée date de l'année 1779; encore cette description est-elle vraiment trop succincte. Ce n'est qu'en 1820, au début de ce siècle, il n'y a pas plus de 70 années, qu'une étude un peu complète de la dengue a été publiée. Depuis cette époque, de nombreux articles de médecine ont été publiés sur cette maladie dans les journaux de médecine et dans des livres spéciaux. Mais, fait bien important à noter, on ne trouve encore aucune trace de cette maladie dans les traités de pathologie classique que les médecins possèdent tous dans leurs bibliothèques. Cela prouve que la fièvre dengue, dont nous parlons aujourd'hui, est encore considérée comme une affection bien nouvelle et surtout complètement étrangère aux pays européens.

La fièvre dengue a, en effet, toujours été considérée comme une maladie spéciale aux pays chauds. Actuellement encore, il ne faut pas l'envisager autrement ; elle est bien venue visiter, il est vrai, Constantinople, Athènes, et une fois Cadix, mais elle s'est toujours bornée aux villes du littoral méditerranéen, et elle s'y bornera toujours, nous osons bien l'espérer.

En ce qui concerne les pays chauds, il n'en est pas de même ; on connaît certainement aujourd'hui l'histoire de plus de cinquante épidémies depuis l'année 1820. Presque une épidémie par année. La dengue, d'ailleurs, n'a pour dire vrai jamais quitté les pays chauds depuis qu'elle y est apparue. Elle est endémique sous les tropiques.

Son berceau sous-tropical a deux centres bien nets : l'un en Amérique, l'autre sur les côtes de l'Océan Indien et de la mer Rouge.

La dengue a été observée pour la première fois aux États-Unis, en 1850.

Le Pérou a été pris en 1852 ; mais il est à noter que la dengue existait depuis fort longtemps au Brésil.

En 1864, la Havane a été atteinte par une épidémie de dengue.

En 1860, ce fut le tour de la Martinique.

En 1854, Cayenne fut pris.

Tel est à peu près la marche suivie par la fièvre dengue en ce qui concerne son foyer américain.

Le foyer indien de la dengue remonte à une époque beaucoup plus éloignée.

La première description sérieuse qui en a été donnée remonte aux années 1820 et 1824.

Une seconde épidémie est apparue dans l'Hindoustan en 1826. Depuis cette époque elle n'a jamais cessé de régner dans ce pays, présentant alternativement des périodes de calme et des phases d'épidémie.

En 1835, elle a ravagé l'Arabie.

En 1871, Zanzibar, toutes les côtes de la mer Rouge, les Indes, l'Indochine furent successivement envahies par la fièvre dengue. La Chine elle-même fut frappée ; de même le Japon. La dengue s'est ainsi répandue en suivant toute la côte d'Asie.

En 1887 la dengue a été observée au Caire jusqu'à trois reprises différentes dans l'année. L'Égypte entière a, en réalité, été envahie.

En 1880, l'Égypte a vu une seconde épidémie.

En 1883, Port-Saïd a été tout particulièrement atteint.

En 1887, une nouvelle épidémie s'est déclarée au Caire.

On peut, d'ailleurs, affirmer que, depuis l'anné 1857, la fièvre dengue est restée à l'état endémique dans toute la Syrie ; on s'explique donc facilement que les épidémies soient très nombreuses dans ce pays.

La dernière en date est celle qui règne à Smyrne et à Constantinople depuis le mois de septembre 1889.

Dans cette récente épidémie de dengue, la maladie a commencé par se déclarer en Syrie, le long du littoral. A Jaffa, par exemple, elle n'a épargné personne.

La dengue a gagné successivement Beyrouth, Damas, Alexandrette, Smyrne et Alep. Elle est apparue enfin à Scutari, puis à Constantinople.

On peut dire que toute cette contrée a été envahie : la Syrie, la Palestine, et en dernier lieu la Turquie et la Grèce. La dengue s'est effectivement montrée jusqu'à Athènes.

Le nombre d'habitants atteints s'élève certainement à plusieurs millions.

Nous venons de dire qu'à Jaffa personne n'avait été épargné. A Smyrne, il en a été de même ; 150,000 personnes ont été prises. La dengue a été pour les habitants de cette ville une véritable calamité, dans toute la force du terme.

L'Égypte n'a pas été plus épargnée que l'Asie Mineure. Le Caire, Port-Saïd, Alexandrie ont été victimes de la fièvre dengue.

Mais, dans cette récente épidémie, la dengue n'a pas dépassé Athènes et Constantinople. Quelques médecins ont cru, il est vrai, qu'elle avait gagné Moscou et Saint-Pétersbourg. Il n'en a rien été ; un examen un peu approfondi a levé bientôt tous les doutes ; la dengue, suivant en cela ses anciennes habitudes, est restée sur le littoral de la Méditerranée, et la maladie épidémique qui s'est déclarée en Russie était l'influenza.

En 1884 et en 1867, la dengue s'était montrée en un point beaucoup plus rapproché de nous que ne l'est Constantinople, nous voulons dire à Cadix, au sud de l'Espagne. Cette fois, en 1889, Cadix n'a pas été atteint par la dengue. Dans les deux épidémies précédentes, on avait d'ailleurs noté le point d'origine ; la maladie avait été apportée par un bateau sur lequel s'était trouvé un malade atteint de dengue. Arrivée dans cette ville, l'affection y fit un certain nombre de victimes, 14,000 personnes environ, mais bientôt disparut sans s'étendre plus loin. La dengue, dans ce cas, avait procédé comme le fait la fièvre jaune lorsqu'elle se déclare par hasard dans un de nos ports de mer, apportée par un navire marchand.

Depuis 1867, la dengue n'a pas atteint une latitude plus élevée.

D'ailleurs, la dengue n'a encore jamais dépassé le 45° de latitude nord et le 21° de latitude sud.

Il faut, cependant, reconnaître que cette maladie tend à remonter du sud vers le nord, c'est-à-dire de l'Asie Mineure vers l'Europe.

Mais jusqu'ici, il ne s'agit encore que d'une simple tendance. Nous le répétons, la dengue, différant totalement en cela de l'influenza, semble suivre de préférence le littoral et ne pouvoir franchir les régions à altitudes élevées. Les seuls faits contradictoires qui aient été observés sont les suivants : l'épidémie du Liban, celle de Damas et celle de Jérusalem, toutes régions situées à une certaine hauteur.

Dans toutes les épidémies de dengue, nous devons, enfin, faire observer que la propagation de la maladie s'est toujours faite suivant les grands courants humains. Nous allons voir, en parlant des causes, combien cette observation a d'importance au point de vue de la contagion : contagion directe et non par l'air atmosphérique comme pour la grippe.

CAUSES

La fièvre dengue est avant tout une maladie des saisons estivale ou automnale.

Elle coïncide presque toujours avec l'extrême chaleur et l'extrême humidité. Aux Antilles, c'est généralement pendant l'hivernage qu'elle se déclare.

Malgré cela (il n'y a pas de règles sans exceptions), la fièvre dengue peut se développer dans toutes les saisons.

Ces précédentes conditions nous font comprendre pourquoi cette maladie appartient presque exclusivement aux pays chauds, aux Indes et aux Antilles. C'est parce que dans ces régions, le climat et la température réalisent d'une manière idéale tout ce qui peut favoriser l'éclosion de la dengue.

Actuellement, la fièvre dengue paraît avoir une certaine tendance à gagner les zones tempérées ; mais, en tous les cas, elle s'est toujours bornée jusqu'ici aux pays des régions basses, surtout à ceux qui sont situés sur le littoral des mers ou aux bords des grands fleuves.

La dengue respecte les hauteurs. Ainsi, dans une épidémie qui régna sur la contrée, Salazie, située à une hauteur de 1,500 mètres, à la Rennen, resta complètement indemne. Cette absence de la dengue dans les régions élevées est probablement due à l'abaissement de la température.

C'est une maladie qui atteint tous les âges, toutefois n'atteint guère les enfants au-dessous de trois ans. Les deux sexes y sont également exposés. Aucune race n'est épargnée par elle, race blanche, jaune, rouge ou noire.

La dengue frappe même les animaux. Les médecins et les vétérinaires ont souvent observé, en cours de certaines épidémies, des cas de dengue très nets chez les chevaux, les bœufs, les moutons, les chiens et les chats.

Quant à la cause première de la maladie, il est incontestable que c'est un microbe. Mais ce microbe n'est pas encore connu.

Deux faits sont seulement hors de doute : le caractère épidémique et contagieux de la dengue.

La dengue sévit presque toujours, en effet, à l'état épidémique. Lorsqu'elle apparaît pour la première fois dans un pays, elle éclate toujours sous la forme épidémique. Une fois installée, elle peut alors rester à l'état endémique, c'est-à-dire cesser d'exercer ses ravages d'une façon générale, mais persister constamment à l'état de cas isolés.

La contagiosité est extrême : lorsque la fièvre dengue apparaît dans une maison, tout le monde y passe, même ceux qui l'ont déjà eue. C'est, en effet, un fait bien remarquable, la dengue ne donne aucune immunité contre elle-même ; elle n'en donne également pas contre les autres fièvres éruptives.

La nature du contage est encore inconnue ; nous venons de dire que c'était certainement une affection microbienne ; mais le microbe est encore à trouver.

Ce qui prouve bien, d'ailleurs, que la dengue est une maladie microbienne, c'est que dans toute épidémie on peut toujours trouver la trace de la transmission. La dengue se transporte par l'homme malade ou par l'homme sain arrivant d'un pays contaminé.

Un autre fait, non moins probant, est le suivant, à savoir que les navires en quarantaine sont certains de n'avoir aucun cas de maladie à bord, et s'ils sont mis en quarantaine précisément parce qu'ils sont contaminés, aucun cas ne peut se déclarer dans le port voisin.

Dernièrement, durant la violente épidémie qui régnait à Smyrne, l'escadre française d'évolution de la Méditerranée a pu mouiller assez longtemps en vue de cette ville, sans rien avoir.

En 1851, on a parfaitement su, d'une façon positive, que la dengue avait été apportée par un bâtiment venant de l'île Maurice qui était alors infestée.

Toutes les recherches faites en vue de connaître la nature de son contage ont été infructueuses. Un grand nombre de microbiologistes ont étudié le sang, mais ils n'ont rien pu y découvrir de spécial.

Quelques expérimentateurs ont tenté d'inoculer la dengue à des singes. Leurs efforts n'ont été couronnés d'aucun succès.

TRAITEMENT

En raison de la nature épidémique et contagieuse, le traitement de la dengue doit se composer de deux parties bien distinctes : le traitement prophylactique et le traitement curatif.

Des mesures d'hygiène publique doivent être prescrites par les gouvernements.

Des mesures d'hygiène privée doivent être prises par les particuliers.

Afin de préserver les pays qui ne sont pas encore atteints par la fièvre dengue, il faut prescrire aux frontières maritimes des quarantaines rigoureuses. Pour les frontières terrestres, les quarantaines n'ayant aucune efficacité à cause de la difficulté qu'il y a à les établir, il faut ordonner des visites médicales extrêmement rigoureuses.

A l'arrivée de chaque train de voyageurs, des médecins spéciaux, installés dans la gare douanière, doivent interroger chaque voyageur en particulier, et ne leur donner de laissez-passer que s'ils sont en parfaite santé.

Les colis et tout ce qui vient par les trains de marchandises doivent être soumis à une désinfection réglementaire, désinfection organisée de manière qu'elle soit suffisante et cependant incapable de détériorer les marchandises.

Quant aux particuliers, voici quelles sont les principales règles d'hygiène qu'ils doivent suivre :

D'abord, comme dans toute espèce d'épidémie, il faut éviter les fatigues corporelles ou cérébrales. Tous les excès sont nuisibles, surtout ceux d'alcool et les excès vénériens.

Existe-t-il un malade dans la maison, il faut faire désinfecter aussitôt ses vêtements et les linges dont il se sert.

Les vêtements seront envoyés chez des dégraisseurs et autant que possible chez ceux qui ont installé chez eux des étuves à désinfection.

L'air de l'appartement doit être souvent renouvelé. Il doit aussi être assaini par des pulvérisations antiseptiques.

Pour faire ces pulvérisations, on doit employer un pulvérisateur simple ou mieux un pulvérisateur à vapeur.

Plusieurs formules sont également bonnes; nous recommandons de préférence les deux suivantes : l'une à l'acide phénique, l'autre à l'acide thymique pour les personnes qui ont une trop grande répugnance pour l'acide phénique.

1re Solution :

> Acide phénique cristallisé . . . . 25 grammes.
> Alcool . . . . Q. S.
> Eau distillée . . . . 1,000 —

Pour employer en pulvérisation dans les 24 heures, par quantités égales toutes les heures ou toutes les deux heures.

2e Solution :

> Acide phénique . . . . 2 grammes.
> Alcool à 90° . . . . 30 —
> Essence de lavande . . . . 1 —
> Eau distillée . . . . 1,000 —

Pour employer en pulvérisation dans les 24 heures, par quantités égales toutes les heures ou toutes les deux heures.

On peut aussi combiner ces deux formules et obtenir alors une solution très antiseptique au phéno-thymol :

3e Solution :

> Acide thymique . . . . 1 gramme.
> Alcool à 90° . . . . 15 grammes.
> Acide phénique . . . . 5 —
> Alcool à 90° . . . . 15 —
> Essence de lavande . . . . 1 —
> Eau distillée . . . . 1,000 —

Pour employer en pulvérisation de la même manière que les deux solutions précédentes.

Les déjections des malades doivent être désinfectées avec ces mêmes solutions, ou bien avec une solution de sulfate de cuivre, de sulfate de fer ou de chlorure de zinc.

Ces désinfectants doivent être placés d'avance dans le vase sur lequel le patient doit aller pour se satisfaire, afin que les produits excrétés soient aussitôt désinfectés. Il est indispensable, bien entendu, de vider de suite ces objets.

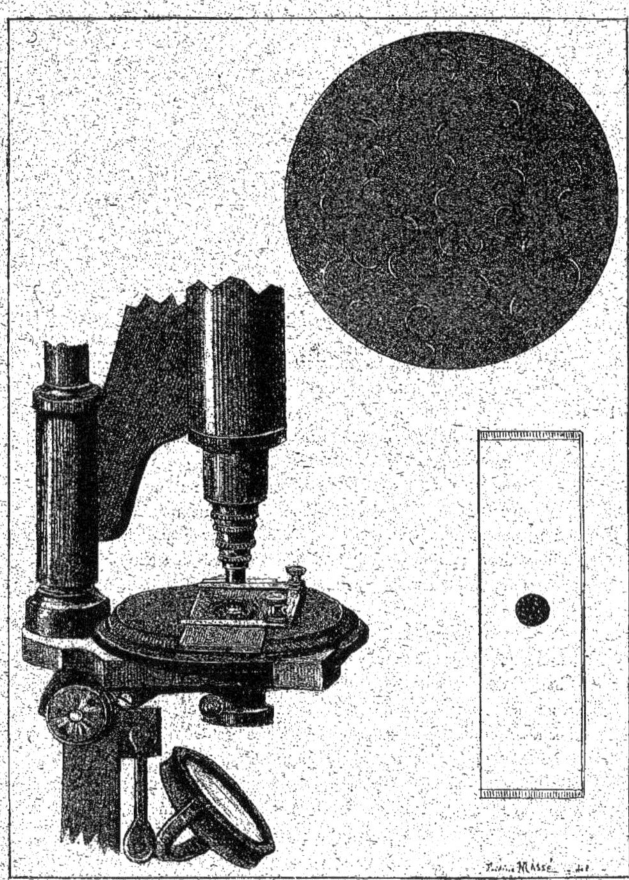

Microbes vus au microscope.

Voici quelques formules pour les nouveaux désinfectants, formules que nous retrouverons en parlant prochainement du choléra.

1re Solution :

Sulfate de cuivre.	50 grammes.
Eau	1,000 —

Versez un verre de cette solution bleue dans le vase destiné aux matières du malade.

2e Solution :

Chlorure de zinc	10 grammes.
Eau	1,000 —

Verser également un verre de cette solution dans le vase à désinfecter.

Quant aux linges du malade, il faut, cela est évident, les envoyer au blanchisseur ; mais cette précaution ne suffit pas. Elle ne suffit pas, non seulement pour désinfecter ces linges, mais aussi pour garantir l'entourage du malade de la contagion.

Avant de remettre les linges salis au blanchisseur il faut donc avoir soin de les désinfecter. Pour faire cette désinfection, il n'y a aucune difficulté ; il suffit d'avoir un baquet d'une contenance de 20 à 40 litres d'eau dans lesquels on verse 8 litres de la solution de sulfate de cuivre. Après une demi-heure d'une telle immersion, le blanchisseur peut emporter le linge. Mais il reste néanmoins à le prévenir qu'il emporte du linge souillé par des sécrétions morbides afin qu'il ne le place pas dans la cuve pour la lessive commune.

Ajoutons qu'une dernière précaution hygiénique de désinfection est nécessaire ; il s'agit du lavage des parquets de la chambre du malade. Ce lavage doit être fait au moins tous les deux jours, et fait avec une éponge passée à la main, dans tous les coins et tous les endroits de la pièce ; cette éponge, bien entendu, doit d'abord être imprégnée de la solution au sulfate de cuivre.

Enfin, pour compléter cette série d'observations concernant l'hygiène, il est évident que tout sujet atteint de dengue doit être immédiatement isolé. Les personnes qui n'ont pas de raisons suffisantes pour s'approcher de lui, doivent se dispenser d'aller le voir. Il ne doit y avoir autour de lui que le personnel nécessaire pour donner les soins prescrits par le docteur de la maison.

Arrivons maintenant au traitement curatif.

Le traitement curatif se compose de deux parties bien distinctes, le traitement de la maladie elle-même et celui des complications.

Lorsqu'il n'existe pas de complications, le traitement de la dengue doit être peu actif et inspiré surtout du génie épidémique.

Certains auteurs, comme Cotholendy, proscrivent l'emploi des vomitifs, ayant constaté que cette médication augmentait les maux de tête.

Sans être un chaud partisan de la médication vomitive, nous pensons, cependant, que ce mode de traitement présente de grands avantages lorsque le malade est atteint d'un violent embarras gastrique ; aussi, partageons-nous l'opinion du Dr de Brun (de Beyrouth) qui déclare s'être généralement bien trouvé de l'emploi des vomitifs.

Nous conseillons donc, au début de la fièvre dengue, lorsque le sujet est atteint d'embarras gastrique, de le faire vomir en lui prescrivant les trois paquets suivants :

Paquets vomitifs :

 Tartre stibié . . . .   0^{gr},05
 Poudre d'ipéca. . . . .   1^{gr},50

Divisez cette dose en trois paquets égaux, et faites prendre chaque paquet dans un peu d'eau chaude, en ayant soin de mettre un intervalle de dix minutes entre chaque prise et d'arrêter la médication aussitôt l'effet produit. Ajoutons que, pour favoriser les efforts, il est bon de recommander au patient de boire de temps en temps quelques gorgées d'eau tiède, surtout au moment des vomissements, et même de porter le doigt, une barbe de plume ou une brosse à dents jusque dans le pharynx.

A la rigueur, lorsque le vomitif n'a pas donné le résultat appréciable, on peut en prescrire un second pour le surlendemain. En général, nous préférons donner un purgatif.

Comme purgatif il faut éviter l'emploi de l'huile de ricin. Ces malades étant au contraire, très avides de boissons gazeuses, il convient de leur administrer une limonade purgative au citrate de magnésie.

Limonade purgative :

 Citrate de magnésie . . . .   45 grammes.
 Limonade gazeuse . . . .   Q. S.

Prendre cette purgation, le matin, à jeun. Dès la première selle, commencer à boire, soit du bouillon aux herbes, soit du thé léger.

Mais l'embarras gastrique n'est pas tout dans la fièvre dengue; il y a aussi là courbature, les douleurs et la fièvre.

Contre ces trois phénomènes, le médicament par excellence, est l'antipyrine.

L'antipyrine se prescrit, on le sait, ou bien en cachets ou bien en solution dans l'eau sucrée, aromatisée avec une liqueur quelconque.

Nous avons déjà expliqué pourquoi nous préférons cette seconde méthode pour administrer l'antipyrine. Comme l'antipyrine se prend sans répugnance, il est préférable, cela est évident, de la présenter diluée dans l'estomac, au lieu de la concentrer en cachets.

Cachets :

> Antipyrine...................... 1 gramme

Pour un cachet F. S. A. (faites selon l'art) 3 cachets semblables. Prendre depuis 1 jusqu'à 3 cachets par 24 heures. Les deux premiers à une heure d'intervalle; le troisième, 6 heures après le second cachet.

Paquets :

> Antipyrine .... 1 gramme.

Pour un paquet F. S. A. 3 paquets semblables. Prendre depuis 1 jusqu'à 3 paquets par 24 heures. Les deux premiers à une heure d'intervalle; le troisième, 6 heures après le second paquet. Chaque paquet doit être pris dans un demi-verre d'eau très sucrée, aromatisée avec une cuillerée à potage de cassis, de chartreuse ou d'eau de fleurs d'oranger.

Il est évident qu'on fera cesser l'antipyrine aussitôt qu'elle aura produit l'effet désiré, c'est-à-dire la cessation de la courbature et la diminution de la fièvre.

A côté de l'antipyrine, il faut citer le sulfate de quinine ou un autre sel, puis le salicylate de soude.

Le sulfate de quinine doit se prescrire exclusivement en cachets, à la dose de 0 ^{gr},30 et même de 0 ^{gr},50. La dose quotidienne à avaler doit être, au minimum, de 1 gramme; dans les cas intenses, elle doit atteindre jusqu'à 1 ^{gr},50.

Les mêmes observations s'appliquent au bromhydrate de quinine et au chlorhydrate de quinine. Seulement, ces deux sels, surtout le dernier, étant solubles dans l'eau, on peut les prescrire à volonté en cachet ou en potion, ou mieux en lavement. Le lavement au chlorhydraque de quinine, ou bien le suppositoire, a un immense avantage dans tous les cas où le médicament ne peut être toléré par la voie stomacale.

Quant aux potions de quinine, leur amertume doit les faire rejeter dans la majorité des cas. De plus, lorsqu'on est obligé de s'en servir, il est bon d'y ajouter un peu de saccharine dont le goût très sucré permet de mitiger celui de la quinine.

Potion :

Chlorhydrate de quinine.	1 gramme.
Bichromate de soude.	0gr,15
Saccharine .	0gr,10
Sirop de café.	40 grammes.
Eau distillée ;	80 —

Prendre cette potion dans les 24 heures, en trois prises : une le matin, une avant le déjeuner et une à l'heure du dîner.

Comme la fièvre dengue s'accompagne souvent de douleurs simulant celles du rhumatisme, on conçoit que le salicylate de soude donne, dans ces cas, de très bons résultats. Le salicylate de soude, on le sait, est par-dessus tout le médicament curatif du rhumatisme articulaire.

Ce médicament étant très soluble peut se prendre de toutes les manières : en cachets, en potion et en solution.

Cachets :

Salicylate de soude.	1 gramme.

Pour un cachet, faites 12 semblables. Prendre un cachet le matin, un à midi, un à 7 heures du soir.

Potion :

Salicylate de soude	3 grammes.
Cognac	30 —
Sirop framboisé.	30 —
Eau distillée	60 —

Prendre cette potion par cuillerées à potage, toutes les heures.

Mais, à ces deux formules, nous préférons celle, beaucoup plus simple, qui consiste uniquement à prendre le salicylate dissous dans un demi-verre de lait chaud bien sucré. On procède ainsi :

Paquets :

Salicylate de soude cristallisée	1 gramme.

Pour un paquet, F. S. A (faites selon l'art) 12 semblables. Prendre un paquet le matin, dissous dans un demi-verre de lait bien sucré ; de même à midi avant le déjeuner ; de même à 7 heures avant le dîner.

A côté de ces médicaments, il faut placer un nouveau produit, qui donne aussi de très bons résultats : l'exalgine.

Cette substance n'a malheureusement pas une solubilité égale à celle de l'antipyrine. Cependant il est facile de la prescrire en potion. Son grand avantage, c'est qu'elle ne nécessite pas l'emploi de doses aussi fortes que l'antipyrine.

Voici la formule qu'il convient de prescrire :

Potion :

Exalgine ou orthométhylacétanilide	2gr,50
Alcool de menthe ou d'anis.	15 grammes.
Eau distillée.	150 —

Prendre depuis 1 jusqu'à 3 cuillerées à potage de cette potion dans les 24 heures.

L'exalgine doit être préparée à l'antipyrine et à la quinine, surtout dans les cas où on redoute l'irritation gastrique et intestinale, les vomissements et la diarrhée. Elle convient aussi lorsque le patient paraît sujet à la cyanose.

Quant aux injections sous-cutanées, dont nous n'avons pas encore parlé, elles peuvent évidemment être très utiles, dans les cas les plus douloureux.

Il faut employer, soit les injections sous-cutanées de morphine, soit celles de cocaïne, soit celles d'antipyrine.

1° Injection hypodermique de morphine :

Chlorhydrate de morphine	0gr,01
Eau distillée.	1 centimètre cube.

Pour une seule injection à faire sous la peau au niveau du biceps. Cette injection peut être renouvelée matin et soir ; mais il ne faut pas dépasser cette dose.

2° Injection hypodermique de cocaïne :

Chlorhydrate de cocaïne.	0gr,01
Eau distillée.	1 centimètre cube.

Pour une seule injection, à faire sous la peau, au niveau de la région douloureuse.

3° Injection hypodermique de quinine :

    Bromhydrate de quinine 0gr,25
    Eau distillée . . . .   1 centimètre cube.

Pour une seule injection à faire au bras. Cette injection peut être renouvelée jusqu'à 4 et 5 fois dans les 24 heures.

Tel est le traitement symptomatologique de la fièvre dengue.

Comme régime, il convient évidemment de ne prescrire que du bouillon et du lait avec des grogs. Ces diverses boissons peuvent être prises froides ou chaudes, à volonté ; à moins que le malade ne présente quelques troubles des voies pulmonaires.

Pendant la convalescence, il faut passer successivement des aliments liquides à ceux qui sont demi-solides et finalement solides. On donnera d'abord des œufs, des panades, du bouillon au tapioca et au vermicelle, de la cervelle, du blanc de poulet, de la sole frite, etc., enfin, on arrivera aux côtelettes, puis au bifteck, à toutes les viandes saignantes, grillées, rôties ou braisées. Les vins généreux seront prescrits, cela va sans dire ; de même le vin de quinquina.

Si l'appétit est long à revenir, on formulera des amers.

1° 1/2 goutte apéritive :

    Gouttes amères de Baumé . . . . 15 grammes.

Prendre 3 gouttes dans un peu d'eau, 10 minutes avant le déjeuner et avant le dîner.

2° Solution apéritive :

    Sulfate de strychnine 0gr,06
    Eau distillée . . . .   600 grammes.

Prendre 1 cuillerée à soupe, une seule, 10 minutes avant le déjeuner et avant le dîner.

Bien entendu, on se bornera à l'une de ces deux formules. Il faudrait bien se garder de les prendre toutes les deux à la fois, dans l'espoir trompeur de faire mieux. Il pourrait se produire des phénomènes toxiques.

Avant de passer au traitement des complications, nous pensons qu'il n'est pas sans intérêt de reproduire ici les conclusions concernant le traitement de la dengue données dans le rapport que présentèrent les médecins de Smyrne en réunion générale à la date du 18 septembre 1889 :

« Le traitement, en général, y est-il dit, doit être symptomatique, comme dans les fièvres éruptives, et peut se résumer en trois propositions :

« 1° Favoriser l'éruption à la surface cutanée par tous les moyens possibles ;

« 2° Combattre les symptômes exagérés et les complications ;

« 3° Soutenir les forces pendant la convalescence.

« Les purgatifs salins sont utiles au début, mais il ne faut pas en abuser ; les sudorifiques, en général, trouvent leur indication ; l'antipyrine, comme analgésique et sudorifique, a été très avantageusement employée ; le salicylate de soude amène un grand soulagement des douleurs, principalement chez les arthritiques, et le bromure de potassium calme l'éréthisme nerveux de certains malades. Dans le cas où le salicylate de soude et l'antipyrine ne réussissent pas à calmer les douleurs, on peut obtenir ce résultat au moyen d'injections hypodermiques de morphine, qui sont aussi d'une utilité incontestable pour arrêter les vomissements. Le sulfate de quinine ne paraît avoir d'autre effet que celui d'augmenter la susceptibilité de la muqueuse gastrique et n'être réellement utile que chez les malades qui sont sous l'influence du paludisme.

« Les complications, celles principalement qui présentent une gravité particulière, réclament le traitement applicable à chacune d'elles ; mais il ne faut pas perdre de vue que certaines d'entre elles, comme un crachement de sang, une hématurie peu abondante, des phénomènes peu exagérés, etc., disparaissent d'elles-mêmes, dès que la maladie arrive à sa période d'état.

« Le régime le plus approprié est la diète lactée avec bouillon, ainsi que boissons chaudes, pendant la durée de la fièvre ; il est des cas cependant où les boissons glacées sont mieux indiquées pour calmer l'éréthisme de l'estomac. Enfin, les toniques et les amers seront avantageusement employés pendant la convalescence. »

On voit, par cet exposé, que le traitement que nous préconisons, ne diffère guère de celui qui a été conseillé à Smyrne, pendant l'épidémie de 1889.

Mais, arrivons vite au traitement des complications, dont il n'est dit dans ce rapport que quelques mots.

La première chose à faire, en ce qui concerne le traitement des complications de la dengue, c'est de calmer les démangeaisons. On se trouve généralement bien d'une solution de chloral à 1 pour 50.

Solution :

>   Hydrate de chloral .... 3 grammes.
>   Eau distillée 150   —

Pour tamponner avec de l'ouate toutes les régions qui donnent des déman-

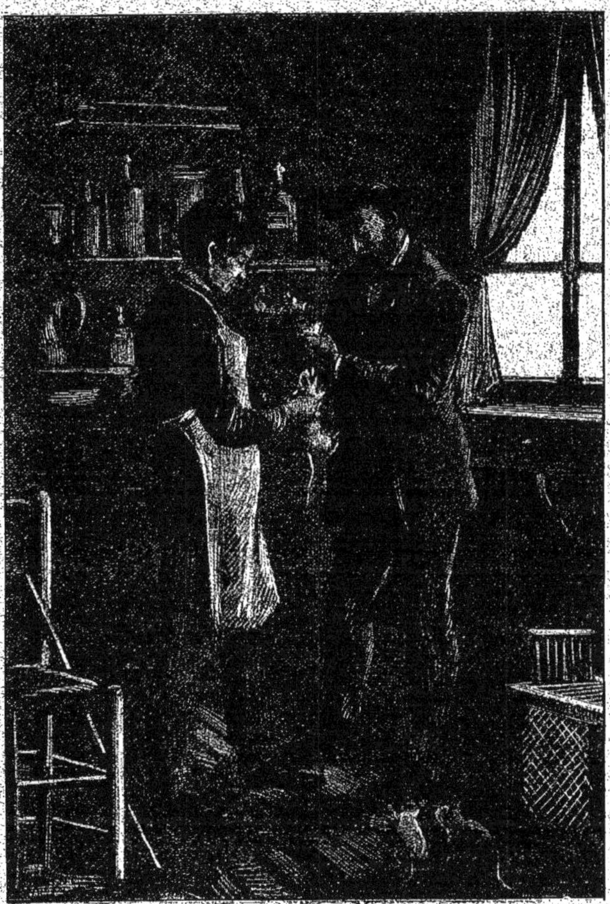

Ingurgitation à un cobaye d'une solution de bacilles-virgules.

geaisons. Ce tamponnement doit évidemment être très léger. Il faut bien se
garder de frictionner la peau.

Ensuite, il faut soigner la congestion des muqueuses oculaires, auriculaires et nasale.

Pour la conjonctivite, on doit prescrire les lavages tièdes d'eau de pétales
de roses de Provins, dans laquelle on fait dissoudre 10 grammes d'acide
borique pulvérisé par 300 grammes de décoction.

Pour l'otite, les injections boriquées sont également très efficaces. Mais
pour qu'elles agissent avec rapidité, il faut avoir soin de les faire faire avec
un irrigateur Éguisier plein d'eau chaude et largement ouvert. Dans chaque
irrigateur d'eau chaude, il faut faire fondre une cuillerée à café d'acide borique
et deux cuillerées à soupe de glycérine anglaise de Price.

Ces lavages et ces injections boriqués oculaires et auriculaires peuvent être
recommencés jusqu'à 4, 6 et 10 fois par jour.

Pour le coryza, c'est aux fumigations camphrées qu'il faut avoir recours
et aux prises à l'iodol.

On fait les fumigations camphrées en se plaçant le nez au-dessus d'un bol
plein d'eau bouillante contenant une forte pincée de camphre en poudre.

On prend les prises dont nous parlons en reniflant toutes les 2 heures une
petite pincée de la poudre suivante :

Poudre contre le coryza :

     Iodol pulvérisé . . . . 3 grammes.
     Chlorhydrate de cocaïne . . . . $0^{gr},15$

Pour priser, toutes les 2 heures environ, par très petite quantité à la fois.

Quant aux complications hémorragiques, il faut les traiter suivant les
méthodes habituelles.

Contre l'épistaxis, il faut prescrire de l'eau de Léchelle ou bien quelques
gouttes de perchlorure de fer dans un peu de vin d'Espagne. Mais, le médicament préférable, c'est l'ergotine en potion ou en injections sous-cutanées.

Contre les entérorragies et les métrorragies, c'est encore à l'ergotine
qu'il faut avoir recours.

1. Potion :

     Ergotine Roujeau . . . . 3 grammes.
     Rhum. 30   —
     Sirop de framboises 30   —
     Eau distillée 100   —

Par cuillerées à soupe toutes les 2 heures.

2. Injection sous-cutanée :

> Ergotine Yvon . . . . 10 grammes.

Injecter sous la peau de l'abdomen une pleine seringue de Pravaz. La dose peut être répétée une et même deux fois dans les 24 heures.

En plus de l'ergotine, il convient de prescrire le repos le plus absolu. Le repos est tout à fait indispensable dans les métrorragies et les entérorragies.

On conseillera aussi d'appliquer sur le ventre une vessie de porc remplie de glace.

On fera prendre enfin de petits morceaux de glace.

S'il s'agit d'une métrorragie, les lavements froids laudanisés sont d'utiles adjuvants.

S'il s'agit d'une entérorragie légère, on en aura parfois raison avec un purgatif très doux, à l'huile de ricin. L'opium, sous la forme de pilules à l'extrait thébaïque de $0^{gr},01$, répétées jusqu'à 5, 6 et 7 dans les 24 heures, est également indiqué.

Du côté du cerveau, les phénomènes inquiétants sont très rares. On ne constate pas de délire, et les convulsions sont exceptionnelles chez les enfants. En général, il convient donc de s'abstenir de toute médication ; si le besoin s'en fait sentir, il faut alors employer le sirop de chloral, à la dose de 1 gramme jusqu'à 3 et 4 grammes, ou bien le musc, soit en une pilule de $0^{gr},25$ à $0^{gr},40$, soit en une potion.

Potion :

> Musc . . . . $0^{gr},30$
> Eau chloroformée saturée. . . . . 20 grammes.
> Sirop de framboises . . . . 30 —
> Rhum . . . . 20 —
> Eau distillée . . . . 100 —

A prendre dans les 24 heures, par cuillerées à potage, toutes les 2 heures.

Les troubles des voies respiratoires sont tout à fait exceptionnels, comme nous le savons. Dans les cas où on les observe, il est évident qu'il faut les traiter suivant les méthodes thérapeutiques habituelles.

L'alcoolature de racines d'aconit, la terpine, le sirop de morphine et par-dessus tout l'alcool, feront la base de la médication.

On devra naturellement y joindre les révulsifs, la teinture d'iode et les vésicatoires.

L'alcoolature de racines d'aconit doit se prescrire à la dose de 1 gramme par 24 heures, ou 50 gouttes. Une excellente façon de prendre ce médicament consiste à l'incorporer à un grog assez fort et à prendre ce grog en cinq fois dans la journée; une gorgée, par exemple, toutes les 3 heures.

La terpine peut se prendre en élixir ou en pilules.

Pour les pilules, il faut les formuler à la dose de 0gr,05 chaque, et en faire avaler de 5 à 10 par jour.

L'élixir doit avoir la formule suivante:

        Terpine 1gr,50
        Alcool. . . . .   70 grammes.
        Glycérine.   70   —
        Sirop de morphine.   70   —

4 cuillerées à soupe par jour. Deux dans la matinée et deux dans la soirée.

Le sirop de chlorhydrate de morphine peut se prendre dans une potion ordinaire ou plus simplement en nature à la dose d'une cuillerée à potage le matin, et deux cuillerées à potage le soir.

Si la bronchite est légère, on doit se borner comme révulsif à faire matin et soir des badigeonnages de teinture d'iode sur le devant de la poitrine et sur le dos.

Si l'inflammation pulmonaire arrive jusqu'à la congestion pulmonaire, et, à plus forte raison, à la fluxion de poitrine, il faut alors prescrire l'emploi des vésicatoires camphrés. Leur seule contre-indication serait la présence de l'albumine dans les reins; or, nous savons que l'albuminurie est exceptionnelle dans la fièvre dengue. Néanmoins, il nous paraît indispensable d'analyser les urines du malade avant de lui ordonner un vésicatoire.

Une fois la phase aiguë de la maladie respiratoire terminée, il faut, s'il reste un certain degré d'irritation bronchique, appliquer des pointes de feu avec le thermo-cautère de Paquelin. Ces pointes de feu, qui sont toujours bien moins douloureuses qu'impressionnantes, ont le grand avantage de pouvoir être renouvelées assez fréquemment, tous les six ou huit jours environ. Elles permettent, en outre, de se dispenser de tout pansement.

Le traitement de la convalescence doit, enfin, attirer tout spécialement l'attention du médecin. Il a d'autant plus d'importance que la maladie a été plus sévère.

Les grogs, l'extrait de quinquina, le café, les œufs, le laitage, le bouillon, les viandes saignantes, le jus de viande doivent être employés à profusion. Les vins généreux d'Espagne, le vin de Bordeaux vieux et l'excellent vin de Bourgogne sont absolument indiqués.

CHAPITRE III

LE CHOLÉRA

CHOLÉRA ASIATIQUE OU INDIEN

SYMPTOMES. — COMPLICATIONS. — PRONOSTIC. — HISTORIQUE. — CAUSES ET TRAITEMENT.

SYMPTOMES

Les symptômes du choléra sont bien connus. Il n'y a malheureusement pas encore assez longtemps que ce terrible fléau est venu nous visiter, pour que nous en ayions perdu la mémoire!

Le premier phénomène du choléra, c'est la diarrhée. Certains auteurs, J. Guérin en particulier, ont même affirmé que toutes les épidémies cholériques sont précédées par des diarrhées continues chez les enfants d'abord, chez les adultes et les vieillards ensuite.

Ces diarrhées ont, d'ailleurs, reçu la dénomination bien caractéristique de *diarrhées prémonitoires des épidémies.*

Elles ressemblent tout d'abord aux diarrhées habituelles. Rien ne peut faire prévoir qu'elles vont être bientôt suivies de l'éclosion du choléra. Il n'y a que leur grand nombre qui peut attirer spécialement l'attention. Encore, comme le choléra se déclare généralement pendant la saison chaude, on hésite souvent à considérer ces diarrhées comme étant dues à d'autres causes qu'à une influence saisonnière.

Mais bientôt la diarrhée s'accentue et revêt différents caractères qu'on peut classer en trois catégories, d'après leur intensité.

Le malade est pris, tout à coup, le plus souvent au milieu de la nuit, en plein sommeil, de coliques assez vives, auxquelles vient bientôt se joindre une diarrhée séreuse très abondante. Malgré cela, les forces persistent, la chaleur corporelle se maintient. Le malade peut continuer à vaquer à ses affaires; il n'a même pas de perte d'appétit.

Au second degré, la diarrhée s'accompagne non seulement d'une courbature générale, mais aussi de nausées et parfois de vomissements. Le malade se sent très découragé, sans forces, sans appétit; il lui est totalement impossible d'aller à son travail quotidien.

La diarrhée prémonitoire peut, enfin, revêtir un caractère encore plus sérieux. Il s'agit alors d'une véritable attaque de choléra. La diarrhée est tout à fait abondante, les vomissements se déclarent et à leur suite des frissons intenses doublés d'une sensation de froid très pénible. Le malade, obligé de garder le lit, ne tarde pas à perdre ses forces; il reste comme anéanti, brisé de fatigue et dans l'impossibilité absolue de penser à quoi que ce soit. Au bout de quelques heures, variant de six jusqu'à quarante-huit, tout finit par rentrer dans l'ordre; la chaleur corporelle reparaît, l'intelligence renaît, les forces reviennent. Tout est terminé.

Tels sont les phénomènes qui s'observent au début, ou plutôt avant le début du choléra. Aussi longtemps que le choléra n'est pas arrivé, tout se borne à ces diarrhées prémonitoires. Le danger est encore loin; aucun décès ne survient.

Mais l'épidémie de choléra est déclarée; alors, ces diarrhées, au lieu de se terminer par une guérison, prennent aussitôt un aspect inquiétant, une marche tellement rapide que la mort en est la conséquence. L'épidémie va alors en augmentant; les décès sont nombreux; les phénomènes prémonitoires sont à peine apparents. Plus tard, lorsque l'épidémie décroît, les diarrhées reparaissent comme au début.

Ce qui caractérise le choléra asiatique, c'est donc, d'une part, l'intensité de la diarrhée et des vomissements, mais surtout les phénomènes de refroidissement.

On peut dire que le malade se vide, se dessèche, tant la déperdition de liquide est grande, aussi bien par l'anus que par la bouche.

Tout d'abord ce sont des vomissements alimentaires plus ou moins éloignés, mais bientôt ils deviennent bilieux et, se rapprochant de plus en plus, prennent un caractère exclusivement aqueux.

Les selles composées, également, au début, de matières fécales molles et étalées, ne tardent pas à devenir séreuses. Colorées et odorantes à cette première phase de la maladie, elles finissent par perdre leur couleur et leur odeur. Leur abondance est telle que les malades rendent un liquide qu'on ne saurait mieux comparer qu'à de l'eau de riz, d'autant plus que la muqueuse intestinale, très irritée, ne tarde pas à se détruire et à s'en aller en petits lambeaux blanchâtres, nageant au milieu des déjections. Les auteurs ont donné le nom de *selles riziformes* aux évacuations alvines cholériques; il n'était vraiment pas possible de choisir une meilleure expression.

De l'eau de riz renfermant des grains de riz crevés, tel est absolument l'aspect des selles cholériques.

Dans les cas légers, le malade peut aller seulement cinq à six fois à la garde-robe par heure et vomir tout autant.

Dans les cas graves, ces accidents peuvent se répéter toutes les cinq minutes, toutes les minutes et même toutes les secondes.

C'est un état effroyable ! La mort est d'autant plus rapide que ces accidents sont plus prononcés. On constate quelquefois des décès en une ou deux heures. Dans les pays chauds, l'empoisonnement peut même déterminer une mort foudroyante !

Le dessèchement de l'organisme est si rapide, que le malade cesse presque aussitôt d'uriner. Si on le sonde, il ne sort rien de la vessie, la sécrétion urinaire est arrêtée. On voit les yeux perdre peu à peu de leur brillant. La cornée semble déjà s'affaisser avant que la mort soit arrivée.

Ajoutez à cela que le pouls, très rapide dès le début, ne tarde pas à perdre de sa force et de sa rapidité. C'est le sang qui s'épaissit par suite de la déperdition des humeurs. La soif est atroce, insatiable !

Le second symptôme, celui qui caractérise en réalité le choléra, survient alors : c'est l'algidité (*période d'algidité*).

La circulation cessant de marcher normalement, la température du corps baisse peu à peu et finit par descendre de 4, 6, 8, 10 et 12 degrés. Au lieu d'avoir 37°, comme c'est la normale chez l'homme sain, le cholérique n'a souvent que 34°, 32°, 30° et même 27° et 26°.

Lorsque la maladie en est arrivée là, on conçoit d'abord que la mort est inévitable à bref délai, et on s'explique ensuite tous les phénomènes consécutifs : le ratatinement de la peau, sa coloration marbrée et violacée qui indique un arrêt circulatoire cutané, les crampes atroces qui se déclarent aussi bien dans l'estomac que dans les bras et dans les jambes, surtout au niveau des mollets ; la dépression du ventre en bateau, etc.

L'intelligence, bien entendu, n'existe plus depuis fort longtemps, le malade ne peut même pas parler, sa voix est tout à fait éteinte, sa respiration est à peine perceptible.

Quant au cœur, on ne peut en percevoir les battements qu'avec peine. À l'époque où on pratiquait la saignée, on notait, enfin, que le sang avait une peine énorme à couler. Le malade n'a plus de sang dans les artères et les veines, il a, qu'on nous passe l'expression, de la cire noirâtre. Son sang n'est pas liquide, c'est une bouillie épaisse. C'est l'asphyxie, dans tout ce qu'elle a d'horrible.

Rien n'est effrayant à voir comme un cholérique arrivé à cette période. Ses traits sont tirés, les os lui percent la peau, sa face est blême, sa peau donne la même impression que celle que procure le crapaud. On dirait d'un noyé verdâtre, moins le gonflement; en ajoutant à ce sombre portrait, que le malade vomit constamment, va de même à la garde-robe, qu'il est inondé, lui, ses vêtements et tous ses linges des déjections qu'il rend, le tableau sera d'une fidélité absolue.

Mort terrible et mort répugnante !

On comprend combien cette maladie peut effrayer les personnes appelées à la voir. On s'explique pourquoi les populations fuient devant le choléra ! Et cependant, cet abominable fléau fait, en réalité, bien moins de victimes que la diphtérie et que la fièvre typhoïde. Seulement, il procède par atteintes terribles et formidables; il fond tout à coup sur une région, la ravageant comme le feu une maison, comme l'eau un pays qu'elle inonde. Puis le choléra s'en va et le calme renaît.

Le choléra ne présente pas des phénomènes toujours aussi graves; en tous les cas, même lorsque ses symptômes deviennent terribles, il peut parfois se guérir.

Que se passe-t-il alors, si la guérison doit venir ?

A la période d'algidité, succède une troisième phase qu'on nomme habituellement *période de réaction*. Peu à peu, tous les symptômes que nous avons décrits s'apaisent. Tout d'abord, la chaleur du corps reparaît progressivement; ensuite, la diarrhée s'arrête et les vomissements cessent. Le visage s'anime, le sang revient dans les joues; les yeux excavés jusqu'alors reprennent leur expression habituelle. Le malade parle un peu et cesse de se plaindre des douleurs qu'il éprouvait dans l'estomac et les mollets. Enfin, signe très rassurant, la fonction urinaire redevient normale ; non seulement on peut retirer de l'urine de la vessie en sondant le malade, mais encore il urine de lui-même sans y être sollicité. La première urine renferme, bien entendu, une grande quantité d'albumine.

Lorsque cette période de réaction en arrive à ce degré, la guérison est évidemment très proche et certaine. Malheureusement, elle est trop rare pour qu'on puisse y compter.

Le choléra, affection essentiellement microbienne, a une durée d'incubation qui n'est jamais moindre de trente-six heures et ne dépasse pas trois jours. Il est évidemment très difficile d'apporter un contrôle rigoureux à ce genre d'examen, les faits à observer étant vraiment exceptionnels.

Les selles riziformes, si caractéristiques du choléra, méritent de nous arrêter un instant. Leur état incolore tient d'abord à l'énorme quantité de liquide transsudé dans l'intestin; transsudation qu'on peut comparer à celle

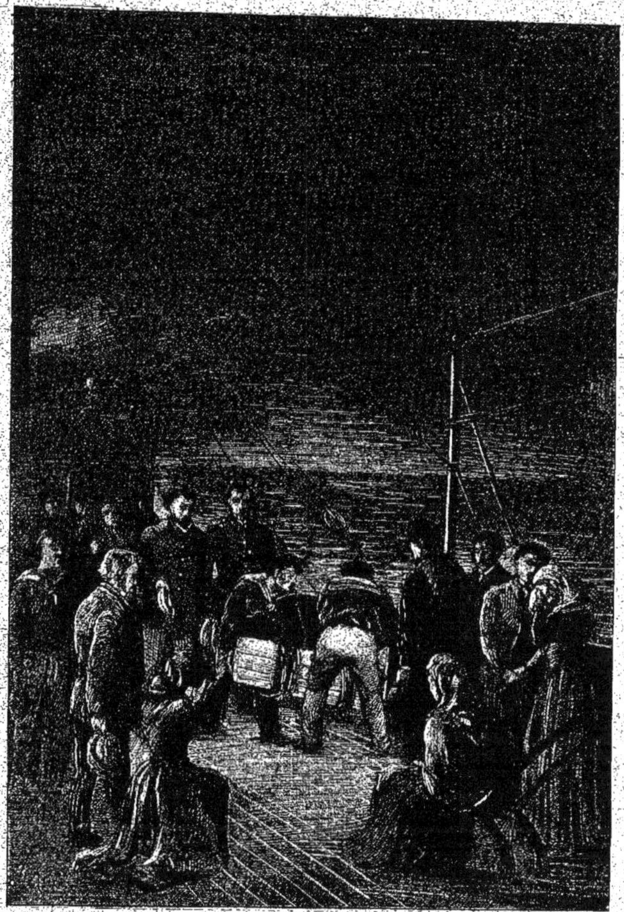

Cholérique jeté à la mer pendant une traversée.

qui s'observe sur la peau à la suite de l'application d'un vésicatoire ; le poison cholérique agit sur la muqueuse intestinale, comme la cantharide sur la surface cutanée.

Nous avons déjà vu que les flocons blancs, qui nagent dans le liquide intestinal, sont dus à la desquamation épithéliale du tube digestif ; il nous faut maintenant savoir que ce liquide renferme une très grande proportion de chlorure de sodium et très peu, au contraire, d'albumine. Ce fait a une grande importance, car il nous permet de comprendre la raison du traitement par le sel ordinaire préconisé par un bon nombre de médecins.

C'est à l'action paralysée du cœur, par suite de la présence d'eau dans le sang, qu'il faut rattacher la présence de bien des symptômes. Le sang, absolument privé d'eau, en cherche partout dans les tissus ; il aspire à travers les parois de ses vaisseaux tout ce qu'il en peut trouver ; aussi la peau se dessèche-t-elle bien vite, le nez s'effile, les joues s'excavent ainsi que les yeux. Si on fait un pli à la peau, il persiste très longtemps, comme si on venait d'en faire un à du parchemin.

Existe-t-il un épanchement séreux quelconque, une pleurésie, une hydarthrose, une ascite, il disparaît en quelques instants.

Toute la surface cutanée devient forcément bleuâtre et verdâtre ; les extrémités sont, en particulier, complètement cyanosées, surtout les oreilles, le nez, les lèvres, les doigts, les orteils et les parties génitales.

Lorsque la période de réaction se produit, il peut arriver qu'elle survienne avec une intensité tellement grande qu'elle devienne un danger par elle-même.

Dans ce cas, le pouls prend une ampleur et une force extraordinaires, la température s'élève considérablement. Il se déclare des fluxions dans la plupart des organes ; les joues s'injectent de sang, deviennent rouge-pourpre.

Quelquefois, au contraire, cette période réactionnelle s'annonce assez lentement, s'installe avec peine ; les malades continuent à s'épuiser, les troubles intestinaux prennent un aspect typhoïde.

Dans ces deux conditions, on comprend qu'il se déclare toujours des complications ; c'est ce que nous allons étudier au paragraphe suivant.

Il nous faut, pour achever l'étude de la smyptomatologie du choléra, dire un mot du choléra foudroyant et du choléra sec.

Le *choléra foudroyant* est exceptionnel dans nos pays ; mais de nombreux cas en ont été observés aux Indes, surtout lors des premières grandes épidémies qui ont ravagé cette contrée. Ainsi, en 1817, à Jessore, on vit de nombreuses personnes tomber subitement dans la rue, en pleine santé, perdre aussitôt connaissance et mourir quelques heures après.

Ces cas terribles tendent à devenir de moins en moins fréquents; il semble que l'intensité du choléra diminue à mesure qu'il reparaît. Il se produirait pour les pays envahis plusieurs fois, comme une espèce d'accoutumance.

En ce qui concerne le *choléra sec*, nous devons dire que cette forme, décrite dans les anciens auteurs, commence à être niée par la plupart des observateurs sérieux.

On ne comprend guère, d'ailleurs, une attaque de choléra sans diarrhée et sans vomissements. A l'autopsie, l'intestin et l'estomac seraient complètement remplis de liquide; mais ce liquide n'aurait pu être rejeté par suite d'une paralysie des parois du tube digestif.

On peut cependant affirmer que ces cas tendent à être de plus en plus rares; on peut dire, en outre, que ceux dans lesquels la mort est survenue par refroidissement, sans que l'intestin présente aucune lésion caractéristique à l'autopsie, n'ont été observés par aucun médecin instruit.

COMPLICATIONS

Les complications du choléra sont exceptionnelles dans le cours de la maladie. En général, le malade succombe avant qu'elles aient eu le temps de se déclarer. On les observe surtout dans la convalescence.

Ajoutons, enfin, que ces complications n'ont rien de bien caractéristique; elles ressemblent le plus souvent à celles qui se déclarent dans la fièvre typhoïde. Le *choléra typhoïde* est, d'ailleurs, décrit dans tous les ouvrages classiques.

L'expression de choléra typhoïde n'est pas parfaite, car, en somme, cet état cholérique n'a de commun avec la fièvre typhoïde que la prostration des forces et la stupeur.

Le choléra typhoïde peut se présenter sous trois aspects différents :

Dans un premier cas il ressemble tout à fait à une atteinte d'urémie. C'est, d'ailleurs, par urémie que la mort arrive. Le malade urine bien un peu après la phase d'algidité du choléra passée, mais il urine en très petite quantité et rend néanmoins beaucoup d'albumine.

La complication réelle est donc dans l'espèce, plutôt une néphrite albumineuse infectieuse, qu'une fièvre typhoïde.

Dans un second groupe, le malade reste plongé dans la stupeur et finit par mourir dans le coma. Une période d'excitation assez courte commence la scène.

mais bientôt une somnolence invincible se déclare pour ne plus jamais cesser, si ce n'est par la mort.

Cet état comateux résulte, soit d'un épuisement total, soit d'une congestion intense du cerveau et des méninges.

Dans la troisième forme du choléra typhoïde, on observe des accidents extrêmement variés comme aspect, mais tous causés, en réalité, par la congestion consécutive du rétablissement tumultueux de la circulation et aussi par l'action toxique exercée par le sang infecté sur les tissus malades.

Les principales de ces altérations viscérales sont, d'abord les entérites typhoïdiques ou dysentériformes, ensuite les pneumonies, les congestions cérébro-méningées, les parotidites suppurées, les splénites, les troubles stomacaux, la péritonite, les ulcérations laryngées et les érysipèles.

La pneumomie et la bronchite capillaire sont, évidemment, très fréquentes à la suite du choléra; elles n'ont rien de spécial, si ce n'est leur état infectieux et conséquemment leur gravité.

La perte de vitalité des tissus étant extrême, on peut expliquer l'apparition des accidents infectieux les plus divers, notamment de la parotidite, des laryngites ulcéreuses. L'endocardite, enfin, n'est pas rare.

Les abcès sous-cutanés sont fréquents; on voit aussi très souvent des escarres et de la gangrène des extrémités.

Ajoutons, puisque nous parlons des complications cutanées, qu'on observe encore quelquefois une éruption maculeuse, papuleuse ou érythémateuse. Cette éruption, que certains auteurs ont comparé à l'exanthème typhique, n'a cependant aucune parenté avec la fièvre typhoïde; elle n'est point du tout pathognomonique du choléra typhoïde, car on rencontre également des taches érythémateuses et rubéoliques dans beaucoup d'autres maladies fébriles. N'avons-nous pas vu précédemment que l'influenza s'accompagnait parfois d'érythème, et que la fièvre dengue comptait ce phénomène au nombre de ses symptômes habituels.

Lorsque la diarrhée persiste durant la convalescence elle est toujours horriblement fétide et mélangée à des lambeaux épithéliaux de l'intestin. Aussi, la plus légère pression sur l'abdomen, fait-elle pousser des plaintes aux malades.

Quant à la convalescence, il est inutile de dire qu'elle est toujours fort longue, et soumise à de nombreux accidents.

A la moindre imprudence, au plus petit écart de régime, il peut se déclarer une rechute ou une récidive.

Longtemps après la guérison, il peut même encore survenir des complications; on observe surtout des troubles nerveux, notamment les névralgies, les douleurs musculaires, les paralysies et jusqu'à de l'aliénation mentale.

Comme on le voit, toutes les complications habituelles à la fièvre typhoïde, tous les accidents de la convalescence de cette maladie sont susceptibles de se produire sous l'influence du choléra. Le point le plus différent consiste surtout dans ce fait important d'ailleurs à signaler, que la fièvre typhoïde prédispose bien plus volontiers à la phtisie pulmonaire que le choléra indin.

PRONOSTIC

Le pronostic du choléra est, on le pense bien, terrible, effrayant.

La mortalité atteint un chiffre colossal ! Elle varie entre 40, 50, 60 et même 80 0/0.

C'est surtout au milieu de la période épidémique que les décès sont nombreux ; au début comme à la fin, les accidents s'atténuent toujours.

Tous les sujets affaiblis par l'âge, le travail ou les excès sont impitoyablement frappés.

Ceux qui étaient déjà souffrants meurent sans exception.

Les enfants et les vieillards payent, enfin, un très fort tribu au fléau cholérique.

Sur ces chiffres de mortalité, il faut en attribuer environ les deux tiers a l'attaque de choléra elle-même ; le troisième tiers est dû aux complications consécutives.

Nous avons vu que la période de réaction est la seule chance de guérison, à la condition, toutefois, qu'elle ne survienne pas d'une façon tumultueuse. La violence des crampes, le coma, la disparition du pouls à la radiale, l'anurie et l'algidité sont donc des signes extrêmement fâcheux au point de vue du pronostic.

Dans les quatre grandes épidémies cholériques, il est mort en France seulement 367,000 personnes. Dans les Indes, où le choléra règne en permanence, on peut dire qu'il a détruit la moitié de la population.

HISTORIQUE

L'histoire du choléra est déjà bien connue, aussi n'entrerons-nous pas dans des détails exagérés sur ce point, préférant nous réserver pour les merveilleuses découvertes qui ont été faites récemment au sujet de la cause première, microbienne du choléra.

On sait que le choléra existe depuis fort longtemps dans les Indes, qu'il y exerçait ses ravages bien antérieurement avant nos grandes épidémies européennes.

C'est en 1818 qu'il a quitté pour la première fois son foyer original, situé sur les bords du Gange.

Seulement, à cette époque, il ne franchit point les frontières européennes. L'Asie seule fut atteinte. L'épidémie alla jusqu'à Astraklan, en 1823, et c'est tout.

Mais en 1830, le fléau se mit de nouveau en marche, et rien ne put l'arrêter jusqu'en l'année 1831. L'Asie fut d'abord envahie, puis la Russie, la Pologne et l'Allemagne. Le choléra passe de Hambourg dans le Sunderland; on est alors en l'année 1831. De là, il a gagné l'Angleterre; Édimbourg est ravagé en 1832. La France, enfin, est atteinte; le 15 mars 1832 on signale un premier cas à Calais, et le 22 mars Paris est pris.

Presque tous les départements sont ravagés; on en compte au moins cinquante-deux. Il ne meurt pas moins de 100,000 personnes!

Naturellement, le choléra arrivé à Marseille est bientôt transporté en Algérie par les compagnies de transports maritimes.

De Londres, enfin, le choléra se répand non seulement en France, mais encore en Portugal, en Espagne, passe même à travers l'Océan pour aller visiter les États-Unis.

Il faut lire les journaux de cette époque pour s'imaginer quel fut le degré de terreur !

Henri Heine, dans un article impressionnant, nous a raconté l'histoire du début de cette épidémie. On était en mars, à la mi-carême, les rues étaient pleines de gens déguisés; le carnaval battait encore son plein. Dans un bal costumé, un farceur a l'idée de venir déguisé en cholérique; il saute, il danse, tout le monde rit. Mais, tout à coup, le pseudo-cholérique chancelle; sous sa pâleur factice, on voit ses traits se décomposer, il balbutie quelques paroles, on l'emporte et il succombe quelques heures après. On se figure quel désarroi ce premier cas de choléra vint mettre au milieu de ce bal; en quelques instants, danseuses et cavaliers, affolés par la peur, tout avait disparu, s'était enfui.

La seconde épidémie qui vint fondre sur l'Europe s'est déclarée en 1848. Comme la première, elle a éclaté dans l'Inde, en 1841 et 1842, s'est propagée ensuite à l'Asie, gagnant la Perse et les bords de la mer Caspienne. En 1848, le choléra était à Saint-Pétersbourg, puis à Berlin; de cette ville, il passait en Angleterre et de là en France. Il apparut en 1849 à Paris. Toute la France fut envahie de nouveau; on n'a pas compté moins de cinquante-quatre départements frappés par l'épidémie. Le chiffre des décès s'est élevé à 110,000 au moins ; environ 10 à 15,000 cas de plus qu'en 1832.

Comme précédemment, le choléra passa de Marseille en Algérie, et d'Angleterre en Portugal et en Amérique, aux États-Unis.

L'épidémie de 1848-1849 fut, on le voit, en tous points semblable à celle de 1832.

Il en est de même pour la troisième grande épidémie, celle qui dura depuis 1852 jusqu'à 1855. Sa marche fut absolument identique aux deux précédentes invasions. La seule différence à noter consiste dans ce fait, que le choléra ne fut point, cette fois-là, apporté d'Asie en Europe.

En 1851, la seconde épidémie cholérique n'était pas complètement éteinte ; elle se manifestait encore, de temps à autre, par quelques cas isolés. Ce fut un réveil de cette épidémie qui fut le point de départ de l'envahissement de 1852. La Silésie est prise la première en 1851 ; une véritable recrudescence cholérique se déclare. La Prusse et les divers États d'Allemagne sont bientôt envahis ; en 1853, le nord de la France est atteint. Pendant l'année 1854, le choléra règne sur toute l'Europe ; en France il n'y a pas moins de soixante-dix départements frappés par le choléra. La mortalité est encore plus élevée qu'autrefois ; le chiffre des décès s'élève à 145,000 environ, ce qui fait 40 à 50,000 de plus qu'en 1832 et 30 à 40,000 de plus qu'en 1849.

L'Algérie, le Portugal, l'Espagne sont pris après la France. L'Amérique est envahie en 1854.

Depuis l'année 1855 jusqu'à nos jours il faut encore compter trois épidémies, dont deux furent assez violentes : celle de 1865 et celle de 1884. L'épidémie de 1875 fut peu meurtrière.

Ce qu'il y a d'intéressant dans ces trois dernières épidémies, c'est que leur entrée en Europe ne fut point la même que dans les invasions premières.

En 1865, le choléra s'introduisit en Europe par les différents ports du littoral méditerranéen. Le choléra fut apporté de la Mecque et de Médine par les pèlerins revenant du tombeau du prophète par Djeddah, Suez et Alexandrie. Les navires partant de ces divers points portent rapidement, et presque en même temps, le fléau en Turquie, en Grèce, en Italie, en Algérie, en France et en Espagne.

Le choléra est signalé à Marseille, à la date du 23 juillet 1865. De là, il s'étend à toute la France, mais cette fois il ne tue relativement qu'un petit nombre de personnes, 15,000 environ.

En 1875, c'est par le Havre que la France fut envahie. Le choléra se répandit à Paris, mais n'y fit, en réalité, que des ravages insignifiants.

Depuis l'année 1869 jusqu'à 1875, le choléra n'avait jamais cessé de se montrer à des intervalles plus ou moins éloignés et dans les divers pays de l'Europe.

Mais cette épidémie de 1875 mérite à peine une mention, tant sa bénignité fut grande.

Il n'en est pas de même de celle de 1884-1885. Elle fit de nombreuses victimes aussi bien en France qu'en Espagne et en Italie; ces deux derniers pays furent tout particulièrement éprouvés.

Le premier décès, attribué au choléra, s'est déclaré à Toulon le 14 juin et, à Marseille, le 25 juin 1884.

Les deux premiers cholériques de Toulon ont été pris à bord du *Montebello*, ancien navire de guerre mis au mouillage dans une partie spéciale du port, désignée sous le nom de *la Division*. Les vaisseaux *La Sarthe* et *Le Schamrock* venant du Tonkin semblent avoir été la porte d'entrée de l'épidémie.

C'est un jeune lycéen, renvoyé du lycée de Toulon, qui a apporté le choléra à Marseille. Ce lycéen, après avoir été à La Seyne, était venu à Marseille; le mercredi 25 juin, il avait le choléra; le mercredi 27, il mourait.

Malgré les précautions prises pour empêcher le choléra de sortir de Marseille, malgré les visites sanitaires faites dans toutes les gares du réseau des chemins de fer de P.-L.-M., l'épidémie se répandit bien vite en France; d'abord dans le Midi, ensuite à Paris. La capitale fut envahie progressivement; aussi les journaux de l'époque commencèrent-ils par annoncer quelque cas de choléra sporadique; en réalité, il s'agissait bien du choléra asiatique. Le 13 juillet, un malade était reçu à l'hôpital Tenon où l'administration avait fait installer des salles spéciales. A partir de ce moment de nouveaux cas se sont déclarés dans toute la ville, mais deux quartiers furent spécialement atteints : le quartier Saint-Antoine, rue Sainte-Marguerite, une rue disparue aujourd'hui et habitée alors par tous les chiffonniers de Paris, puis le quartier de Grenelle, avenue de Breteuil, dans un asile de vieillards.

A la date du 21 juillet, le service de la statistique n'avait encore reçu avis que de 39 cas de cholérine non suivis de décès, et 2 cas de choléra dit sporadique suivis de mort.

Tous les départements du midi de la France ont été ravagés par l'épidémie, ainsi qu'un bon nombre des autres.

Naturellement les pays voisins du nôtre ont été bientôt envahis. On se rappelle que le choléra a fait de nombreuses victimes en Italie et en Espagne. La mortalité fut certainement bien plus élevée dans ces deux pays qu'en France.

Aurons-nous le choléra en 1890? On sait, en effet, que cette maladie

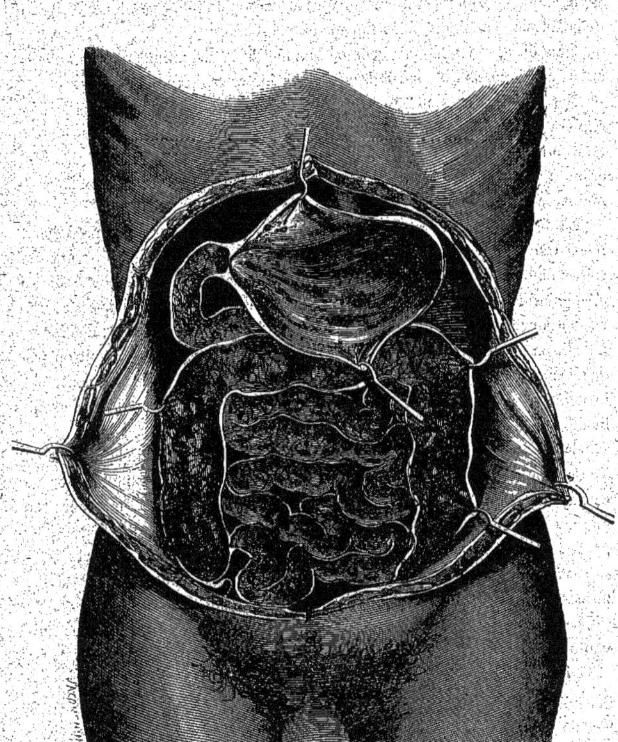

Le choléra. — Lésions de l'intestin.

règne depuis plusieurs mois en Perse et en Mésopotamie; il est donc à la porte de la Russie. Va-t-il envahir l'Europe au printemps?

On a dit et répété depuis la fin de l'année 1889 que l'influenza était toujours suivie du choléra? Qu'y a-t-il de vrai dans toutes ces craintes?

Il est évident que nous ne pouvons donner une réponse catégorique. Le choléra peut nous venir à chaque instant pour ainsi dire, puisqu'il règne à l'état endémique aux Indes. Aujourd'hui, les relations avec ces contrées sont assez fréquentes et rapides pour qu'un jour, au moment où on y comptera le moins, le fléau soit apporté par mer ou par terre.

Le choléra vient-il fatalement à la suite de l'influenza? Comme doivent bien le supposer toutes les personnes qui raisonnent un peu, il n'y a aucune raison d'affirmer un tel fait. Il est certain qu'on doit reconnaître que quelques épidémies de grippes ont été suivies d'épidémies cholériques; mais est-ce une raison pour que ce fait se reproduise en 1890? Non, mille fois non; d'ailleurs, ne sait-on pas combien la pathologie présente d'incertitudes, ne sait-on pas que les maladies, quelles qu'elles soient, sont essentiellement et avant tout protéiformes? Qui donc, dans de semblables conditions, pourrait oser une semblable affirmation?

Ce qu'il y a de plus sérieux dans tout ceci, c'est que le choléra règne en Perse depuis plusieurs mois. Il est certain qu'il peut parfaitement passer de ce pays à la Russie, et de la Russie à toute l'Europe. C'est, d'ailleurs, sa marche habituelle.

Mais, le gouvernement russe et le gouvernement turc, les premiers intéressés à ne pas subir les ravages du fléau cholérique, prennent les précautions nécessaires. En Perse même, des mesures sanitaires sont ordonnées.

Le conseil d'hygiène du schah a pris à l'unanimité les résolutions suivantes :

« Une commission spéciale sera formée. Elle étudiera spécialement les approvisionnements d'eau et leur contamination, les conditions hygiéniques des maisons et des habitants, le nettoyage des rues et des places publiques, etc. »

En Turquie, on a bien établi des cordons dits militaires, mais on sait malheureusement que dans un pays comme celui-là, une semblable précaution ne signifie rien du tout.

Pour l'instant, les neiges qui ferment les défilés qui mènent de la Mésopotamie vers le Kurdistan, l'Arménie et l'Asie Mineure, constituent le meilleur obstacle à la progression du choléra. Avec le froid, le choléra doit évidemment s'atténuer; mais, au printemps suivant, il est probable qu'il va recommencer.

En Russie, les mesures prescrites sont forcément beaucoup mieux exécutées.

La commission qui a été nommée à Saint-Pétersbourg a arrêté les mesures suivantes :

« 1° De surveiller étroitement la frontière de Perse, depuis la mer Caspienne jusqu'au territoire ottoman, et d'interdire totalement tout transit par terre;

« 2° De surveiller rigoureusement les côtes de la mer Caspienne et de fermer tous les ports russes aux navires persans. Bakou seul restera ouvert, en raison de son commerce de pétrole qui passe pour donner l'immunité,

« 3° D'établir à Bakou un lazaret muni de tous les moyens de désinfection indiqués par la science moderne. »

Malgré ces précautions le choléra viendra-t-il? Il faut d'abord reconnaître que cette seconde barrière russe, rigoureusement appliquée, donne une sérieuse garantie à l'Europe. Mais il faut constater, ensuite, que les conditions hygiéniques du territoire persan sont malheureusement déplorables. Les Persans, affolés, vont évidemment chercher à fuir devant le fléau qui les décime, sans se soucier le moins du monde à tenter de l'arrêter.

Et alors, si l'un d'eux est pris du choléra une fois arrivé en Europe!... qu'arrivera-t-il? Si le gouvernement russe peut être prévenu à temps pour isoler ce premier malade et les autres, tout peut encore être sauvé. Mais si le personnel sanitaire ne peut prendre les mesures nécessaires en temps opportun, faire brûler les linges et les vêtements de chaque cholérique, désinfecter l'air des appartements et purifier les matières fécales, l'épidémie cholérique peut se répandre avec une très grande rapidité dans toute la Russie, et gagner, par les nombreuses voies de communication, tous les autres pays d'Europe.

CAUSES

Depuis la récente épidémie de 1884-1885, l'étiologie du choléra a fait de grands progrès, grâce aux remarquables travaux de la mission française chargée d'aller étudier le choléra à Alexandrie, et du professeur Koch (de Berlin), auquel on doit la découverte du microbe cholérique.

Pour mettre nos lecteurs au courant de cette importante question, nous ne pouvons faire mieux que de leur donner un aperçu des remarquables leçons publiées par le savant professeur Ch. Bouchard, de la Faculté de Paris.

Autrefois, le choléra était attribué à la méchanceté humaine; on croyait à l'empoisonnement criminel des puits et des fontaines. Les médecins étaient spécialement accusés de ces maléfices, puis les Juifs et enfin les étrangers.

Le choléra était également attribué à la colère divine : Dieu irrité remplaçait le déluge universel, un peu démodé, par la maladie universelle. Certains nuages de couleur inaccoutumée passaient pour être pestilentiels.

Que faisait-on alors pour enrayer le fléau ? Le point de départ étant absurde, on commettait des absurdités.

D'abord, on détournait la colère divine, en faisant des pèlerinages et des processions expiatoires.

Ensuite, on mettait des sentinelles à l'entrée des villes, au bord des puits, on tirait même des coups de fusil sur les étrangers qui voulaient entrer !

Toutes ces pratiques anti-épidémiques étaient courantes aux XIVᵉ et XVᵉ siècles.

Au XIXᵉ siècle, à notre époque, hélas ! on a encore pu voir de semblables pratiques ! Les processions, les pèlerinages n'ont point fait défaut ; en 1865 et en 1873, la police de Paris a perdu son temps à garder les tonneaux des porteurs d'eau sur le quai Saint-Bernard.

Et cependant, nous venons de voir, en étudiant l'histoire du choléra, que cette maladie existe à l'état endémique dans le delta du Gange depuis des siècles. Nous venons d'apprendre que c'est par les caravanes qu'il est arrivé jusqu'en Perse, puis en Russie et en Europe, de même en Égypte, à Alexandrie.

Le choléra suit constamment les grandes voies du commerce humain : mers, fleuves, routes de terre et routes ferrées.

Pourquoi donc continue-t-on encore, dans une faible mesure, il est vrai, à se livrer à des pratiques arriérées ? La peur est seule coupable ; c'est elle qui domine la faiblesse humaine.

Mais aujourd'hui, arrivés aux portes du XXᵉ siècle, nous ne devons plus penser comme nos ancêtres. La science a fait trop de progrès pour que nous ne cherchions pas à en profiter. Si une nouvelle épidémie cholérique doit venir nous visiter, il faut que nous sachions lui opposer tous nos moyens de défense.

On ne peut pas ne pas être frappé de ce fait que le choléra commence toujours par éclater dans une ville du littoral. Ce sont donc les vaisseaux qui viennent de l'Asie qui nous l'apportent le plus souvent ; on ne peut pas, il est vrai, savoir toujours quel est l'homme malade qui a débarqué, mais si l'homme manque, n'y a-t-il pas le navire qui est contaminé par les déjections ou par les linges du cadavre qu'on a jetés à la mer pendant la traversée, n'y a-t-il pas des colis, des marchandises qui apportent le poison ?

Le choléra est arrivé ; on peut alors suivre sa trace dans le pays où il vient de se déclarer. Le plus généralement, c'est par les linges non désinfectés qu'il se propage; les blanchisseuses sont les premières victimes. L'eau constitue, d'ailleurs, un des meilleurs véhicules du poison cholérigène. En général, le choléra est bien plus intense dans les parties basses des villes, c'est-à-dire au bord de l'eau, que dans les régions éloignées. A l'asile des vieillards de la rue de Breteuil, il est très probable que l'épidémie de 1884 fut le résultat de l'économie qu'on doit y faire dans l'emploi de l'eau. Mais si l'eau est un des meilleurs moyens de transport pour le microbe du choléra, il est évident que le microbe du choléra ne peut remonter le courant des fleuves et que les villes situées en amont de celles qui sont contaminées n'ont rien à craindre par cette voie. Le choléra se transmet encore par les végétaux; les végétaux sont arrosés avec des eaux contaminées, souvent on les engraisse avec des matières fécales provenant de malades. A la campagne, les paysans ne s'arrêtent pas devant ces détails d'hygiène.

Maintenant examinons si le choléra est contagieux. Cela ne fait de doute pour personne, mais il est certain qu'il ne l'est pas directement, c'est-à-dire à la façon des fièvres éruptives. Le choléra, comme la fièvre typhoïde, se transmet, non par le corps lui-même, mais par les excrétions du corps.

Depuis 1848, tous les médecins se sont attachés à découvrir l'élément parasitaire. Virchow, Pouchet, Pacini, Hayem et Renaud ont successivement décrit des vibrions, mais sans oser leur attribuer une grande importance étiologique.

Les recherches vraiment fructueuses datent de celles qu'instituèrent, en 1883, les membres de la mission française à Alexandrie. Cette mission, composée des docteurs Strauss, Roux, Nocard et Thuillier, a bien trouvé un organisme dans le sang des cholériques, mais elle n'a pas voulu affirmer qu'il était le microbe du choléra.

C'est le professeur Koch, de Berlin, parti à la même époque d'abord en Égypte, ensuite dans l'Inde, qui a publié le premier des résultats positifs. Le 6 juillet 1884, à la conférence de l'office sanitaire allemand, le professeur Koch faisait part au monde scientifique de la découverte du microbe du choléra, du bacille-virgule, comme il l'a nommé en raison de sa forme.

Ce bacille est un bâtonnet court, mince, très mobile et susceptible de se colorer comme tous les autres organismes pathogènes. Il peut être associé à un ou plusieurs autres bacilles de même forme, tantôt dans le même sens, tantôt dans un autre, formant ainsi, soit une chaînette, soit un S, soit une portion de circonférence.

Jusqu'ici on n'a pu le trouver que dans l'intestin; mais il peut continuer à vivre et à pulluler sur tout ce qui est humide et dans tout ce qui est aqueux.

Certains lacs des Indes en contiennent d'un bout de l'année à l'autre; aussi le choléra existe-t-il en permanence autour de ces lacs. Enfin, cette propriété qu'a le bacille-virgule d'aimer l'eau pour y vivre, explique très bien comment il se fait que le choléra est toujours plus violent par les temps chauds et humides que par les temps secs.

Koch a pu en faire des cultures pures.

Il a une longueur de 3 millièmes de millimètre et une largeur de 0 millième de millimètre 8 dix millièmes de millimètre.

Il est doué de mouvements oscillatoires, excessivement rapides.

Sa vitalité est peu considérable. Son milieu de prédilection est une température qui varie entre 37° et 38°. Au-dessous de 16°, il a peine à vivre; mais il ne meurt pas, même par le grand froid; la dessiccation le tue rapidement.

Les acides le tuent facilement; il en est de même des solutions suivantes : sublimé au $\frac{1}{100.000}$, sulfate de quinine à $\frac{1}{5.000}$, sulfate de cuivre à $\frac{1}{2.500}$ et acide phénique à $\frac{1}{400}$. Tous ces chiffres nous donnent des indications pour le traitement à suivre.

Le microbe-virgule est-il bien la cause du choléra? Les avis des auteurs sont encore partagés; peut-être le microbe-virgule n'agit-il pas par lui-même, mais par un poison qu'il formerait. Koch, Pouchet et Villers ont fait quelques expériences qui sembleraient devoir confirmer cette seconde manière de voir.

Koch croit cependant avoir donné le choléra artificiellement à des cobayes. Pour cela, il a fait avaler par l'estomac une solution de carbonate de soude à 5 0/0 suivie de 10 centimètres cubes d'un bouillon de bacilles-virgules. En même temps, pour éviter toute inflammation du péritoine, il fait une injection péritonéale de teinture d'opium, à la dose de 1 centimètre cube par 200 grammes de poids de l'animal.

Nicati et Rietsch ont fait des expériences analogues.

D'autre part, le Dʳ Bochefontaine, qui a osé, pendant l'épidémie, avaler des pilules de déjection cholérique, n'a eu que des nausées et des vomissements.

Quant au procédé par injection hypodermique préconisé par le Dʳ Ferran, de Valence (Espagne), comme étant un mode de traitement pouvant guérir avec certitude, protéger même, contre le fléau, on sait que les commissions française, belge, américaine, italienne et même espagnole ont toutes déclaré que la preuve scientifique de la valeur de la méthode thérapeutique du Dʳ Ferran n'était point faite.

Nous ne pouvons donc que signaler ce fait, comme histoire du choléra.

TRAITEMENT

Le traitement du choléra indien comprend deux parties bien distinctes : le traitement prophylactique et le traitement curatif. Le traitement prophylactique doit lui-même être décomposé en deux divisions : la première comprenant les mesures d'hygiène publique qui incombent aux États, la seconde, les soins préventifs que doivent suivre les habitants de tous pays infectés.

Examinons d'abord quelles sont les mesures préventives nécessaires à prendre.

Le 30 mai 1885, l'œuvre de la Conférence sanitaire internationale de Rome adoptait, après un long examen et des discussions approfondies de chaque question, des conclusions que nous devons reproduire ici, car elles sont un exposé aussi sincère que savant du sujet qui nous occupe.

Voici ces conclusions :

« 1° L'assainissement et l'isolement réel et complet, dans la mesure indiquée par la science, de tout ce qui peut apporter le choléra, sont les meilleurs moyens d'empêcher l'importation et la propagation du choléra.

« 2° Tous les bâtiments à vapeur provenant des ports infectés de choléra au delà du détroit de Bab-el-Mandeb, subiront, dans la mer Rouge, une inspection médicale.

« La visite sera faite par un médecin du port, indépendant.

« Si le médecin du navire certifie que les mesures d'assainissement ont été prises au point de départ, que les mesures d'assainissement et de désinfection ont été observées pendant la traversée, qu'il n'y a eu, pendant le voyage, ni mort, ni malade, ni suspect de choléra, enfin si l'examen médical fait par le médecin du port lui permet de constater qu'il n'existe personne atteint ou suspect de cette maladie, la libre pratique immédiate sera accordée.

« Les bâtiments qui ne laisseront pas de voyageurs dans les ports de la mer Rouge, ni en particulier en Égypte, subiront une seule inspection médicale près de Suez.

« Les bâtiments qui auront des passagers à destination de l'Égypte ou de tout autre port de la mer Rouge subiront une première inspection près du détroit de Bab-el-Mandeb et une seconde au premier port d'arrivée.

« Si le navire est infecté, c'est-à-dire s'il y a eu ou s'il y a à bord un ou plusieurs cholériques, les passagers seront débarqués, isolés et séparés par groupes aussi peu nombreux que possible.

« 3º Les passagers et les gens de l'équipage seront soumis à une observation de cinq jours.

« Le navire, les vêtements et les effets d'usage des gens de l'équipage et des passagers seront désinfectés.

« Les malades seront isolés, remis aux soins et placés sous la responsabilité des médecins.

« 4º Les résultats de la visite médicale des bâtiments, ainsi que l'indication des mesures de propreté et de désinfection, seront consignés sur le registre du bord. »

Telles sont les principales règles que l'œuvre de la Conférence sanitaire internationale a cru devoir prescrire, en ce qui concerne les bâtiments venant des Indes. Comme on le voit, les quarantaines, si en honneur autrefois, ne figurent point parmi les différents paragraphes que nous venons d'énumérer. — Ces quarantaines passent, en effet, pour être absolument inutiles. La désinfection réelle des navires et celle des passagers dans un lazaret paraissent être ce qu'il y a de plus efficace.

Mais arrivons aux moyens de désinfection proposés par la Conférence de Rome.

Outre la destruction, la sous-commission, entendue dans la séance du 2 juin 1885, recommande : 1º la vapeur à 100º; 2º l'acide phénique et le chlorure de chaux; 3º l'aération.

Elle conseille de préparer chaque fois des solutions aqueuses d'acide phénique et de chlorure de chaux.

Les meilleures formules sont les suivantes :

1º Solutions faibles :

Acide phénique	20 grammes.
Eau	1,000 —
Alcool.	Q. S.

Chlorure de chaux	10 grammes.
Eau.	1,000 —

2º Solutions fortes :

Acide phénique	50 grammes.
Eau	1,000 —
Alcool.	Q. S.

Chlorure de chaux	40 grammes.
Eau distillée.	1,000 —

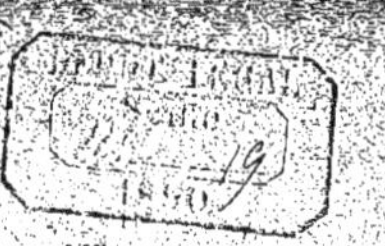
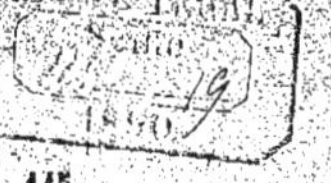

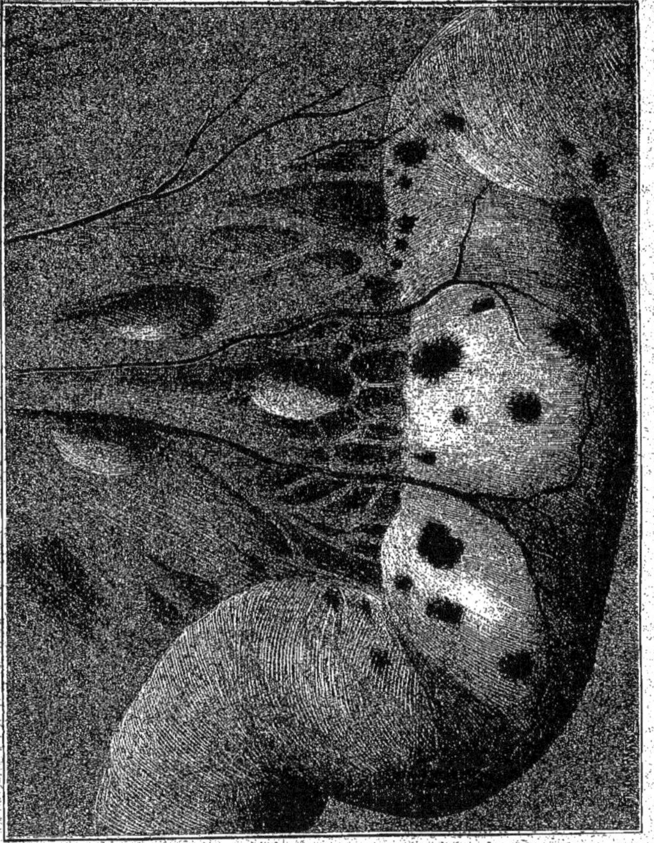

Hémorragies intestinales cholériques. — (L'intestin a une couleur hortensia.)

Ces moyens doivent être appliqués, comme suit :

« 1° Pour la désinfection des personnes : lavage et bains avec l'une des solutions faibles.

« 2° Pour la désinfection des linges, des habits, des couvertures et d'autres effets du même genre :

« a) la destruction; b) la vapeur qu'on fait passer à travers ces objets pendant une heure; c) l'ébullition pendant 30 minutes; d) l'immersion pendant 24 heures dans l'une des solutions faibles; e) l'aération (la sereine) pendant 3 ou 4 semaines, mais seulement pour les cas où aucun des autres moyens n'est applicable.

« Les objets en cuir, comme malles, bottes, etc., seront détruits ou lavés à plusieurs reprises avec l'une des solutions faibles.

« 3° Les vomissements et les déjections seront mêlés avec l'une des solutions fortes. Les pièces de linge, d'habits, de couvertures et de literie, récemment souillées, qui ne peuvent être immédiatement soumises à la vapeur, seront de suite plongées dans les mêmes solutions fortes et y resteront quatre heures.

« 4° Les cadavres ne doivent pas être lavés. On les enveloppera soigneusement de draps trempés d'une des deux solutions fortes et on les mettra immédiatement dans le cercueil.

« 5° La désinfection des marchandises et des colis de poste est superflue.

« 6° Les water-closets seront bien lavés avec les solutions fortes au moins deux fois par jour.

« 7° Si l'eau potable est suspecte, on doit la faire bouillir avant de s'en servir, et, si on ne l'utilise qu'après 24 heures l'ébullition doit être répétée.

« Tous les aliments suspects seront, ou détruits, ou au moins cuits de nouveau.

« 8° Pour les hôpitaux à terre, toutes les parois des salles seront lavées avec l'une des solutions faibles, puis aérées, puis nettoyées, enfin repeintes, en séparant autant que possible des autres la salle soumise à la désinfection.

« Les latrines seront désinfectées au moins deux fois par jour en y versant des solutions fortes en quantité au moins égale à celle des déjections recueillies depuis les dernières désinfections.

« 9° Les habits du personnel resteront toujours à l'hôpital et seront régulièrement désinfectés.

« Pour ses lavages, le personnel se servira des solutions faibles.

« 10° Les paquebots venant des pays où règne le choléra seront tenus d'avoir une étuve à désinfection par la vapeur. »

Dans sa séance du 4 juin 1885, la Commission technique, s'occupant alors du second mode d'arrivée du choléra en Europe, a pris les décisions suivantes en ce qui concerne le pèlerinage annuel de la Mecque :

« 1° Il est désirable que chaque pèlerin possède les ressources nécessaires pour être à l'abri des privations pendant son pèlerinage. Cette mesure prévient la misère, une des causes les plus importantes de l'extension du choléra parmi les pèlerins.

« 2° Chaque navire à pèlerins (tout navire ayant à bord plus de 30 pèlerins) et chaque caravane seront accompagnés par un nombre suffisant de médecins désignés par le gouvernement du pays où se forme le convoi.

« 3° Dans les ports où existe le choléra, avant l'embarquement des pèlerins, le navire sera nettoyé, désinfecté, visité par son médecin et, en outre, par l'autorité sanitaire du port.

« Le médecin du navire examinera chaque personne ; il n'admettra que celles qui ne sont ni malades, ni suspectes du choléra.

« Il veillera à ce que l'on n'introduise pas à bord des linges, des hardes, des objets de literie ou autres effets provenant d'endroits contaminés ou suspects.

« 4° Pendant la traversée, le médecin du bord veillera à ce qu'une propreté rigoureuse et une ventilation active soient maintenues, à ce que tout linge mouillé ou sali soit lavé le même jour et désinfecté, et à ce que les lieux d'aisance soient lavés et désinfectés au moins deux fois par jour.

« 5° Tout navire à pèlerins, arrivé dans la mer Rouge, fera escale à la station sanitaire, où il subira une inspection médicale rigoureuse, passée à terre.

« Si le médecin du bord certifie que toutes les mesures d'assainissement et de désinfection ont été prises avant le départ, puis observées pendant la traversée, qu'il n'y a eu pendant le voyage ni mort, ni malade, ni suspect de choléra, enfin si, après deux visites faites en 24 heures par le médecin de la station sanitaire, il est dûment constaté que personne n'est atteint ou suspect de choléra, le navire pourra réembarquer et se rendre au port de sa destination définitive, au Hedjaz.

« Si le navire est sans médecin, ou s'il y a eu des accidents de choléra à bord pendant la traversée, etc., le navire sera isolé pendant cinq jours et désinfecté, ainsi que tous les effets des passagers et des gens de l'équipage. Les passagers et les gens de l'équipage seront isolés à terre pendant cinq jours. Les malades et les valides seront isolés par groupes séparés. Le navire ne pourra alors être autorisé à se rendre au port de sa destination définitive, au Hedjaz, que lorsqu'il aura pu embarquer tous les groupes de passagers, les groupes de valides après avoir subi cinq jours d'observation sans aucun accident, comptés depuis la séparation du dernier malade, s'il y en a eu; les groupes de personnes qui auront été isolées pour cause de contamination ou de suspicion, après que ces personnes auront subi le temps d'observation réglementaire. Pour ces derniers, ils seront laissés en route si besoin est.

« 6° A son arrivée au Hedjaz, le navire subira de nouveau une inspection médicale rigoureuse.

« Si le médecin du bord certifie que l'état sanitaire du navire est parfait, et si l'inspection faite par le médecin du port est satisfaisante, le navire aura de suite la libre pratique.

« Si, au contraire, il y a eu des cholériques ou des suspects, le navire devra immédiatement retourner à la station sanitaire pour y subir toutes les mesures prescrites précédemment.

« 7° Il est de nécessité absolue que les mesures d'assainissement soient largement appliquées aux lieux où séjournent les pèlerins, et surtout aux villes saintes de l'Hedjaz.

« 8° Les renseignements que possède la Commission technique lui permettent de croire que, sous le rapport sanitaire, l'île de Camaran pour les navires à pèlerins venant du Sud, Aïoun-Ouna et la côte d'Attaka, pour ceux qui reviennent du pèlerinage de la Mecque et qui se dirigent vers les ports de l'Égypte et de la Méditerranée, présentent des conditions convenables pour fixer les lieux où seront établies les stations sanitaires et ceux où se feront les inspections médicales.

« Après avoir prescrit encore quelques règles d'assainissement à l'arrivée des navires dans tous les ports en général et dans les ports de la Méditerranée, en particulier, règles à peu près identiques à celles que nous venons d'exposer plus haut, la Conférence donne quelques détails sur les mesures à prendre pour éviter la propagation du choléra par la voie de terre.

« 1° Assainir partout et en tout temps, isoler les premiers cas et désinfecter. Les moyens d'isolement et de désinfection doivent être préparés d'avance, sur l'avis de l'autorité sanitaire.

« 2° Dénoncer immédiatement chaque cas déclaré ou suspect de choléra à qui de droit et faire déclarer par des médecins compétents, la nature de la maladie ou les causes de la mort au moyen de l'autopsie.

« 3° Qu'il y ait dans chaque pays un service médical hygiénique organisé.

« 4° Les trains directs parcourant plusieurs pays devront être changés au passage d'un pays contaminé dans un pays indemne.

« Ils devront être accompagnés d'un médecin.

« Une propreté rigoureuse sera observée.

« Chaque station devra avoir au moins une chambre séparée des autres, pour recevoir provisoirement les malades.

« 5° Les bateaux qui desservent les grands fleuves devront être soumis à une hygiène rigoureuse. L'encombrement des passagers sera sévèrement interdit.

« Un médecin sera attaché à chaque point de relâche important.

« Chaque station aura une chambre isolée pour les malades.

« 6° Les ports des fleuves où abordent les navires traversant la mer doivent être soumis au même régime que les ports de mer.

« 7° Sur les grandes routes terrestres, que parcourent des masses d'ouvriers ou d'émigrants, seront placés aux stations principales, des médecins prêts à donner leurs soins.

« 8° La désinfection des personnes ne doit se faire qu'au moyen de lavages désinfectants, et seulement dans les cas où elles seraient souillées de déjections cholériques.

« 9° Toute provenance d'un pays où existe le choléra n'étant pas nécessairement infectée, on ne désinfectera que ce qui est souillé ou peut avoir été à l'usage des cholériques.

« 10° Les règles d'hygiène générale, surtout en ce qui concerne les agglomérations d'individus, l'approvisionnement des marchés, les vivres, l'eau potable, le transport des malades, l'enterrement des cadavres, etc..., applicables en tout temps, devront être encore plus rigoureusement suivies en temps de choléra. »

À l'Académie de médecine, où la question du choléra a été si souvent agitée, on a adopté les conclusions suivantes :

« 1° Les quarantaines terrestres, quelle que soit la forme sous laquelle on les établisse, sont impraticables en France.

« 2° Les pratiques de désinfection imposées aux voyageurs et à leurs bagages, dans les gares de chemins de fer, sont inefficaces et illusoires.

« 3° Il y a lieu d'établir sur les lignes de chemins de fer, dans les gares, des postes de surveillance médicale, pour donner des soins aux malades atteints par l'épidémie, et les isoler des autres voyageurs.

« 4° Les mesures de préservation efficaces sont celles que chaque personne doit prendre pour elle-même et pour sa maison.

« Le devoir des municipalités est de veiller à ce que les prescriptions relatives à l'isolement des malades, à la désinfection des linges, vêtements, chambres, etc., soient rigoureusement accomplies, et à ce que les précautions d'hygiène privée et générale soient exécutées dans toute leur rigueur, conformément aux instructions adoptées par le Ministre du Commerce, sur la proposition du Comité consultatif d'hygiène publique. »

Le Comité consultatif d'hygiène a adopté, le 2 juillet 1884, les conclusions suivantes destinées à être adressées à tous les préfets et de là aux maires :

1° — HYGIÈNE PUBLIQUE.

a) *Mesures contre les agglomérations d'individus.*

En temps de choléra, il faut éviter les grandes agglomérations d'hommes ; ces réunions deviennent facilement un foyer de propagation de l'épidémie ; les foires, les courses de chevaux, etc., doivent autant que possible être ajournées.

b) *Contre les accumulations d'immondices.*

L'accumulation des fumiers, résidus industriels, doit être prohibée. Ces amas en décomposition ne seront enlevés qu'après avoir été arrosés ainsi que leur emplacement par une solution désinfectante.

c) *Contre la stagnation dans les égouts.*

La stagnation dans les égouts, surtout au-dessous des bouches des rues, doit être empêchée. Le lavage de ces bouches pourrait être fait avec un mélange désinfectant.

d) *Contre les vidanges.*

Les opérations de vidange ne doivent être faites qu'avec des tonneaux hermétiques. Après chaque opération, le radier et les murs de la fosse doivent être désinfectés.

Les fosses fixes doivent être surveillées et désinfectées par les soins de l'administration.

e) *De la déclaration obligatoire.*

La déclaration de tout cas de choléra doit être obligatoire.

Cette déclaration doit être faite à la mairie, avant l'expiration des vingt-quatre heures, par les soins et sous la responsabilité des personnes qui entourent le malade.

f) *Du transport des cholériques.*

Tout malade pris dans un hôtel ou un logement garni doit être transporté d'urgence, soit dans un hôpital spécial, soit dans une maison de santé spéciale, soit dans un appartement loué, pourvu qu'il soit possible d'isoler sans danger pour les voisins.

g) Désinfection de l'appartement infecté.

La chambre occupée par un cholérique ne pourra être livrée à une autre personne qu'après désinfection par la combustion de 30 grammes de soufre par mètre cube.

h) Utilité des ambulances spéciales.

Les cholériques doivent être transportés dans un hôpital ou une ambulance spéciale; là, les chances de guérison sont plus grandes que dans un logement encombré. En traitant un cholérique dans une chambre commune, c'est faire courir le plus grand risque aux personnes de l'entourage.

i) Surveillance des maisons.

Dans toute maison où survient un cas de choléra, une inspection rapide doit être faite.

Si la désinfection n'a pas été pratiquée, l'administration doit s'en charger.

j) Des lavoirs.

Le linge des cholériques ne doit pas être lavé en commun. Les lavoirs publics doivent donc être surveillés.

k) Distribution gratuite de désinfectants.

Dans chaque poste on doit pouvoir donner gratuitement des matières désinfectantes, avec la manière de s'en servir (fleur de soufre, chlorure de chaux sec, sulfate de cuivre pulvérisé, chlorure de zinc liquide à 42°).

l) Des voitures.

Des voitures spéciales, désinfectées chaque jour, doivent être affectées exclusivement au transport des cholériques. De même pour le transport du matériel contaminé.

m) Des ambulances et des hôpitaux.

Il faut préparer de suite des ambulances, des chambres de secours, bien isolées dans les hôpitaux ou ailleurs.

2° — HYGIÈNE INDIVIDUELLE.

a) Des fatigues.

On évitera les fatigues exagérées, les excès de travail et de plaisir, les veilles prolongées, les bains froids trop prolongés, en un mot toutes les causes d'épuisement.

b) Des refroidissements.

Le refroidissement du corps, surtout pendant le sommeil, par les fenêtres ouvertes, les vêtements trop légers le soir après une journée très chaude, l'ingestion d'eau très froide, sont particulièrement dangereux en temps de choléra.

c) Des eaux.

L'usage d'une eau de mauvaise qualité est une des causes les plus communes du choléra. Il est prudent, lorsqu'on n'est pas sûr de sa qualité, d'en faire bouillir plusieurs litres chaque jour pour la consommation du lendemain, l'ébullition donnant une sécurité complète. On peut encore faire infuser dans l'eau bouillante une petite quantité de thé, de houblon, de centaurée, de plantes amères et boire ces infusions mélangées au vin.

La boisson suivante doit être recommandée. Elle étanche la soif en très petite quantité :

Rhum. . . . . 40 grammes.
Teinture alcoolique de gentiane. . . . . . . 4 —
Eau fraîche. . . . . 1 litre.

Les eaux minérales *naturelles*, dites « eaux de table », rendent aussi de grands services.

Nous recommandons encore la filtration au charbon.

Les boulangers ne doivent pas fabriquer le pain avec l'eau des puits placés dans les cours des maisons ou bien auprès des fosses d'aisances, des fumiers, etc.

Il faut même renoncer complètement à se servir de ces puits en temps de choléra.

— A propos de ce paragraphe, nous ferons observer d'abord qu'à la place d'eau fraîche dans la formule ci-dessus, il convient mieux de prescrire de l'eau bouillie ; ensuite, le filtrage des eaux par la porcelaine non vernissée est préférable au filtrage par le charbon ; enfin les eaux de puits, souillées par le voisinage des maisons, ne doivent jamais être employées aussi bien en temps ordinaire qu'en temps d'épidémie cholérique.

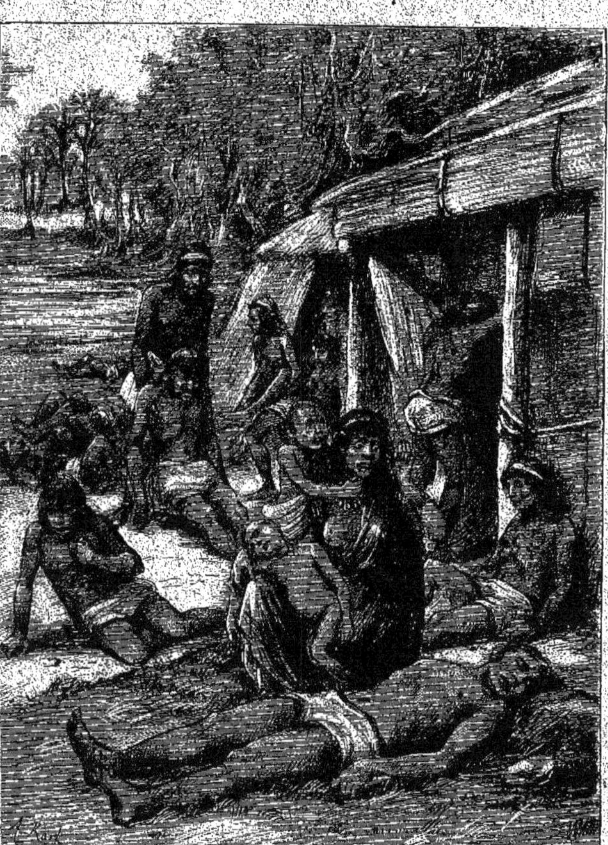

Fièvre jaune au Brésil.

d) Des fruits.

Les fruits bien mûrs et de bonne qualité sont sans inconvénient; il faut toujours les peler et, mieux encore, les manger cuits.

e) Des légumes.

Il faut faire cuire, autant que possible, les légumes. Les salades, les radis, les produits maraîchers pourraient, à la rigueur, retenir quelques germes dangereux répandus à la surface du sol.

f) Des écarts de régime.

Il faut éviter tout écart de régime et toute indigestion.

Les excès de boisson et l'intempérance favorisent au plus haut point les attaques de la maladie.

On ne se préserve pas du choléra en buvant beaucoup d'eau-de-vie et de liqueurs alcooliques, comme le croient quelques personnes. Rien n'est plus dangereux. L'abstention complète vaut mieux que le plus léger excès.

g) Des boissons glacées.

Il faut en faire un usage très réservé. On sait que les glaces et les boissons glacées prises rapidement en pleine digestion, ou le corps étant en sueur, déterminent en tout temps des indispositions analogues au choléra.

h) Influence des troubles digestifs.

Le moindre trouble digestif peut être le début du choléra; il faut ne jamais le négliger et appeler immédiatement le médecin. Une attaque peut être arrêtée par un traitement rapide.

i) Des personnes qui doivent donner des soins aux cholériques.

Ces personnes ne doivent pas rester auprès des malades plus de 12 heures. Elles auront double ration de vin et, pendant la nuit, du café.

j) Transmission du choléra.

C'est par les matières et les vomissements que le choléra se propage. Il importe de les désinfecter et de les faire disparaître le plus tôt possible de la chambre des malades.

On peut empoisonner toutes les latrines d'une maison en y jetant ces matières non désinfectées.

k) De la désinfection.

Les désinfectants recommandés sont : 1° le sulfate de cuivre, et, à son défaut, le chlorure de chaux et le chlorure de zinc. L'acide phénique et le sulfate de fer sont insuffisants.

l) Vases.

Il faut mêler à chaque selle ou à chaque litre de matières liquides :

Ou bien un grand verre de la solution suivante, de couleur bleue : sulfate de cuivre, 50 grammes ; eau, 1 litre.

Ou bien une tasse à café de chlorure de chaux en poudre (environ 80 grammes) ou de chlorure de zinc au centième.

Il est préférable de déposer par avance le désinfectant au fond du vase destiné à recevoir les déjections.

m) Linges.

Les linges de corps ou de literie souillés par les déjections doivent être plongés, avant de sortir de la chambre, dans un baquet contenant 20 litres d'eau auxquels on mêlera :

Ou bien 4 litres de la liqueur bleue ;

Ou bien 2 tasses à café (150 à 200 gr.) de chlorure de chaux sec qu'on noue dans un sac de toile.

On les retirera du baquet, en les tordant, au bout d'une demi-heure d'immersion dans ce liquide, qu'il suffit de renouveler tous les jours. Mais il faut remettre le linge, humide encore, au blanchisseur, qui le rincera immédiatement dans l'eau bouillante avant de le soumettre à la lessive commune.

n) Vêtements.

Les vêtements capables d'être lavés doivent l'être comme ci-dessus ; les autres doivent être envoyés à l'étuve, ainsi que la literie.

On peut aussi les désinfecter au soufre : on les suspend dans un cabinet vide dont toutes les ouvertures sont bien closes, on asperge le sol avec un peu d'eau, pour rendre l'air humide, et l'on fait brûler 30 grammes de fleur de soufre par mètre cube de l'espace. Le soufre sera placé dans une terrine reposant elle-même au fond d'une cuvette à demi remplie de sable humide ; on se retirera rapidement après avoir allumé le soufre ; le cabinet ne sera ouvert qu'au bout de 24 heures.

Quand les vêtements sont profondément souillés et de peu de valeur, il est préférable de les brûler.

o) Planchers.

Les taches ou les souillures sur les planchers, les tapis, devront immédiatement être lavées à l'aide d'un chiffon, soit avec la solution de sulfate de cuivre, soit avec du chlorure de chaux sec dans la proportion d'une cuillerée pour un litre d'eau. Le chiffon sera ensuite brûlé.

p) Literies.

Les literies seront recouvertes de toiles goudronnées pour ne pas être souillées. Ces papiers seront brûlés.

q) Matelas

Les taches ou les souillures seront lavées comme les planchers.

r) Étuves.

Les matelas seront enlevés par des voitures spéciales et désinfectés, puis conduits dans des étuves à la vapeur ou à l'air chauffé à + 110° environ.

Les municipalités pourraient facilement improviser des étuves en cas de besoin, en établissant des poêles de fonte, qu'on chaufferait au rouge dans des locaux loués à cet effet. Il suffira d'y disposer des claies et des porte-manteaux pour y suspendre les objets suspects ; les poêles pourraient être alimentés du dehors, et une vitre scellée dans la muraille permettrait la surveillance.

Si on ne peut avoir d'étuves, les matelas doivent alors être soumis aux vapeurs résultant de la combustion de 30 grammes de soufre par mètre cube du local.

s) Cabinets d'aisances.

Dans les maisons de cholériques, il faut verser deux fois par jour, dans la cuvette des cabinets, 2 litres de la liqueur bleue ou 2 tasses à café de chlorure de chaux sec, délayés dans 2 litres d'eau.

t) Tuyaux d'éviers.

Verser chaque soir, dans les tuyaux d'évier, les plombs, les conduites d'eaux ménagères, une tasse à café de la solution bleue ou de chlorure de zinc liquide à 45°.

u) Siphons.

On établiera des siphons recourbés en U partout où ce sera possible pour empêcher les reflux des gaz de l'égout dans l'intérieur des maisons.

v) Ordures ménagères.

Il faut les garder dans une caisse bien fermée, à couvercle. On les arrosera d'une tasse de la liqueur bleue ou de deux cuillerées de chlorure de chaux en poudre.

Le soir, ces ordures seront descendues dans la cour de chaque maison, jetées dans une boîte métallique, bien close, établie par le propriétaire; on saupoudrera le tout avant la nuit avec du chlorure de chaux en poudre.

Le matin, cette grande caisse sera vidée par les employés de la voirie pour être jetée dans une charrette publique dont le fond sera désinfecté par du chlorure de chaux.

— Nous en avons fini avec le traitement préventif du choléra; arrivons maintenant au traitement de la maladie elle-même.

Le choléra s'annonce, nous le savons, presque toujours par de la diarrhée.

Il importe avant tout d'arrêter cette diarrhée. Le salut réside souvent dans ces premiers soins.

Voici ce qu'il faut faire :

D'abord, il faut se coucher bien chaudement et se faire suer; ensuite se mettre à la diète absolue jusqu'à la fin de la diarrhée.

Les infusions chaudes de tilleul, de camomille, de menthe, de verveine, de thym, de sauge, sont bonnes à condition qu'on en boira peu à la fois.

Mais, ce qu'il faut prendre, c'est avant tout la potion suivante :

S.-nitrate de bismuth porphyrisé	6 grammes.
Laudanum de Sydenham	XXX gouttes.
Infusion de thé sucré	150 grammes.
Alcoolat de menthe	30 —

Par cuillerées à soupe de demi en demi-heure. Si on n'a pas le temps de préparer cette potion, il faut prendre alors du laudanum dans de l'eau sucrée et du rhum.

Pour un adulte la dose de laudanum peut varier de 10 à 30 gouttes au maximum par 24 heures; pour un enfant, on peut donner en 24 heures autant de gouttes que l'enfant compte d'années : 1 goutte à un an, 12 gouttes à douze ans; mais ces doses (la goutte unique elle-même) doivent être fractionnées en 8 ou 10 prises.

Le vin chaud et le thé chaud sucré sont aussi d'excellentes préparations pour réchauffer le malade.

La potion suivante est un excitant parfait :

Liqueur d'Hoffmann	2 grammes.
Acétate d'ammoniaque	8 —
Teinture de cannelle	5 —
Rhum	40 —
Hydrolat de mélisse	60 —
Sirop de menthe	30 —

Prendre une cuillerée à soupe de quart d'heure en quart d'heure.

S'il y a de la tendance aux vomissements, il faut alors faire avaler de la glace ou prescrire la potion de Rivière dont on prend successivement une cuillerée de chaque.

Nous ne pouvons passer en revue tous les traitements préconisés, cependant nous devons signaler les principaux.

Nous commencerons par résumer la méthode du professeur Ch. Bouchard, basée sur la théorie microbienne de Koch.

Comme le choléra est dû à un poison fabriqué dans l'intestin, le professeur Ch. Bouchard croit devoir prescrire l'iodoforme porphyrisé à la dose de 1 gramme par jour et associé à 5 grammes de naphtaline, le tout en cachet.

Aujourd'hui, il n'aurait probablement plus recours aux mêmes substances, mais au naphthol B et au salicylate de bismuth, le premier à la dose de 1^{gr},50 à 2^{gr},^{x}0; le second à la dose de 3 à 6 et 8 grammes. Nous nous empressons d'ailleurs de dire que nous *pensons* que ce seraient là ses médicaments préférés, sachant quelles sont ses opinions actuelles.

Les résultats obtenus ont donné une mortalité de 66 0/0, chiffre à peu près normal. La raison de ce fait, c'est que le choléra est une maladie causée par une intoxication multiple. Il existe un poison primitif démontré par la toxicité spéciale des urines des cholériques qui, injectée à des lapins leur donne l'apparence du choléra. En outre, l'anurie amène une seconde intoxication, intoxication urémique, due à la rétention des poisons normaux de l'urine.

L'antisepsie intestinale n'empêche donc pas les accidents du choléra.

Mais le salol, qui est, aussi lui, un antiseptique puissant, grâce à son action sur les urines qu'il rend à la fois aseptiques et antiseptiques, paraît donner d'excellents résultats.

Le docteur W. Lœventhal a constaté, à la suite d'expériences fort remarquables, que le bacille du choléra n'acquiert sa propriété toxigène que sous l'action du suc pancréatique qui se trouve dans le duodénum.

De cette constatation au traitement anti-cholérique, il n'y avait qu'un pas, à savoir trouver un antiseptique inoffensif pour l'homme, et cependant assez puissant pour empêcher le développement du bacille cholérique dans les liquides contenant du suc pancréatique.

Le salol ou salicylate de phénol, découvert en 1886 par de Nencki (de Berne), a réalisé ce désidératum.

Les bacilles-virgules sont tués, en effet, même à de très petites doses ; or, on peut facilement avaler, sans danger, 5, 6 et 8 grammes de salol. M. Lœventhal en a pris jusqu'à 10 grammes en deux fois ; on peut aller jusqu'à 20 grammes par jour.

Voici quelles sont les doses proposées par le D^r Lœventhal. Comme *prophylactique*, 6 grammes par jour divisés en 3 prises de 2 grammes chaque, à prendre aux principaux repas ; comme *thérapeutique*, une dose initiale de 4 grammes dès l'apparition des premiers symptômes cholériques, puis 1 gramme toutes les heures jusqu'à 20 grammes en 24 heures.

A la suite de sa communication à l'Académie des sciences (31 décembre 1888), le gouvernement français a envoyé le D^r Lœventhal en mission au Tonkin. Il reste encore à connaître les résultats qu'il a obtenus ; en tous les cas, ses expériences sont fort encourageantes, et nous savons qu'en cas d'épidémie cholérique nous n'hésiterions pas à le tenter sur nous-mêmes.

Un autre traitement du choléra, qui jouit encore d'une réputation très considérable, réputation méritée d'ailleurs, c'est celui qui consiste dans l'emploi des injections d'eau salée ou de chlorure de sodium.

Le professeur Hayem a expérimenté à nouveau ce traitement en 1884 ; voici la formule qu'il a employé pour faire les injections intra-veineuses :

Eau distillée	1 litre.
Chlorure de sodium	5 grammes.
Sulfate de soude	10 —

On sait que l'idée de ce traitement est basée sur l'énorme déperdition de chlorure de sodium qui se fait chez tous les cholériques par l'intermédiaire des selles.

Il ne faut pas injecter moins de 2 à 2 litres 1/2, à 38°, de la solution ci-dessus ; douze ou quinze minutes sont nécessaires.

Ces injections intra-veineuses échouent généralement chez les ivrognes, les sujets affaiblis par les excès ou par la misère, ainsi que chez les malades qui sont dans un profond état d'algidité.

Mais elles réussissent chez ceux qui sont indemnes d'alcoolisme, chez les enfants et chez les sujets bien portants avant leur attaque. Aussi après l'injection, il se fait une réaction franche, suivie bien vite du début de la convalescence. La chaleur du corps revient, les crampes disparaissent et le malade s'endort. Pour activer la réaction on peut faire 2 et même 3 injections.

Ce traitement mérite donc d'être employé, surtout si on songe à s'en servir avant la période d'algidité. Il est généralement bénin en tant qu'opération ; la plaie veineuse n'est jamais atteinte de complications ; les globules sanguins conservent toujours leur aspect normal.

Le D' Godefroy, des Indes néerlandaises, injecte des solutions à 5 0/0 de chlorure de sodium, et l'eau de ces solutions est portée à une température de 48°, afin de réveiller l'activité du cœur par une excitation directe.

Il faut venir en aide à ces injections par l'usage des boissons alcooliques ; mais il faut éviter de donner de l'opium ou de la morphine.

L'opération doit être réglée sur l'état du pouls ; il faut injecter lentement et continuer à faire pénétrer la solution dans la veine en quantité suffisante pour que le pouls devienne normal ou à peu près. Cette quantité varie entre 850 et 1,450 centimètres cubes ; un litre en moyenne.

Le traitement antiseptique permet d'avoir recours, cela se comprend, à toute une série de médicaments. C'est ainsi que le D' Yvert, au Tonkin, a obtenu de très beaux résultats en faisant avaler de 0,02 à 0,04 ^{cs} de bichlorure de mercure par jour, à tous ses malades. Sur 45 cas de choléra, 9 se seraient terminés par la mort ; ce qui donne 20 0/0 comme statistique, chiffre bien au-dessous de la moyenne habituelle qui est, on le sait, de 66 0/0. Le D' Yvert prétend même que le sublimé pris comme prophylactique préserve presque toujours du choléra.

Ce traitement par le sublimé nous paraît très bon. En 1884, d'ailleurs, nous l'avons mis de nous-même en vigueur, mais sans procéder comme plus haut. Nous basant sur la grande facilité à vomir que présentent les cholériques, nous nous sommes borné à plonger certains de nos malades dans des bains prolongés à base de sublimé.

Sublimé	20 grammes.
Chlorhydrate d'ammoniaque	20 —
Eau distillée	200 —

pour verser dans le bain au moment de le prendre. Y séjourner le plus longtemps possible, le renouveler le plus souvent possible et ne pas hésiter à aller jusqu'à une salivation légère, afin d'être certain de l'action du médicament.

Dans ces derniers temps, on a publié des notes relatives à l'action antiseptique du café. Le bacille-virgule serait tué par l'infusion à 10 0/0 en deux ou

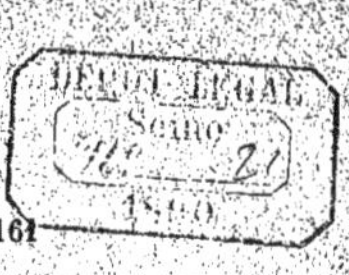

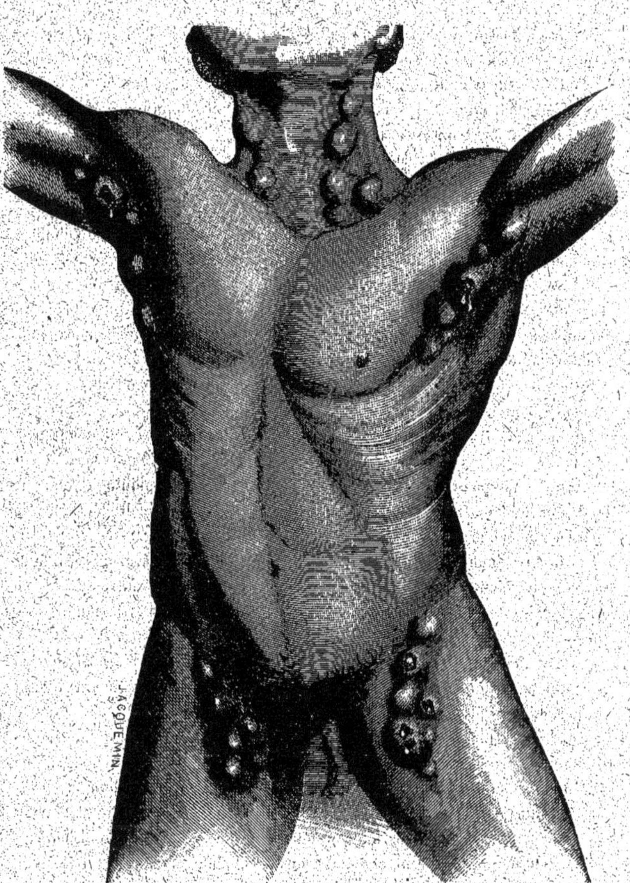

Peste. — Bubons caractéristiques, à l'aine, à l'aisselle, etc.

trois heures. Luderitz, l'auteur de ces expériences, note que l'action du café viendrait non pas de la caféine ou du tannin, mais uniquement de la caféone. Cette propriété antiseptique si prononcée du café permet de s'expliquer la grande faveur dont il jouit dans le traitement du choléra en Perse. Dans ce pays, en effet, on oblige tous les cholériques à boire de grandes quantités de café et en même temps à marcher.

Ce second point est connu depuis l'épidémie du Maroc en 1859, où, par ordre supérieur, on obligea tous les soldats français cholériques à se promener. Le résultat, on le sait, fut assez satisfaisant.

Pour terminer cette liste des divers traitements antiseptiques du choléra, nous devons citer pour mémoire la méthode préconisée en 1885 par le Dr Ferran. Cette méthode, basée sur la vaccination au moyen de culture de bacilles-virgules, inspirée par les procédés de Pasteur, a fait alors grand bruit. De nombreuses commissions sont allées en Espagne pour en constater les résultats ; comme toutes ces commissions sont revenues sans pouvoir donner aucun renseignement précis sur la valeur de la méthode, nous ne pouvons avoir un avis personnel.

Comme conclusion à ce long chapitre, il nous faut alors expliquer le traitement du choléra en dehors de toute idée bacillaire. On sait que le professeur Peter ne s'est pas encore rallié, à tort d'ailleurs, à la microbiologie, nous ne pouvons donc pas faire mieux que de résumer ses idées thérapeutiques en matière de choléra.

Afin de calmer l'irritation de l'appareil digestif et du plexus solaire, il faut, avant tout, commencer par appliquer un vésicatoire ou un autre révulsif au creux épigastrique ; on pourrait même, chez un individu très sanguin, faire poser cinq ou six sangsues.

Ce vésicatoire, efficace au début du choléra, parce qu'il apaise l'irritation intestinale, la douleur, l'hyperémie du plexus solaire, ne peut plus servir dans la période d'algidité, la peau étant insensible à la cantharide.

Contre les douleurs et les crampes, rien ne réussit mieux qu'une injection de chlorhydrate de morphine, à la dose de 0^{gr},01 pour une seringue de Pravaz pleine d'eau, répétée trois ou quatre fois dans les 24 heures.

En outre, pour calmer l'irritation solaire, notamment les vomissements et le hoquet, il faut employer les courants électriques continus, en plaçant un pôle au creux épigastrique, et l'autre sur la colonne vertébrale au niveau de la région lombaire ou de la région cervicale et alors vers les pneumogastriques, principalement du côté gauche. Avec une intensité de 15 milli-ampères et une durée de trois quarts d'heure à une heure, on obtient des résultats extraordinaires. Hoquet et vomissements cessent comme par enchantement; mais tout revient après la cessation de l'électricité : il faut donc renouveler chaque séance deux et trois fois par jour au moins, excepté si on a des escharres au niveau des pôles.

Mais l'électricité étant d'une application difficile, on peut la remplacer par le sac à glace du Dr Chapman.

Ce sac en caoutchouc mesure 35 centimètres environ et est composé de trois sacs superposés remplis séparément de glace pilée très finement. Il doit être appliqué en permanence le long de la colonne vertébrale et rempli à nouveau toutes les trois heures environ.

Dès la première application, les vomissements, la douleur épigastrique et les crampes diminuent; souvent les malades se réchauffent et le pouls reparaît. Quant à la diarrhée, elle diminue assez rarement. En général, les malades acceptent volontiers ce traitement, quelques-uns le refusent catégoriquement.

Les frictions sèches réussissent également très bien contre les crampes.

Les injections sous-cutanées d'éther sulfurique (depuis une jusqu'à quatre par jour) relèvent les malades et font disparaître momentanément l'algidité. Semnola préfère les injections de caféine.

Contre l'adynamie, c'est à l'alcool qu'il faut avoir recours : le rhum en nature, absorbé par petites cuillerées à café, est ce qui convient le mieux.

La soif est surtout calmée par de petits morceaux de glace avalés en nature.

Mais le traitement du choléra n'est pas encore terminé; celui de la période dite de réaction typhoïdique est non moins important à instituer.

Le premier point, c'est de favoriser l'élimination des urines. Le lait glacé nitré (2 grammes de nitre par litre) convient pour cette médication.

Afin de permettre au poison de s'éliminer, il ne faut plus entraver la diarrhée; il est même rationnel de la favoriser ou d'exciter le foie avec 0^{gr},50 de calomel.

Le sulfate de quinine à la dose de 0^{gr},50 à 1 gramme permet de diminuer la fièvre.

Le bromure de potassium (2 à 4 grammes en 24 heures) est indiqué contre les accidents nerveux.

Plus tard, lorsque le cholérique est entré en pleine convalescence, il faut remettre son appareil digestif en bon état, surveiller ses reins et son système nerveux.

Les crampes d'estomac disparaissent souvent sous l'action d'un vésicatoire à l'épigastrique, de même sous l'influence de quelques gouttes de laudanum.

Le sous-nitrate de bismuth, l'opium, l'eau de chaux permettent d'arrêter la diarrhée, si elle persiste trop longtemps. On peut donner aussi des lavements amidonnés, laudanisés. Les cataplasmes bien chauds, à la farine de lin, ont également une action très favorable.

Les ventouses sèches, les applications de teinture d'iode sur la région des reins conviennent admirablement contre l'albuminurie.

Les applications de glace sur la colonne vertébrale sont, enfin, le meilleur moyen pour calmer les phénomènes nerveux et en particulier les nerfs qui émanent du plexus solaire.

Dans tout ce traitement du D' Peter, on voit qu'il n'est nullement question de microbes, ni de médicaments antiseptiques. Jusqu'ici il est évident que la science de la microbiologie n'a pas encore donné de résultats suffisants pour instituer un traitement rationnel; mais nous pensons, cependant, que c'est là que doit se trouver la solution du problème.

Si nous devons jamais avoir une nouvelle épidémie cholérique, que le lecteur n'hésite pas à tenter un traitement rationnel antiseptique. Depuis l'année 1884, l'antisepsie a fait de grands progrès, il est certain qu'elle permettra de lutter plus efficacement qu'autrefois contre le poison cholérique.

CHAPITRE IV

LA FIÈVRE JAUNE

VOMITO NEGRO

SYMPTOMES. — COMPLICATIONS. — PRONOSTIC. — HISTORIQUE. — CAUSES ET TRAITEMENT.

SYMPTOMES

Le synonymie de la fièvre jaune est extrêmement variée; c'est ainsi que cette maladie porte encore les noms suivants : *Typhus icterodes;* — *Typhus d'Amérique;* — *Typhus amaril;* — *Vomito negro;* — *Vomito prieto;* — *Black vomit fever;* — *Fièvre matelote;* — *Chapetonnade;* — *Coup de barre;* — *Fièvre de Sia.*

Elle ne présente pour ainsi dire pas de prodromes ; à peine signale-t-on du mal de tête, de la perte d'appétit, de la fièvre ; assez souvent, cependant, les malades présentent une grande fétidité de l'haleine et une sécheresse spéciale de la peau.

Presque toujours la maladie débute brusquement et de préférence la nuit. C'est un frisson brutal qui ouvre la scène ; il est fort et prolongé, unique. La fièvre éclate en même temps et gagne en deux, trois ou quatre heures, son point culminant, 40° ou 41° ou même 42°. Puis, une douleur vertébrale, gagnant les membres inférieurs, se déclare, très violente, aussi violente que les deux symptômes précédents : c'est le *coup de barre*. Le creux de l'estomac est le siège de douleurs angoissantes et de battements tumultueux de la région cœliaque.

Deux jours plus tard, surviennent alors deux phénomènes bien spéciaux : une rougeur de la face et des yeux, un véritable *masque*, donnant au visage un éclat extraordinaire et digne de remarque par sa constance absolue ; puis une rougeur violacée des bourses.

Les maux de tête sont bien fréquents ; la douleur d'estomac très aiguë, doublée de nausées et de vomissements avec de la constipation.

L'urine, enfin, est légèrement, très légèrement albumineuse, au point qu'elle peut passer inaperçue.

L'organisme est envahi d'une façon générale par le poison de la fièvre jaune ; la seconde phase de la maladie commence.

Cette seconde phase est le plus généralement marquée par un apaisement général de tout l'organisme ; c'est le *mieux de la mort*, comme on l'a dit pittoresquement.

La fièvre reprend vite sa marche première, puis apparaît le phénomène principal, celui qui donne son nom à la maladie, l'*ictère*, la *jaunisse*, comme on dit vulgairement. Cette jaunisse peut être légère, comme elle peut aller jusqu'à la teinte vert-olive. Malgré cela, les urines ne sont pas décolorées, de couleur mastic, comme on les observe dans la jaunisse de nos pays. Souvent cette teinte jaune de la peau s'accompagne d'éruptions variées : miliaires, rougeurs scarlatiniformes, urticaire, herpès. Mais le phénomène désormais le plus important à noter, ce sont les *vomissements* qui se déclarent. Ces vomissements sont d'abord bilieux, mais bientôt ils deviennent noirs par suite de la présence du sang ; il est rare que le sang rendu soit rouge, le plus souvent, il est noir ; ils s'observent dans la moitié des cas ; c'est à cause d'eux qu'on a nommé la fièvre-jaune, *vomito negro*. La couleur noire est due, comme on peut facilement le supposer, à une altération profonde du sang et à son mélange avec le suc gastrique.

La fièvre jaune est donc une *maladie hémorragique*, au premier chef. Les hémorragies, d'ailleurs, ne se bornent pas à l'estomac ; on les observe aussi sous la peau (*purpura*), à la vessie (*hématuries*), à l'utérus (*métrorragies*), etc...

Pendant toute cette phase de la fièvre jaune, on peut dire que les phénomènes qui surviennent sont généralement subis par le patient sans qu'il se doute de la gravité ; ainsi les vomissements qui étaient assez pénibles au début finissent par se reproduire avec la plus grande facilité.

Les urines, comme nous l'avons dit, sont toujours albumineuses ; elles sont parfois normales comme quantité, mais le plus souvent elles sont diminuées et peuvent même être supprimées, ce qui n'est pas sans apporter un élément de gravité très considérable.

La respiration est souvent normale ; dans les cas graves, au contraire, elle devient extrêmement fréquente, et, cependant, on n'observe jamais de bronchite dans la fièvre jaune.

Le délire n'est pas la règle, malgré cela il peut exister et même aller jusqu'à la forme violente du délire ataxique. Pour les phénomènes convulsifs, il faut faire les mêmes observations ; tantôt, et c'est le cas le plus fréquent, on observe des soubresauts des tendons, des convulsions locales, tantôt, au contraire, des phénomènes éclamptiques.

La perte des forces ne se montre dans toute son intensité que dans les cas où il existe de véritables phénomènes hémorragiques. L'état du malade peut aller jusqu'au collapsus véritable.

Quant à la fièvre, voici comment elle se comporte : d'abord, elle se montre dès le début de la maladie et atteint aussitôt son maximum ; ensuite, elle disparaît plus ou moins totalement vers le troisième ou le quatrième jour ; enfin, elle reprend et persiste jusqu'à la fin. Les deux premiers caractères ont assurément une grande valeur diagnostique.

Au bout de 10 jours environ, la fièvre jaune est terminée et guérie dans les cas légers ; toutefois, tout en se terminant par la guérison, la fièvre jaune peut se prolonger 20, 25 et 35 jours.

Mais la fièvre jaune est loin de se terminer par la guérison ; il n'est pas rare de voir la mort se produire vers le quatrième ou cinquième jour. La mort peut, d'ailleurs, se produire à un moment quelconque de la maladie ; si elle survient après le douzième jour elle résulte alors d'une complication, le plus souvent de l'état typhoïdique. Dans les cas habituels elle est la conséquence de la suppression de la fonction dépuratoire des reins ou du foie (mort par *acholie* ou privation de bile, et par *urémie* ou empoisonnement par résorption urinaire), ou bien encore des hémorragies considérables.

Les rechutes sont assez rares; elles ne s'observent fréquemment qu'à Rio de Janeiro, tantôt elles sont très légères, tantôt elles sont très graves et mortelles. Elles sont dues à un écart de régime; dans quelques cas, il est impossible d'en retrouver les causes.

Telle est la fièvre jaune vraie (*forme commune*), légère ou grave, qu'elle soit régulière, sans symptômes accusés, ou qu'elle soit cholémique (*bilieuse*), urémique (*urinaire*) ou hémorragique.

Elle peut encore revêtir deux autres formes : la *forme abortive* et la *forme foudroyante*. Ces deux variétés s'expliquent par leur nom même. La première est une fièvre jaune qui s'arrête à la période de chute de la fièvre, c'est-à-dire au troisième ou quatrième jour. Dans ce cas l'empoisonnement a été tout à fait bénin, cela ne fait aucun doute.

La seconde est une fièvre jaune commune, avec symptômes extrêmement accentués et graves, si bien que la mort arrive le plus souvent avant la période de rémission fébrile.

COMPLICATIONS

Nous n'avons pas à nous étendre longuement sur cette question, car les complications qui s'observent au cours de la fièvre jaune ressemblent absolument à celles qui se voient dans les autres maladies infectieuses.

Les complications typhoïdiques sont les plus fréquentes.

Dans l'épidémie de 1871 à Buenos-Ayres, les malades furent atteints de nombreuses glandes ou bubons qui se terminèrent par suppuration ou disparurent après un très longtemps. La parotidite s'observe quelquefois; en général, elle ne suppure pas et n'est point l'indice d'une complication grave dans l'état général du sujet.

La dysenterie, ou plutôt les selles dysentériformes, peuvent se voir, mais elles sont rares en dehors des cas très graves.

La gangrène des extrémités est une complication possible; de même la diphthérie du larynx et du pharynx, enfin les myosites ou l'inflammation suppurative des muscles.

PRONOSTIC

Il est extrêmement variable. Dans la forme abortive, la guérison est évidemment la règle absolue; dans la forme foudroyante, la mort, au contraire, est constante.

Mais, dans la fièvre jaune commune, le pronostic est extrêmement variable

La moyenne de la mortalité est de 35 0/0; lorsqu'elle est réduite à son mini-mum, elle est de 14 0/0 et à son maximum de 75 0/0.

On peut attacher une grande valeur pronostique à la jaunisse; les vomis-sements noirs sont, par contre, un élément très sérieux d'aggravation; de même pour les hémorragies qui annoncent souvent une mort prochaine.

La quantité de l'albumine dans les urines varie nécessairement avec l'im-portance de la maladie; elle peut donc servir au point de vue du pronostic.

Quant aux phénomènes nerveux, à la fièvre, aux troubles plus ou moins accentués de la respiration, leur signification pronostique varie forcément avec leur intensité et le moment où ils se produisent. Ainsi, pour la fièvre, l'absence de rémission le troisième ou le quatrième jour, est un signe funeste; de même l'élévation subite et plus élevée que jamais de la température dès le lendemain de la rémission; de même, enfin, lorsque sans raison, la tempéra-ture descend tout à coup à 37° ou même au-dessous de 37°. Si l'état général ne coïncide pas avec cette chute de la fièvre, on voit aussitôt la peau se refroidir se couvrir de sueurs visqueuses et le malade tomber dans un collapsus mortel.

HISTORIQUE

La fièvre jaune est une maladie des régions tropicales; c'est dans l'Amé-rique, sur les côtes de l'océan Atlantique, c'est dans l'Afrique, au Sénégal, en Sénégambie dans les régions de Sierra-Leone qu'elle s'observe le plus souvent.

Elle règne là-bas à l'état endémique et s'y déclare de temps à autre à l'état d'épidémie. Il n'y a donc vraiment pas lieu de raconter l'histoire des nombreuses épidémies qui ont ravagé successivement certaines contrées d'Afrique et d'Amérique. C'est un fléau terrible pour les habitants des pays chauds.

De ces trois points, les Antilles, le golfe du Mexique et la côte occidentale d'Afrique, la fièvre jaune a souvent été transportée sur d'autres régions, notamment en Amérique, mais aussi en Europe.

Ainsi la fièvre jaune s'observe souvent au Brésil, au nord ou au sud de l'Amazone, aux États-Unis, dans toute l'Amérique du Sud, aux îles de l'Ascen-sion, du Cap-Vert et des Canaries, etc...

En Europe, les principales épidémies ont été celles de Cadix en 1800, de Livourne en 1805, de Marseille et de Barcelone en 1821, de Gibraltar en 1828, de Brest en 1815 et en 1839, de Lisbonne en 1857 et en 1858, enfin de Saint-Nazaire en 1861. Quelques cas ont également été vus au Havre.

Comme on le voit, la fièvre jaune d'Europe s'est toujours et invariablement

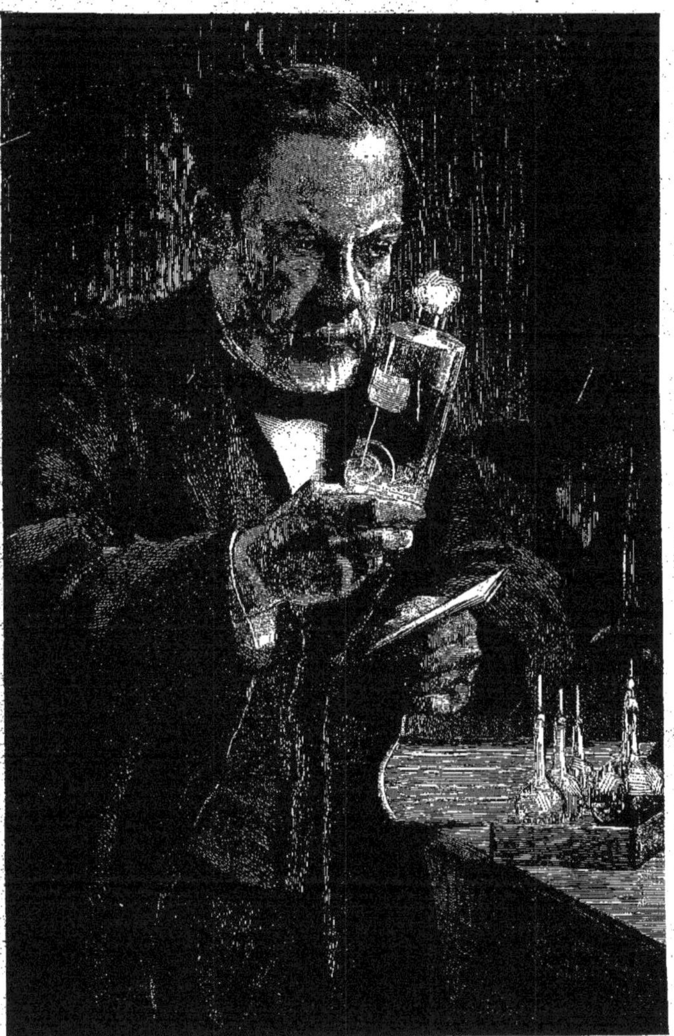

M. Pasteur étudiant la rage dans son laboratoire de la rue d'Ulm.

déclarée dans un port de mer. Plus la région atteinte est froide, moins le mal s'est répandu.

Jusqu'ici, il a fait très peu de ravages chez nous. Il importe néanmoins de s'en préoccuper et de faire la guerre (celle de l'hygiène appliquée, bien entendu) à tous les vaisseaux qui veulent entrer dans nos ports après avoir eu un ou plusieurs cas de vomito pendant leur trajet.

CAUSES

Le poison de la fièvre jaune est peu connu ; il est certain cependant qu'il est primitivement d'origine tellurique et de nature animale.

On l'attribue, dans les pays tropicaux, à la présence des marécages, des égouts mal entretenus, des masses madréporiques.

Ce qu'il y a de vrai c'est que la chaleur extrême, le calme de l'atmosphère, l'absence d'orages et la sécheresse favorisent singulièrement son éclosion.

Les terres basses, c'est-à-dire le littoral, sont le siège de prédilection de la fièvre jaune ; il n'y a que dans les épidémies qu'on la voit gagner les pays d'altitude (3,800 mètres dans l'épidémie de Newcastle et de la Jamaïque).

Si elle règne à l'état endémique dans les ports de mer, il est cependant nécessaire que ces ports de mer soient suffisamment populeux, qu'ils dépassent 5,000 habitants. Sans cette condition, la fièvre jaune n'y séjourne pas à l'état endémique.

La fièvre jaune frappe tout le monde, mais les étrangers nouvellement arrivés sont les premiers atteints.

Comme nous venons de le voir en parlant de l'historique de cette maladie, le poison amaril peut se transporter fort loin de son point de départ, soit par bateau, soit par un moyen quelconque de transport.

Il est évident, aujourd'hui, que la fièvre jaune est une maladie microbienne, mais son microbe est encore à découvrir.

MM. Domingos Freire et Rebourgeon ont cependant fait déjà de nombreuses recherches au Brésil ; de même le Dr Gibier de Paris qui est parti là-bas dans le seul but de contribuer à cette découverte.

Le Dr Gibier a décrit dans une note présentée à l'Académie de médecine, le 14 juillet 1888, un bacille qu'il a trouvé dans la matière noire qui existe dans l'intestin des sujets atteints de fièvre jaune. Il est tantôt droit et court, tantôt un peu allongé et courbé. Ce microbe noircit les corps en présence desquels il se trouve. Lorsqu'on le cultive, il donne à la préparation une odeur *sui generis*, semblable à celle des vomissements noirs. Si on injecte une petite quantité de son liquide de culture dans l'intestin d'un chien ou d'un cochon d'Inde, il amène des accidents mortels identiques à ceux que détermine la fièvre jaune.

On ne trouverait, au contraire, pas un seul microbe dans le sang, dans les viscères et dans l'urine.

Enfin, comme une température supérieure à 20° est nécessaire à son développement, on s'explique très bien pourquoi la fièvre jaune ne règne endémiquement que dans certains pays, dans certains ports de mer, là où la vase peut contenir des microbes et les y faire vivre.

Tel est actuellement l'état de la question de l'étiologie microbienne de la fièvre jaune. Est-ce là le microbe de la maladie? On ne saurait encore l'affirmer. Ce qu'il y a de certain, c'est que ces premières données ont déjà eu un grand retentissement au point de vue de la thérapeutique.

TRAITEMENT

La fièvre jaune étant une maladie contagieuse et épidémique au premier chef, il convient d'employer vis-à-vis d'elle des mesures prophylactiques aussi énergiques que celles que nous avons indiquées en parlant du choléra. Il y a seulement cette particularité à noter, que le vomito se transmettant plus facilement par les vêtements, les linges ou par les marchandises des navires que par l'homme, il importe de procéder à la plus méticuleuse désinfection de tous ces objets.

Les antiseptiques à employer sont les mêmes que ceux qui conviennent contre le choléra.

Quant au traitement même de la maladie, il importe de l'exposer pour ainsi dire en double : l'ancien traitement et le nouveau.

Au début, dans la période d'embarras gastrique, les vomitifs, à l'ipéca seul, ou bien les purgatifs salins sont tout à fait indiqués. Il ne faut ni émétique, ni huile de ricin. 2 grammes d'ipéca forment une très bonne dose à prendre en 3 paquets dans un peu d'eau tiède. Comme purgatif, il faut prescrire le sulfate de soude ou le nitrate de magnésie, à la dose de 45 grammes. Toutes les eaux à base de ces deux sels sont évidemment très bonnes; de même la limonade purgative.

Si la maladie s'annonce comme devant être bénigne, il faut tout faire pour favoriser la rémission du troisième jour. Il est donc bien indiqué de faire suer le patient, en lui administrant des boissons chaudes (lait, tisane de bourrache, grogs) et quelques doses de poudre de Dower (0^{gr},50 par jour en deux cachets).

Pour calmer les douleurs lombaires provenant de la colonne vertébrale, il faut faire des injections de chlorhydrate de morphine, à la dose de 0^{gr},01 par jour pour une seringue pleine d'eau distillée.

Les frictions chloroformées sont également bonnes. On peut employer le liniment suivant :

Liniment :

Huile de camomille camphrée	60 grammes.
Huile de belladone	60 —
Chloroforme	20 —
Laudanum de Rousseau	5 —

pour frictions avec une flanelle bien imbibée de liniment.

Mais ce n'est pas encore là l'indication capitale, celle qui convient impérieusement dans tous les cas graves et conséquemment dans les cas légers. L'élévation de la température doit être abaissée, les hémorragies et les vomissements arrêtés. Le froid *intus et extra* constitue la meilleure des médications.

Pour abaisser la fièvre, il faut prescrire des lotions froides vinaigrées, deux fois par jour, et des bains froids, également deux fois par jour.

Pour arrêter les hémorragies et les vomissements, il faut faire avaler des boissons glacées ou mieux des fragments de glace et des sorbets ; l'application du sac de glace de Chapmann sur le creux de l'estomac est également indiquée.

Il ne faut pas mettre les malades à la diète absolue, afin d'éviter la possibilité d'un collapsus mortel : le bouillon froid et surtout le lait en très grande quantité ont l'avantage de nourrir et en même temps de faire uriner largement. Les vins généreux et les alcools sont indiqués également d'une manière formelle.

Quant au sulfate de quinine, il est inutile d'y avoir recours ; son action sur le poison amaril est tout à fait nulle.

Il va sans dire que, pendant la convalescence, il faut surveiller attentivement le malade et en particulier ses fonctions digestives ; le moindre écart de régime peut devenir le point de départ d'une rechute mortelle. Il est important de ne laisser le malade se nourrir qu'avec les plus grands ménagements.

Aujourd'hui, le traitement a été considérablement modifié par suite des recherches microbiennes des Drs Domingos Freire, Rebourgeon et Gibier.

Étant donné que le bacille de la fièvre jaune aurait pour siège exclusif l'intestin, il s'ensuit que l'indication capitale et constante du traitement de cette maladie consisterait uniquement dans l'emploi des purgatifs répétés et des désinfectants intestinaux.

En outre des purgatifs salins déjà conseillés, il est donc utile de prescrire le naphtol B en cachets, à la dose de 2^{gr},50 par jour.

Cachets :

Napthol B . . . .   0^{gr},50

pour un cachet F. S. A. 50 semblables. Prendre cinq cachets par jour, suivis chacun d'une tasse de lait ou de bouillon.

Mais les travaux de Pasteur sur la rage ont naturellement conduit ces éminents praticiens à tenter de traiter la fièvre jaune par les inoculations préventives des liquides de culture du bacille amaril atténué.

Le Dr Freire a pratiqué 3,473 inoculations en 1886, 3,051 en 1887 ; il n'en est résulté que 8 décès ; on peut donc dire que ces inoculations sont absolument sans danger. Or, les résultats obtenus en cas d'épidémie seraient merveilleux ; ainsi, à Rio-de-Janeiro, sur 1,675 décès, les sujets vaccinés par avance n'ont figuré que pour huit dans cette mortalité ; tous les autres cas de morts, c'est-à-dire 1,667 décès, ont été observés sur des sujets non vaccinés.

En réalité, la mortalité serait de 10 pour 1,000 chez les non vaccinés et seulement de 1 pour 1,000 chez les vaccinés ; dix fois moins grande dans le dernier cas que dans le premier.

CHAPITRE V

LA PESTE

SYMPTOMES. — COMPLICATIONS. — PRONOSTIC. — HISTORIQUE. — CAUSES ET TRAITEMENT.

SYMPTOMES

Bien que la peste remonte à de nombreuses années, sa symptomatologie comme son étiologie et son traitement sont encore peu connus.

La période d'incubation ne dure pas plus de huit jours. La maladie éclate subitement, déterminant une faiblesse extrême tout à fait caractéristique de la peste, faiblesse plus grande que dans toutes les autres maladies. On dirait que le malade est perdu ivre ; il a mal à la tête, chancelle en marchant, répond inintelligiblement aux personnes qui lui parlent, etc...

Alors, la scène change, la fièvre s'allume, il survient des frissons et une chaleur extrême ; il s'ensuit une grande agitation accompagnée de délire, ou, au contraire, un état typhoïdique profond caractérisé par une grande stupeur.

Ce n'est que vers le deuxième ou le quatrième jour qu'apparaissent les bubons spéciaux de la peste, bubons dus à une tuméfaction des glandes lymphatiques. Ces bubons peuvent être très nombreux, mais le plus souvent il ne s'en développe qu'un seul dans l'aine, dans l'aisselle, au cou ou bien à l'angle du maxillaire inférieur.

En même temps, les membres inférieurs, le cou et le dos se recouvrent d'anthrax charbonneux dus, ou bien à de la gangrène, ou bien à des furoncles, à des érysipèles ou à des lymphangites.

Les bubons suppurent rarement. Les parties gangrenées s'éliminent en laissant des cicatrices comme toutes les lésions de même nature.

Si la maladie doit se guérir, ces phénomènes buboniques et chancreux coïncident généralement avec une défervescence de tous les symptômes ; au bout d'une semaine, au plus, la maladie est terminée.

Mais la peste est loin d'être une maladie légère ; elle tue plus de la moitié des personnes qu'elle atteint.

Elle s'accompagne d'hémorragies extrêmement abondantes et variées (saignements de nez, métrorragies, crachements de sang, pétéchies, etc...) ; c'est là ce qui lui a fait donner le nom bien connu de *peste noire*. La mort est la règle, comme elle l'est dans toutes les maladies infectieuses, chaque fois qu'il survient des phénomènes hémorragiques.

Dans d'autres cas, la peste tue en quelques heures ; c'est la *peste sidérante*. Le malade est littéralement intoxiqué.

COMPLICATIONS

Les complications de la peste ressemblent à celles du typhus et de la fièvre typhoïde.

Il peut se produire des phénomènes méningitiques mortels, des pneumonies infectieuses, des accidents typhoïdiques.

Les hémorragies peuvent devenir de véritables complications nécessitant des soins spéciaux.

Enfin, les furoncles, les bubons suppurés, les anthrax gangreneux sont le plus souvent des phénomènes extrêmement graves.

PRONOSTIC

Le pronostic de la peste présente la plus haute gravité. On sait combien cette maladie jetait la terreur sur les populations qu'elle atteignait au moyen âge.

Il ne meurt pas moins de 60 malades pour 100 habitants; dans quelques épidémies, la mortalité s'est élevée jusqu'à 80 pour 100.

Les premiers cas de chaque épidémie sont toujours plus graves que les derniers.

HISTORIQUE

L'histoire de la peste remonte aux temps les plus reculés; cependant, quelques auteurs pensent que la *peste antique* n'a rien de commun avec les épidémies qui se sont répandues sur le continent européen à partir du vi^e siècle.

C'est sous le règne de Justinien (531-580) que la peste s'est déclarée pour la première fois.

A partir de ce moment, la peste n'a pas cessé d'exister à l'état épidémique.

En 1348, il y eut en Europe et en Asie une épidémie de peste noire terrible; il mourut au moins 50,000,000 de personnes. Il faut citer, ensuite, la peste de Londres en 1688, celle de Marseille en 1720. Qui ne connaît l'admirable, l'héroïque charité de l'évêque Belzunce pendant cette terrible peste de Marseille? « Estelée et Moustier, dit Michelet, ces fermes échevins de Marseille, l'épée à la main, menaient les enterreurs dans les maisons des morts et les forçaient de travailler. Belzunce, bon, vaillant, généreux, se multiplia, fut partout pour encourager, soutenir, et avec lui nombre de religieux qui s'immolèrent, vrais martyrs de la charité. »

La terreur était tellement grande que, le 20 août, « beaucoup de créatures délaissées eurent tellement peur dans leurs maisons, où tout était mort, sortirent, vinrent criant, pleurant sur les places, dans leurs lambeaux, dans leurs linceuls... Ces abandonnés demandaient d'être reçus la nuit, par charité, dans les églises qui les eussent abrités du vent. Mais le clergé, l'évêque, eurent scrupule de les profaner en y recevant ces malades. Donc, nul abri que l'auvent fortuit de certaines boutiques, le dessous de quelques balcons. Mais les propriétaires ne leur accordaient même pas cette faible hospitalité.

Même le banc devant la porte, sans abri, on l'interdisait (honteuse barbarie) en l'enduisant d'ordures ! »

Il faut citer aussi la fameuse épidémie qui se déclara en Égypte lors de la campagne de Bonaparte. On se souvient encore du sublime courage du chirurgien Desgenettes qui, pour rassurer l'armée, osa s'inoculer le virus pestilentiel à Jaffa, dans le but de faire croire que la maladie n'était pas contagieuse.

En 1844, la peste paraissait être définitivement disparue ; mais elle s'est montrée à nouveau dans la régence de Tripoli, en 1858 et même en 1874 ; enfin, elle règne pour ainsi dire à l'état endémique dans la Perse, le Kurdistan et toute la Mésopotamie.

En 1889, la peste bubonique n'a pas cessé de régner dans la province de l'Assyr, située entre l'Hedjaz et l'Yemen, la mer Rouge et le Nedjed.

On a dit que la peste avait, depuis quelques années, une certaine tendance à nous revenir ; espérons qu'il n'en sera rien de cette sinistre prédiction. L'Europe est aujourd'hui bien gardée par les mesures quarantenaires qu'on exerce dans tous les ports et le long de toutes les frontières ; de plus, l'état sanitaire de nos villes est bien supérieur à celui qui existait au xiv⁰ siècle, cela n'est pas douteux.

Ajoutons que la terreur qu'inspire cette maladie nous garantit un peu de ses atteintes, car elle est un motif très sérieux de mesures préventives de la part des gouvernements et même des individus.

Il ne faut pas oublier que la *mort noire*, comme on appelait autrefois la peste, n'a pas fait moins de 80,000,000 de victimes en Europe seulement !

CAUSES

C'est certainement une maladie contagieuse que la peste, mais on ne connaît pas encore son microbe.

En dehors de cette cause primordiale encore à trouver, il est certain que la peste trouve son meilleur élément d'éclosion dans la sécheresse et la misère.

La peste, cependant, paraît pouvoir se déclarer spontanément, sans avoir été apportée par un malade ou un objet venant d'un pays contaminé.

La nature géologique et physique du sol paraît cependant sans grande influence. Le printemps et l'automne sont ses saisons de prédilection. La peste s'observe donc rarement en été et encore plus rarement dans les pays vraiment tropicaux.

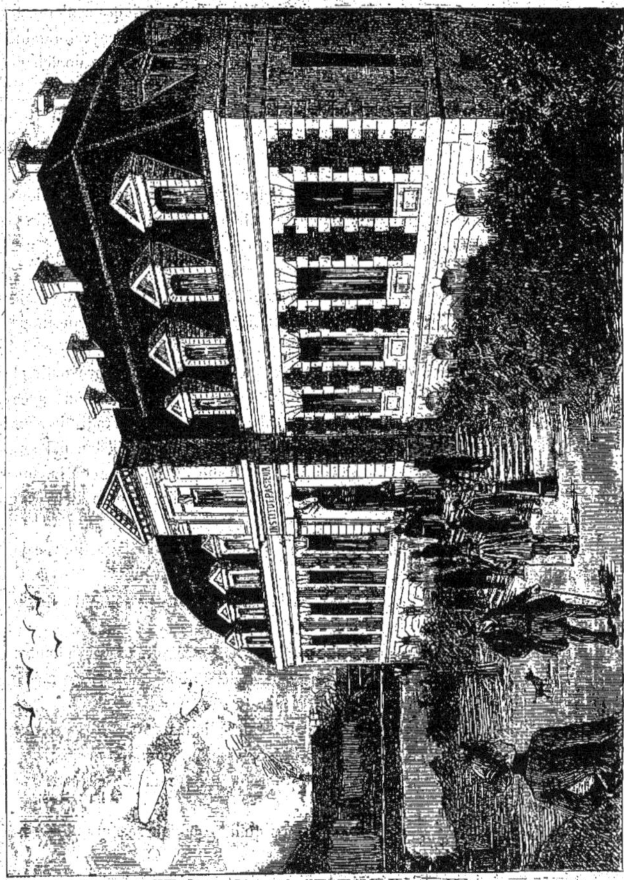

L'Institut Pasteur.

La propagation de la peste se fait, enfin, presque toujours à très faible distance. D'ailleurs, sa période d'incubation étant de huit jours seulement, on s'explique qu'elle ne puisse guère être apportée dans un pays lointain. Les malades, atteints toujours en route, n'ont pas l'autorisation de débarquer.

TRAITEMENT

Lorsqu'un pays est atteint de peste, il faut soumettre aux quarantaines tous les navires qui en arrivent. Cette quarantaine est d'autant plus facile à faire exécuter qu'elle ne nécessite généralement pas plus de huit à dix jours d'interdit.

La désinfection dans les lazarets est également indiquée et indispensable même à pratiquer. Elle doit être en tous points identique à celle que nous avons prescrite pour le choléra.

D'après le D⟨r⟩ Mahé, de Constantinople, le meilleur moyen préventif et prophylactique consiste à fuir le pays infecté et à brûler les maisons avec tous les objets ayant appartenu aux pestiférés. Cette mesure radicale peut être excellente pour les contrées de l'Asie Mineure et du Kurdistan persan, où on peut trouver de petites localités misérables faciles à expulser et à indemniser, mais on ne voit guère comment on pourrait détruire une de nos villes européennes.

Faisons de l'hygiène, faisons de l'antisepsie et de la désinfection, cela vaut mille fois mieux.

Quant au traitement lui-même de la maladie, il doit être avant tout un traitement d'antisepsie générale.

Le naphtol B et le salicylate de bismuth doivent être administrés à hautes doses : 2⟨gr⟩,50 de chaque par jour, en cachets de 0⟨gr⟩,50 pour chaque médicament.

Les toniques, sous toutes les formes, sont indiqués pour lutter contre l'épouvantable dépression des forces : l'alcool (rhum, cognac, grogs, vins généreux, etc.), puis l'extrait de quinquina à la dose de 3, 4 et même 6 grammes par jour.

Contre les hémorragies, c'est à la glace qu'il faut avoir recours, à l'extérieur comme à l'intérieur.

Contre les bubons, le traitement qui convient le mieux, ainsi que contre les plaques chancreuses, ce sont les pulvérisations phéniquées à l'aide d'un pulvérisateur à vapeur.

Ce traitement, indiqué par le professeur Verneuil pour le traitement des anthrax, donne également de bons résultats dans le traitement de la peste bubonique.

Pour le mettre en pratique, on emploie une solution à 25 pour 1,000.

Voici la formule ;

```
Acide phénique crist. . . . . . . . . . .     25 grammes.
Eau . . . . . . . . . . . . . . . . . . . .    1,000    —
Alcool. . . . . . . . . . . . . . . . . . .    Q. S.
```

Depuis longtemps, on pratique des inoculations préventives, indiquées par Dobson, pour empêcher le développement de la peste bovine ; ces inoculations donnent incontestablement une certaine immunité de garantie. Espérons qu'il en sera bientôt de même pour la peste humaine, grâce aux travaux des médecins instruits qui, là-bas, en Asie Mineure, inspirés des idées de Pasteur, ne manquerons pas de nous apporter un jour cette admirable découverte. On ne peut, en effet, faire pour les pestiférés humains, ce que Bouley a prescrit, pour les pestiférés animaux, l'occision suivie de l'enfouissement profond et immédiat.

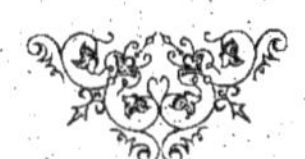

LES MALADIES MICROBIENNES

CHAPITRE PREMIER

LES MICROBES

Chaque jour on entend répéter que la médecine ne fait pas de progrès.

Nous ne saurions trop nous élever contre cette manière de voir répandue par la masse, encore bien nombreuse, hélas! des gens sans instruction, et, ce qui est plus redoutable, des savants sans science, des pseudo-savants, comme il convient de les nommer.

Jamais, au contraire, la médecine n'a subi d'aussi grandes et importantes transformations qu'à la fin de ce siècle.

Nos descendants seront, nous osons l'affirmer, pleins d'enthousiasme pour les découvertes de nos illustres contemporains, et en particulier pour les travaux de Pasteur, la plus pure de nos gloires nationales.

Comme l'a justement dit le professeur Charles Bouchard, nous vivons à une époque où il est bon de vivre lorsqu'on aime la médecine.

De grandes découvertes ont été déjà faites en médecine, à commencer par celle d'Harvey pour n'en citer qu'une seule et une des plus anciennes. Mais, la découverte de la circulation du sang n'a pas été admise tout de suite ; Harvey a dû combattre et lutter bien longtemps.

La lutte entreprise par Pasteur a été également longue et vive, seulement la victoire est gagnée définitivement aujourd'hui ; les quelques détracteurs sont réduits au silence, et, fait absolument unique dans la science, le monde entier, en quelques années, s'est incliné en face du génie français.

Imbu des doctrines pastoriennes, tous les médecins se sont mis au travail ; la pathologie médicale est déjà presque entièrement transformée.

Il y a quelques années on ne connaissait pas les microbes ; on discutait

encore pour savoir, par exemple, si la tuberculose était ou non contagieuse.
Aujourd'hui, le microbe de cette terrible maladie est connu, on est arrivé à
l'isoler, à le cultiver et, expérience merveilleuse, à l'inoculer à des animaux
qui meurent fatalement de tuberculose, au bout de quelques mois.

On sait donc que la tuberculose est une maladie microbienne et contagieuse,
on sait qu'il est possible de la donner artificiellement à presque tous les animaux. On connaît aussi les principales subtances qui peuvent tuer son microbe,
en vase clos, demain certainement on trouvera le moyen de le détruire chez
l'homme.

De véritables croisades ont été entreprises, pour détruire cet épouvantablo
fléau; depuis le savant maître Verneuil, jusqu'au plus humble des étudiants,
tout le monde travaille à la destruction de cette maladie.

Mais n'anticipons pas sur les diverses questions qui doivent être traitées
dans cette seconde partie de notre publication.

Examinons comment la science d'il y a vingt ans est devenue celle d'aujourd'hui. En un mot, parlons de l'histoire des microbes.

— Ce sont les phénomènes de la fermentation qui ont été le point de départ
de toutes les découvertes en microbiologie.

Au xviie siècle, Robert Boyle, écrivait avec une prescience vraiment géniale
que : « Celui qui comprendra entièrement la nature des ferments et des
fermentations sera probablement, bien plus que celui qui l'ignore, en mesure
de rendre compte d'une manière satisfaisante des divers phénomènes présentés par plusieurs maladies (les fièvres aussi bien que les autres), phénomènes
qui ne seront probablement jamais bien compris sans une connaissance intime
de la doctrine des fermentations. »

Ces paroles ne sont-elles pas vraiment divinatoires?

Du xviie siècle jusqu'au milieu du xixe, de nombreux efforts ont été tentés
dans ce sens. Pasteur le premier a vu ses travaux couronnés d'un succès
triomphal.

Ce n'est vraiment qu'à une époque tout à fait rapprochée de nous, en 1860,
qu'on a su d'une façon certaine que les phénomènes de fermentation et de
décomposition étaient dus uniquement à l'activité d'un organisme vivant, d'un
champignon ou d'un microbe.

Il existe un organisme spécial pour chaque fermentation.

La fermentation alcoolique du sucre est toujours provoquée par la levure,
et en particulier par la levure de bière, substance qu'on retire, on le sait, du
moût de bière, c'est-à-dire du liquide que forme la bière alors qu'elle fermente.

SCEAUX, IMP. CHARAIRE ET FILS.

Les levures, car il n'y a pas que celle dont nous venons de parler, ne sont pas autre chose que des champignons d'un ordre spécial.

La fermentation acétique de l'alcool se fait sous l'influence d'un autre organisme connu sous le nom de *mycoderma aceti*. Cet organisme est un microbe.

La fermentation lactique du sucre de raisin ou de lait, est due à un organisme ayant la forme d'un petit bâton. Le lait aigri, ou le petit-lait, est donc le résultat de la formation d'une certaine quantité d'acide lactique.

La fermentation acide du beurre et d'un grand nombre d'autres substances est également due à un bacille spécial, ayant la forme d'un bâtonnet rond terminé en massue. Sous l'influence de cet organisme, il se forme de l'acide butyrique.

On pourrait ainsi passer en revue toutes les diverses espèces de fermentations, mais, ce serait un travail vraiment trop long et trop aride pour nos lecteurs que d'entrer dans le détail de tous ces faits de chimie transcendante.

Si nous en avons touché quelques mots, c'est uniquement dans le but de montrer, comment, parti de l'étude des fermentations, Pasteur en est arrivé à appliquer sa méthode scientifique à la pathologie humaine.

N'était-il pas tout naturel de songer que la plupart de nos maladies doivent être la conséquence de phénomènes fermentescibles analogues à ceux qui se passent pour le sucre, l'alcool et divers autres corps, etc... R. Boyle, en véritable prophète, nous l'avons vu, avait pressenti cette découverte. Pasteur a osé tenter l'épreuve et en est sorti victorieux.

Avant d'aborder les maladies de l'homme, le maître français a étudié les maladies des animaux.

D'une étude approfondie sur la maladie des vers à soie (la *Pébrine*) est née cette découverte féconde, à savoir que les infiniment petits sont la cause première de presque toutes les maladies.

Dorénavant, il ne peut plus être question de génération spontanée.

Dès 1851, un savant médecin français, le Dr Davaine, émettait l'opinion que le charbon était une affection de nature microbienne. De petites baguettes immobiles, qu'il avait vues dans le sang d'animaux charbonneux, étaient pour lui la cause de tout le mal.

Le professeur R. Koch (de Berlin) ne tarda pas à confirmer cette découverte restée, malgré tout, un peu incomplète.

Le microbe du charbon a été, en réalité, le premier connu, en ce qui concerne les maladies de l'homme.

Pasteur, d'ailleurs, encouragé par ses premières études, ne tardait pas à les compléter par de nouvelles découvertes en médecine vétérinaire.

Successivement il communiquait à l'Académie les résultats de ses expériences sur le charbon, le choléra des poules, le rouget du porc et enfin sur la rage qui devaient à jamais illustrer son nom dans le monde entier.

Mais, alors qu'il démontrait l'existence d'un grand nombre de microbes, Pasteur indiquait en même temps les différents moyens qui permettent de les cultiver, et, par une série de procédés variés enseignait à en atténuer les propriétés jusqu'au point de pouvoir les inoculer aux animaux et même à l'homme, comme moyen de vaccination préventive.

Ainsi, on vaccine aujourd'hui un grand nombre de moutons et de bœufs, contre le charbon ; on vaccine également les porcs contre le rouget.

On vaccine, enfin, l'homme non seulement comme moyen préventif de guérison de la rage, mais encore comme procédé curateur.

L'atténuation des virus, on peut l'affirmer hautement, sera une des plus grandes découvertes que la médecine verra jamais. N'est-ce pas vraiment une pensée géniale que celle d'avoir imaginé de recueillir un virus, de le cultiver pour l'atténuer progressivement, c'est-à-dire diminuer peu à peu sa virulence nocive, jusqu'au point d'être assez faible pour ne pas donner la maladie si on vient à l'inoculer sous la peau d'un être organisé vivant, et, cependant, assez fort pour pouvoir le vacciner contre une atteinte future du mal.

Koch, de Berlin, n'a pas moins travaillé que Pasteur; ses découvertes sont vraiment très importantes. La science n'a pas de patrie, il faut savoir l'admirer partout où elle se trouve. Mais il est incontestable que Pasteur domine de toute sa hauteur le maître allemand : Pasteur, en somme, est le novateur ; Koch est un des maîtres de l'école formée d'après les idées pastoriennes.

De combien de découvertes, d'ailleurs, Pasteur n'a-t-il pas été l'auteur plus ou moins lointain !

La méthode de Lister, d'Édimbourg, pour le pansement à l'acide phénique des plaies, n'est-elle pas une des conséquence des découvertes de Pasteur?

Lister lui-même le reconnaît. Sans Pasteur, il n'aurait peut-être jamais songé à l'acide phénique.

« Permettez-moi, écrit-il à Pasteur, en 1874, de vous remercier pour m'avoir, par vos brillantes recherches, démontré la vérité de la théorie des germes de putréfaction, et m'avoir ainsi donné le seul principe qui pût mener à bonne fin le système antiseptique. »

Nous reparlerons de toutes ces questions au cours de l'histoire des diverses maladies microbiennes, actuellement connues, dont nous devons nous occuper dans la seconde partie de cet ouvrage.

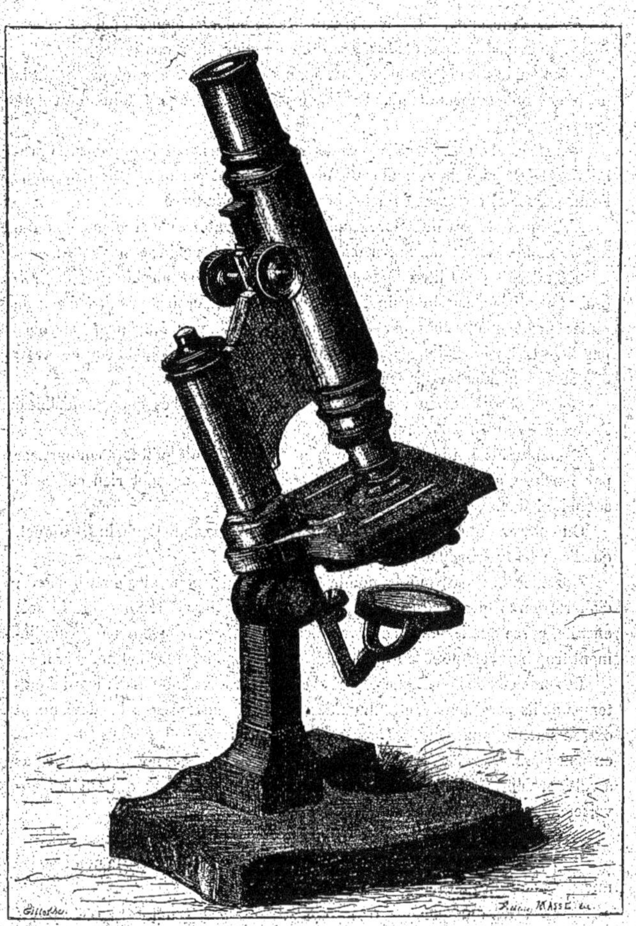

Le microscope.

Avant d'entrer dans les détails de cette pathologie nouvelle, il est nécessaire que nous donnions quelques notions de microbie à nos lecteurs.

Cette étude est un peu aride, mais nous nous efforcerons, d'une part, à la présenter sous la forme la plus concise possible; d'autre part, à lui donner un peu d'attrait.

Les *microbes* ou les *bactéries*, ces deux expressions sont synonymes, la première est française, la seconde allemande, existent partout, dans l'air, dans l'eau, sur le sol et jusque dans les profondeurs de la terre.

M. Miquel, le savant micrographe de l'Observatoire de Montsouris, qui a fait de nombreuses études microbiennes, a trouvé les chiffres suivants :

900 microbes par litre de vapeur condensée de l'atmosphère; 48,000 microbes par litre d'eau du drain d'Asnières; 64,000 microbes par litre d'eau de pluie; 248,000 microbes par litre d'eau de la Vanne; 4,800,000 microbes par litre d'eau de Seine puisée en amont de Paris, et 12,000,000 en aval; 80,000,000 de microbes dans l'eau des égouts !

On est effrayé devant ces chiffres. Si tous les microbes étaient nuisibles, l'humanité serait bientôt exterminée.

Comme nous continuons à vivre malgré eux, on voit qu'il faut commencer par conclure que le plus grand nombre des microbes ne peut rien contre la santé humaine.

On voit, en outre, par les chiffres indiqués dans la statistique du D' Miquel, que l'eau est le principal véhicule des microbes.

Les microbes sont moins nombreux dans l'air, pour plusieurs raisons : d'abord, parce que l'action de la pesanteur les oblige à tomber sur le sol; ensuite, parce que les déjections dans lesquelles ils se trouvent sont généralement trop humides pour leur permettre de se répandre dans l'atmosphère.

Les crachats des phtisiques, par exemple, restent inoffensifs aussi longtemps qu'ils persistent à être humides et réunis en masses; ils deviennent extrêmement dangereux, au contraire, lorsqu'ils sont desséchés et réduits en poussière. Dans ce dernier cas, le microbe de la tuberculose ne tarde pas à voltiger dans l'air et à pénétrer dans les poumons de ceux qui ont la mauvaise chance de les respirer.

— Combien y a-t-il d'espèces de microbes ?

Il est impossible, vraiment, de répondre à cette question; le nombre des microbes doit être incalculable.

Ce qu'on peut seulement dire, c'est que leurs formes sont assez restreintes; on n'en compte jusqu'ici que trois principales :

1° La forme arrondie; 2° la forme allongée; 3° la forme en spirale.

Les microbes qui sont arrondis ou ovales portent le nom général de *coccus*. Les microbes allongés sont appelés *bacilles* lorsqu'ils sont représentés par de courts bâtons droits, et *leptothrix* quand ils sont formés par de longs bâtons sinueux. Les microbes spiralés sont appelés tantôt *bacilles-virgules*, *komma-bacilles* et *spiriles;* leur nom indique bien qu'ils ont la forme de filaments plus ou moins longs, contournés en virgule, en S ou autrement.

Parmi les coccus, on distingue les variétés suivantes : les *micrococcus*, les *macrococcus*, suivant qu'il s'agit de petits ou de grands coccus. On donne le nom de *diplococcus* lorsque les coccus sont réunis deux par deux ; si les coccus sont réunis en plus grand nombre, ils portent le nom de *zooglées*. L'expression de *streptococcus* s'applique aux micrococcus placés en nombre assez considérable les uns à la suite des autres, donnant ainsi lieu à des enchevêtrements inextricables.

Lorsqu'on examine tous ces divers microbes dans la lentille d'un puissant microscope, on s'aperçoit bientôt que les uns sont animés de mouvements, tandis que les autres sont abolument privés de vie apparente : tous assurément sont animés de légers mouvements d'agitation (mouvement brownien), mais ce n'est pas de ces mouvements qu'il s'agit; les microbes qui se meuvent ont, en réalité, un mouvement propre qui leur permet de se déplacer à leur guise, dans un sens ou dans l'autre,

Rien, d'ailleurs, ne peut donner une meilleure idée de ces mouvements microbiens que ceux que présentent les spermatozoïdes vus au microscope.

Comme tout ce qui vit et est organisé, les microbes se reproduisent.

Ils ont deux modes distincts de reproduction, la *scissiparité*, c'est-à-dire la segmentation en deux; la *sporulation*, c'est-à-dire la formation de spores ou de corpuscules-germes sur certains points du microbe.

Les microbes, enfin, se nourrissent. C'est l'oxygène qui constitue leur unique élément; ils en sont d'ailleurs extrêmement avides.

Mais tous les microbes ne s'emparent pas de l'oxygène de la même manière. Lorsqu'ils le puisent directement dans l'air, on dit que ce sont des microbes *aérobies;* lorsqu'ils le prennent dans l'intimité des tissus de certains animaux ou de certaines plantes, absolument au loin de l'air, on leur donne le nom de microbes *anaérobies;* lorsque, enfin, ils se nourrissent indifféremment avec l'oxygène de l'air et avec l'oxygène des tissus organisés, on les qualifie du nom de microbes *aéro-anaérobies*.

Nous venons de dire, quelques lignes plus haut, que tous les microbes ne sont pas nuisibles à la santé, il nous faut encore revenir sur cette question.

Les microbes, au point de vue de leurs propriétés, peuvent être rangés en trois classes :

Les microbes *saprogènes*, ceux qui n'ont pas d'autre propriété que celle de dégager de mauvaises odeurs;

Les microbes *chromogènes*, ceux qui donnent exclusivement lieu à des colorations plus ou moins vives. Qui ne connaît, par exemple, la superbe coloration rouge que forme le *micrococcus prodigiosus* sur le pain, la colle de pâte, etc.?... Les taches de sang qui se voient sur les hosties ne sont pas dues à autre chose qu'à ce microbe. Le microscope a détruit la légende du sang du Christ. C'est le *bacillus cyanogenus* qui donne au lait la couleur bleu ardoise qu'il a assez souvent, etc.

Les microbes *pathogènes*, ceux qui nous intéressent ici, sont la cause de toutes nos maladies. Ils vivent en parasites sur l'homme et les animaux. Pour n'en citer que deux, nous nommerons le bacile de Koch ou de la tuberculose, et le bacille-virgule du choléra asiatique.

Comment ces microbes sont-ils pathogènes, c'est-à-dire nuisibles pour la santé? De deux manières : 1° en déterminant chez l'homme ou chez les animaux, ce qui, au point de vue médical, est tout un, des troubles fonctionnels; 2° en devenant le point de départ de véritables poisons, décrits par le professeur Gautier sous les noms de *ptomaïnes* et de *leucomaïnes*, résultats de leurs détritus.

Nous ajouterons d'ailleurs, à ce sujet, que ce dernier fait est aujourd'hui le point de départ de nombreuses discussions dans les corps savants; les uns veulent que le microbe soit la cause de tout le mal; les autres prétendent que le microbe n'est rien, que les ptomaïnes sont tout. Nous n'entrerons pas dans cette question; il nous faudrait dépasser le but de cet ouvrage essentiellement vulgarisateur.

Ce que nous devons ajouter, c'est que la mort qui résulte de la présence des microbes dans l'organisme est toujours causée par deux modes différents: par le pus (la suppuration) et par la septicémie, c'est-à-dire l'empoisonnement de l'organisme. Ce dernier mode appartient surtout aux ptomaïnes.

Telles sont les principales notions qu'il est indispensable de connaître, si on veut comprendre la pathologie microbienne et surtout si on veut arriver à appliquer un traitement efficace, raisonné, aux diverses maladies pour lesquelles l'existence du microbe est définitivement démontrée par d'irréfutables expériences.

Nous devons maintenant compléter ces notions préliminaires par différentes études; d'abord, celle du microscope, instrument sans lequel on ne saurait rien de tout ce que nous venons d'apprendre; ensuite celle des différents appareils qu'il est nécessaire d'employer pour cultiver les microbes et pour faire quelques expériences; en dernier lieu, celle des principaux antiseptiques qui peuvent permettre de détruire ces infiniment petits, causes primordiales de si grandes et si terribles affections.

— Pour voir les microbes, il est indispensable d'avoir un microscope.

Nous ne nous arrêterons pas évidemment à décrire le microscope composé; cette étude appartient aux traités de physique et aux ouvrages de science pure.

Mais ce qu'il convient de savoir, si on veut tenter de faire quelques études de micrographie humaine, c'est qu'on ne peut pas se servir de tous les microscopes.

Rien, en réalité, n'est plus difficile que de choisir un bon microscope; cependant ceux des maisons Nachet, Bézu et Hauser, Verick de Paris, sont excellents; ceux de Leitz à Wetzlar et ceux de Zeiss à Iéna sont également très renommés.

Pour qu'un microscope fonctionne bien, il faut, d'abord, que le corps de l'appareil lui-même soit bien établi et équilibré; il est surtout indispensable qu'il soit muni d'une crémaillère permettant de le faire mouvoir rapidement de haut en bas et d'une vis micrométrique servant à obtenir des mouvements à peine perceptibles.

L'éclairage présente encore une grande importance. Le microscope ne peut être parfait que s'il est muni d'un large miroir et d'un système particulier d'éclairage à grand angle d'ouverture, connu sous le nom d'*éclairage condensateur d'Abbé*. Cet éclairage permet d'apercevoir nettement les plus fines bactéries sans que leurs contours soient le moins du monde troubles.

Lorsque le microscope est établi comme nous venons de le dire, il n'y a encore que la partie accessoire de terminée; restent les lentilles à choisir.

On sait que les lentilles qui sont placées dans les microscopes portent les noms d'oculaires et d'objectifs, suivant qu'elles sont destinées à être placées directement auprès de l'œil de l'observateur (*oculaire*) ou au-dessus de l'objet à examiner (*objectif*).

Les oculaires n'ont qu'un intérêt relatif, comparativement aux objectifs. Il suffit, en général, d'en posséder deux, un faible et un fort.

Les objectifs doivent être en bien plus grand nombre. Il est nécessaire d'en avoir un ou deux assez faibles, de façon à pouvoir grossir les objets à 20, 100, 200 ou 300 diamètres au plus. Suivant le fabricant adopté, il faut choisir les numéros 2 et 7 de Nachet, 2 et 7 de Bézu et Hauser, 3 et 7 de Verick, 3 et 7 de Leitz et les systèmes D et E de Zeiss. Ces objectifs de petits grossissements portent le nom d'objectifs à sec, par opposition aux objectifs à immersion qui permettent seuls de donner de très forts grossissements.

Il est, en effet, impossible de voir le moindre microbe, si on ne se sert pas d'un objectif à immersion. Avec les grossissements de 20 à 300 diamètres, on ne peut voir que les objets relativement gros, les globules du sang, les globules du pus, les spermatozoïdes, etc., la constitution intime des différents tissus, etc...

En employant les objectifs à immersion à l'eau ou à l'huile, on peut, au contraire, voir les infiniment petits, c'est-à-dire des microbes qui n'ont souvent pas plus de 1 dixième de millième de millimètre de diamètre, et même quelquefois moins. Que le lecteur veuille bien songer un instant à la grandeur du millimètre, qu'il suppose cet espace déjà si étroit divisé en mille parties égales, et chacune de ces mille parties en dix et il aura une idée de la petitesse des microbes en même temps qu'un aperçu de la puissance des microscopes modernes.

On donne le nom d'objectif à immersion, à ceux qu'il est nécessaire de rapprocher tellement près de l'objet pour le grossir, que la lumière ne pourrait traverser la lentille si on ne prenait le soin de la faire plonger dans une goutte d'huile ou d'eau.

Les numéros qu'il convient d'acheter pour ces divers objectifs sont les suivants : numéros 9 ou 10 de Nachet, 10 ou 12 de Verick, $\frac{1}{16}$ de Leitz, $\frac{1}{12}$ ou $\frac{1}{18}$ de Zeiss.

Les différents grossissements qu'ils donnent le plus habituellement varient entre 430 et 1,500 diamètres; mais on peut, en combinant certains oculaires et certains objectifs à immersion, atteindre des grossissements qui dépassent 2,000, 3,000 et 4,000 diamètres.

Un mètre vu avec ces combinaisons de lentilles deviendrait aussi long, si cet examen microscopique était possible, qu'une demi-lieue (2,000 mètres) et même qu'une lieue (4,000 mètres).

Un microbe ayant une dimension réelle de 1 dixième de millième de millimètre devient presque aussi gros qu'un demi-millimètre (4,000 diamètres)!

Mais, comment peut-on mesurer de semblables dimensions, doit-on penser aussitôt?

Rien n'est plus simple que cette question, impossible à résoudre au premier moment, en apparence du moins. Tous les fabricants de microscope vendent des micromètres objectifs dans lesquels le millimètre est divisé, suivant le besoin, en 100, 500, 1,000 et 10,000 parties. Il suffit donc, pour savoir quelle peut être la dimension d'un microbe de le placer directement sous l'un de ces micromètres et de lire le nombre de divisions qu'il occupe.

Comme on doit bien le comprendre, tous ces instruments nécessitent des soins de fabrication extrêmement délicats. Souvent il faut jeter au rebut 100 et 1,000 lentilles avant d'en obtenir une qui soit parfaite.

Aussi les prix des objectifs sont-ils extrêmement élevés. On ne peut pas avoir un objectif à immersion à moins de 150 francs, et encore il ne s'agit, dans ce cas, que des plus simples. Les bons objectifs à immersion coûtent en général 200, 300 et 500 francs. Il y en a même quelques-uns, mais ceux-là ne sont fabriqués que sur commande, qui ont été payés jusqu'à 1,000, 2,000 et 3,000 francs !

Le diamant le plus pur n'a jamais atteint de semblables prix ! Les lentilles les plus chères ne sont pas, en effet, les plus grandes ; c'est même un fait digne de remarque que de constater que les lentilles qui donnent les plus forts grossissements sont toujours les plus petites. Souvent, elles ne dépassent pas la grosseur d'une tête d'épingle.

En résumé, pour avoir un bon microscope il faut compter faire une dépense minime de 600 à 700 francs : 250 à 300 francs pour l'objectif à immersion seul, 250 à 300 francs pour le reste de l'instrument.

Sans cet outillage préalable, impossible de faire de la micrographie.

Nous allons voir maintenant que ce n'est encore rien, et que les dépenses à faire pour se lancer dans la voie des études pastoriennes atteignent nécessairement des sommes considérables.

Nous parlerons rapidement des principaux objets de verrerie et des divers appareils qu'il est indispensable d'avoir dans tout laboratoire sérieux de microbiologie.

Le premier instrument de verrerie indispensable consiste en une longue pipette de verre effilée à l'une de ses extrémités et mousse à l'autre. Ces pipettes doivent être en grand nombre.

Ensuite, il faut posséder un certain nombre de ballons en verre, à fond plat ; les uns à goulot droit ouvert, les autres à goulot fermé à l'émeri par un bouchon creux se terminant par un tube effilé ouvert.

Les pipettes comme les ballons portent naturellement le nom de Pasteur : pipettes Pasteur, matras et ballons Pasteur.

Les tubes à essai, tubes absolument semblables à ceux dont on fait usage pour les réactions chimiques et notamment pour les analyses d'urine, sont également d'un usage courant en bactériologie.

D'autres tubes ayant la forme d'un U renversé (tubes en U de Pasteur) sont très utiles pour les opérations qui doivent être faites à l'abri du contact des germes atmosphériques. Ces tubes sont surmontés, au niveau de leur courbure, niveau formant leur partie supérieure, d'un long tube effilé en son milieu; sur les côtés, ils sont munis de deux petits tubes très étroits recourbés parallèlement aux deux branches de l'U qui ne sont, en réalité, que deux tubes à essai placés l'un à côté de l'autre et réunis à leur sommet par un tube en fer à cheval.

Quant aux vases à sérum, ce sont simplement de grands bocaux de deux litres environ, bouchés par un bouchon de liège, traversé lui-même sur un des côtés, par un long tube de verre plongeant obliquement jusqu'au fond du récipient, et coudé à angle droit à l'extérieur. Afin d'empêcher l'air de pénétrer dans le vase, on recouvre le bouchon d'une couche serrée d'ouate, ficelée par plusieurs tours de fil; l'air, en traversant l'ouate, ne peut arriver que filtré au contact du bouchon.

Tous ces appareils de verrerie, depuis la pipette jusqu'au vase à sérum, servent à la culture des microbes.

Avec les pipettes on peut conserver à l'abri de l'air une petite collection de liquide de culture ou même de liquide ensemencé de microbes pathogènes, c'est-à-dire virulents et capables de donner certaines maladies.

Les matras et les ballons servent à préparer les bouillons destinés à cultiver les microbes (*bouillons de culture*).

Les tubes à essai servent également à cultiver les microbes, lorsqu'il est nécessaire de se servir non plus de bouillons mais de substances solides comme la gélatine, par exemple.

Pour éviter le contact de l'air ambiant tous ces instruments sont bouchés avec des boulettes plus ou moins grosses d'ouate hydrophile antiseptisée suivant les besoins.

En outre, avant de se servir de ces objets de verre, il est nécessaire qu'ils soient lavés d'une façon spéciale, puis séchés et placés dans des fours à flamber.

Nous dirons quelques mots de ces fours, mais il importe de parler préalablement des procédés qu'il convient d'employer pour le lavage de la verrerie.

Ce lavage n'est pas un nettoyage banal; il faut d'abord se servir d'une solution de potasse, puis d'eau, afin d'enlever la potasse qui pourrait rester sur les parois.

Ensuite il faut rincer avec de l'eau contenant 20 grammes d'acide sulfurique ou vitriol par litre d'eau.

Après séchage, il faut alors se servir du four à flamber.

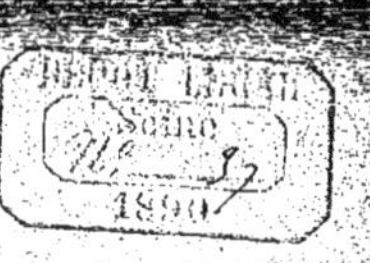

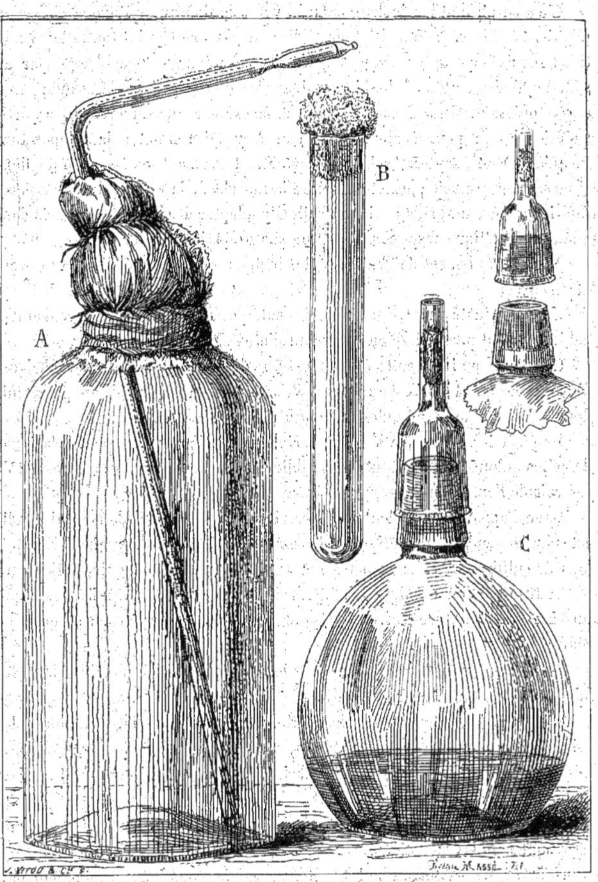

Instruments de verrerie en usage pour l'étude des microbes.

C: Matras, B: Tube à essai, A: Vase à sérum.

C'est en plaçant les instruments de verrerie dans une étuve sèche qu'on peut les stériliser. Le four Pasteur réalise au plus haut point toutes les conditions requises pour ce genre d'opérations. Ce four est représenté par un grand cylindre en tôle, à double paroi, au-dessous duquel se place un appareil à gaz puissant. Comme ce cylindre est fermé par un couvercle à sa partie supérieure, on peut facilement arriver à y faire monter la température jusqu'à 180° et même 200°. Un thermomètre traversant un bouchon de liège situé sur le couvercle permet de suivre la marche de la température. La paroi inférieure formant grillage, il est facile d'y adapter des objets renfermés dans un seau métallique suspendu lui-même par un petit fil de fer.

Après deux heures de chauffage, les instruments sont stérilisés et peuvent être retirés.

Un autre instrument, également inventé par Pasteur, sert encore d'étuve; cet instrument porte, d'ailleurs, le nom d'étuve Pasteur.

Construite en bois, cette étuve n'est pas destinée à supporter des chaleurs plus élevées que 45°. C'est au moyen d'un courant de vapeur d'eau qui circule dans le bas de l'appareil qu'on obtient la chaleur désirée.

On place les instruments de verrerie sur des planches étagées, à la façon de celles qu'on voit dans toutes les bibliothèques. Une porte vitrée permet de les voir de l'extérieur, sans ouvrir l'étuve.

Dans l'appareil précédent, la verrerie est mise à vide; dans celui-ci, elle est placée pendant l'expérience elle-même, c'est-à-dire lorsque les bouillons de culture ont été ensemencés et versés dans les vases qui conviennent.

Cette opération a uniquement pour but de soumettre les milieux de culture à une température convenable, pour leur permettre de germer d'une façon régulière.

— Voyons maintenant quels sont les procédés qu'on emploie dans les laboratoires pour cultiver les microbes.

Toutes les substances sur lesquelles les microbes peuvent trouver les principes nécessaires à leur nutrition, sont susceptibles de permettre aux microbes d'évoluer, comme ils le font dans l'économie animale, qu'il s'agisse de l'homme ou des animaux.

Ces substances, auxquelles on a donné le nom général de *milieux de culture*, sont liquides ou solides.

Nous ne les passerons point toutes en revue, nous bornant simplement à signaler les plus employées :

Les *bouillons* de viande parmi les milieux liquides, la *gélatine*, le *sérum* et la *pomme de terre* parmi les milieux solides.

Comme milieux liquides, on se sert aussi, dans certaines circonstances, de lait et d'urine.

Les *bouillons* de viande ne ressemblent en rien à ceux que font nos cuisinières ; leur préparation n'a rien à voir avec l'art de Vatel.

Ils se font par macération à chaud ou mieux à froid. La première méthode est rapide, la seconde demande vingt-quatre heures de préparation.

Dans l'un et l'autre cas, on place 500 grammes de viande, hachée finement, privée d'os, de graisse, de tendons et de déchets quelconques, dans un litre d'eau distillée.

Si on se sert d'eau froide, on laisse le tout macérer pendant vingt-quatre heures.

Si on se sert d'eau chaude, on laisse macérer pendant une demi-heure seulement, mais en ayant soin que la température de l'eau ne dépasse pas 50° et reste constamment à ce degré. Pour cela, on est obligé de se servir d'un appareil spécial, connu sous le nom d'*autoclave*.

Après cette première opération, il est bien évident qu'il faut filtrer le bouillon obtenu. On y ajoute 1/2 0/0 de sel marin et un peu de phosphate de potasse.

Le bouillon pur est définitivement préparé ; il ne reste plus qu'à le répartir dans les divers récipients en verre préparés à cet effet.

Une fois versés dans ces récipients, on place les bouillons dans le four Pasteur, et si au bout des 48 heures, ils sont restés absolument intacts, en un mot s'il ne contiennent aucune impureté, on commence à les ensemencer.

La viande employée pour préparer ces bouillons est généralement le bœuf, le veau et la poule ; on peut se servir aussi de cheval, d'âne, de cochon, de mulet et de lapin.

La *gélatine* se prépare en faisant macérer à froid, pendant 24 heures, dans 500 grammes d'eau distillée, 250 grammes de viande comme celle que nous venons d'employer pour préparer les bouillons.

A ce liquide on ajoute successivement 10 0/0 de gélatine ou blanc-manger, puis 1 0/0 de peptone Chapoteaux, 1/2 0/0 de chlorure de sodium et une petite pincée de phosphate de soude.

Après avoir chauffé le tout dans un autoclave à 100° ou 115°, on filtre et on obtient le produit désiré qui doit se prendre en masse par le refroidissement.

Comme plus haut, on verse la gélatine dans des tubes à essai et on laisse ces tubes séjourner le temps nécessaire dans l'étuve pour s'assurer que la préparation ne renferme pas d'impuretés.

La préparation du sérum pour milieu de culture microbienne est assez compliquée. On commence par prendre du sang dans la jugulaire et mieux dans la carotide d'un animal. Au moyen d'une canule et d'un tube en caoutchouc, on amène le sérum dans un vase spécial dont nous avons déjà donné la description.

Au bout de 24 à 48 heures, le caillot de sang qui s'est formé dans le vase, s'est suffisamment rétracté pour qu'on puisse recueillir le sérum. On retire ce sérum en l'aspirant dans de petites pipettes préalablement stérilisées, puis fermées à la lampe aussitôt qu'elles ont été remplies.

Lorsqu'on veut se servir du sérum comme milieu de culture, on le fait alors passer des pipettes dans des tubes à essai et on le solidifie en le plaçant dans un appareil où il subit une température de 68° environ.

Il existe un bon nombre de procédés pour préparer les *pommes de terre* comme milieu de culture.

Celui de M. Roux, un des éminents collaborateurs de Pasteur, est le plus simple et le meilleur.

On coupe la pomme de terre en tranches rectangulaires de 1 centimètre 1/2 de large sur 5 de long, puis on place chacun des morceaux dans un tube à essai légèrement étranglé à sa partie inférieure, de façon que la pomme de terre ne puisse pas tomber jusqu'au fond du tube. On ferme le tout par un bouchon d'ouate, et on fait chauffer pendant 3/4 d'heure, dans l'autoclave que nous connaissons, en commençant par une température de 100° pour terminer par 120°.

— Pour se livrer à la culture des microbes, il est indispensable d'avoir d'abord plusieurs pipettes Pasteur, ensuite un certain nombre de fils de platine stérilisés fixés au bout d'un manche nommé porte-aiguille.

L'opération de l'ensemencement d'un bouillon se compose de trois temps distinctifs : 1° l'ensemencement proprement dit ; 2° et 3° l'ouverture et la fermeture du ballon contenant le bouillon de culture.

On comprend que l'ouverture et la fermeture des ballons présentent certaines difficultés de détails pour éviter la pénétration des poussières de l'air atmosphérique.

Ces deux temps demandent pour être menés à bien qu'on tienne le ballon incliné dans la paume de la main gauche et bien immobilisé.

Pour pratiquer l'ensemencement, on porte dans l'intérieur du ballon ouvert la semence sur laquelle on désire expérimenter, soit avec une pipette Pasteur, soit avec un fil de platine.

Voici le bouillon ensemencé et le ballon rebouché, suivant les règles que nous venons d'indiquer ; il faut maintenant favoriser le développement, la pullulation des microbes, car cette phase de la culture s'opérerait assez mal si on la laissait évoluer à l'air libre, soumise à toutes les variations de température.

Les microbes ne se développent bien que lorsqu'ils sont exposés à une température régulière de 35° à 40°, en moyenne 37°.

L'étuve de Pasteur ou bien celle d'Arsonval doivent alors entrer en scène ; c'est dans leur intérieur qu'on place les ballons.

L'ensemencement des tubes à essai, à moitié remplis de gélatine, se fait au moyen du fil de platine chargé de microbes

On renverse sens dessus dessous le tube de gélatine et on enfonce rapidement l'aiguille de platine jusqu'à 3 centimètres environ.

On rebouche aussitôt le tube avec la bourre d'ouate qu'on avait préalablement enlevée.

L'ensemencement de la pomme de terre placée en tubes, selon la méthode de M. Roux, se fait à peu près de la même manière que celui que nous venons de décrire à propos de la gélatine.

On incline le tube de manière à ce qu'aucun des germes atmosphériques ne puisse y tomber, puis on pique le tubercule stérilisé soit avec un fil de platine, soit avec une pipette ; quelques micrographes préfèrent tracer quelques stries superficielles, au lieu de procéder par piqûre.

Lorsque nous avons parlé des microbes au début de ce chapitre, nous avons vu que ces infiniment petits comprennent, au milieu de leurs nombreuses variétés, deux grandes classes, celle des aérobies et celle des anaérobies. Il est évident que les procédés de culture que nous venons de rappeler ne peuvent concerner que les aérobies ; pour cultiver les anaérobies, il est nécessaire de les mettre complètement à l'abri de l'air, ce qui amène de nouvelles précautions à prendre.

Il faut d'abord faire le vide dans les verres contenant la culture, ensuite remplacer ce vide par un gaz inerte qui est tantôt de l'acide carbonique, tantôt de l'hydrogène.

Les diverses machines à faire le vide sont : 1° la machine pneumatique à mercure d'Alvergniat ; 2° la trompe à eau.

Nous ne nous arrêterons pas à la description de ces appareils très compliqués, surtout le premier ; ceux de nos lecteurs qui désireraient les connaître, en trouveront les détails dans tous les ouvrages de physique moderne un peu complets.

Les milieux de culture employés sont toujours les mêmes : les bouillons, la gélatine, la pomme de terre, etc...

Il est facile de comprendre que la culture des microbes anaérobies est forcément beaucoup plus délicate que celle des aérobies. Aussi est-elle peu employée, relativement à l'autre.

Nous ajouterons, d'ailleurs, qu'à la gloire de notre pays, les anaérobies n'ont jamais été bien cultivés qu'en France. C'est encore de l'Institut Pasteur qu'est sortie la méthode qui permet de faire ce genre d'ensemencement.

Ces divers milieux de culture, une fois qu'ils ont pris tout le développement nécessaire, peuvent être inoculés à l'homme ou aux animaux, le plus souvent à ces derniers, en raison de la somme d'inconnu qui règne encore en microbie.

Bien plus, ils peuvent être atténués, soit au moyen de certains agents physiques (comme l'oxygène, la chaleur et la lumière, qui ont la propriété de diminuer leur virulence), soit en passant successivement par l'organisme de divers animaux.

L'inoculation de ces milieux de culture, amoindris artificiellement dans leur virulence, est destinée à guérir un grand nombre de maladies d'ici quelques années seulement.

Quand Jenner pratiquait la vaccination, il ne savait pas pourquoi le vaccin préservait de la variole. Aujourd'hui, Pasteur nous a appris à savoir vacciner les animaux contre un grand nombre de maladies (rouget, charbon, choléra des poules, etc...), l'homme contre la rage. Le jour n'est probablement pas bien éloigné où on pourra tenter la vaccination contre toutes les maladies infectieuses et virulentes.

Les inoculations virulentes peuvent se faire suivant plusieurs méthodes. Il faut citer les inoculations dermiques, les inoculations intra-péritonéales, les inoculations intra-veineuses, les inoculations dans la chambre antérieure de l'œil et les inoculations par les voies digestives.

En général, c'est avec la seringue de Pravaz, c'est-à-dire avec la seringue dont les médecins se servent pour faire les injections sous-cutanées de chlorhydrate de morphine, qu'on fait les injections virulentes microbiennes.

Ce petit instrument a l'avantage, lorsqu'il est fabriqué avec soin, d'avoir une capacité bien déterminée, égale à 1 centimètre cube environ. De plus, il permet une désinfection facile; cette désinfection doit être faite avec une solution de créoline, substance qui n'altère pas l'appareil.

Lorsque la culture microbienne à inoculer est liquide, il est tout à fait

CORBEIL. IMP. CRÉTÉ ET FILS.

simple de se servir de la seringue Pravaz; on la remplit directement en la plongeant dans le liquide qu'on aspire en tirant le piston.

Lorsque la culture microbienne à inoculer est, au contraire, solide, la pratique instrumentale est encore très simple, mais, cependant, un peu plus compliquée. Il faut, d'abord, prendre une parcelle de la culture avec un fil de platine stérilisé, puis délayer cette parcelle dans une quantité donnée de bouillon de culture. C'est ce bouillon qu'on aspire alors avec la seringue de Pravaz.

Mais ce ne sont pas toujours des cultures microbiennes qu'on désire inoculer; ce sont parfois aussi des produits pathologiques liquides ou solides.

Avec les produits pathologiques liquides, le procédé d'inoculation est le même qu'avec les cultures liquides. On aspire directement le produit en tirant le piston de la seringue.

Avec les produits pathologiques solides, il faut délayer préalablement au mortier un petit fragment malade dans un peu d'eau stérilisée, filtrer, puis aspirer au moyen de la seringue. C'est ainsi que procède Pasteur pour faire ses inoculations contre la rage; il délaye une petite quantité de moelle rabique dans un peu d'eau stérilisée; il filtre et pousse l'injection sous la peau du patient. Il en est de même des fameuses injections sous-cutanées du professeur Brown-Séquard; on sait que ces injections sont formées avec des testicules écrasés, pilés dans de l'eau stérilisée, puis filtrée et enfin injectée sous la peau.

— Les inoculations dermiques peuvent être faites de deux manières : superficiellement et profondément. Les inoculations superficielles se font simplement en déposant le liquide virulent sur de légères scarifications cutanées; les inoculations profondes se font en injectant le liquide virulent dans le tissu cellulaire sous-cutané. On fait un pli à la peau, on pique l'aiguille de la seringue dans ce pli, à la base, puis on pousse l'injection.

Ce sont ces deux procédés qu'on emploie sur l'homme. Les autres méthodes, celles que nous allons décrire maintenant, n'ont encore trouvé leur application que dans la thérapeutique vétérinaire ou expérimentale. Une de ces méthodes cependant paraît appelée à rendre de grands services en médecine humaine; nous voulons parler des inoculations intra-veineuses. Jusqu'ici on n'a pas encore osé les tenter sur l'homme, on s'est borné à les pratiquer sur les bêtes; or, comme elles donnent d'excellents résultats lorsqu'elles sont pratiquées avec tout le soin désirable, il est certain qu'elles pourraient rendre de très grands services aux praticiens.

— Les inoculations intra-péritonéales ne se font absolument que chez les animaux, encore pas chez tous, à cause de la possibilité d'une péritonite. Les lapins et les cobayes (cochon d'Inde) doivent être les animaux préférés.

On fait avec la main gauche un énorme pli à la peau du ventre, comprenant toute son épaisseur jusqu'à l'intestin. Ceci fait, il suffit d'enfoncer l'aiguille de la seringue à la base de ce pli de façon à ce que l'aiguille semble libre dans la cavité abdominale. Une simple poussée du piston de la seringue suffit pour terminer l'injection.

Les inoculations intra-veineuses sont faciles à faire, surtout chez les lapins, les poules et les pigeons; chez les lapins, on choisit la veine qui longe le bord postéro-externe de l'oreille.

La seule précaution à prendre consiste à ne se servir que d'un liquide parfaitement irréprochable en ce qui concerne sa préparation; dans le cas contraire, il pourrait se produire un petit caillot et consécutivement une embolie mortelle. C'est, d'ailleurs, la possibilité d'un semblable accident qui a empêché les médecins de préconiser ce mode de traitement chez l'homme.

— Les inoculations dans la chambre antérieure de l'œil ne se font également que chez les animaux; elles constituent un fait expérimental et rien de plus.

Pour les bien pratiquer, il est nécessaire d'observer les deux règles suivantes : 1° insensibiliser l'œil en instillant sur la conjonctive oculaire une solution de chlorhydrate de cocaïne; 2° faire pénétrer l'aiguille de la seringue dans l'intérieur de l'œil.

— Les inoculations par les voies digestives peuvent être employées aussi bien chez l'homme que chez les animaux. Leur méthode opératoire est on ne peut plus simple : avaler ou faire avaler une culture quelconque microbienne, en même temps que les aliments.

Nous nous faisons un devoir de rappeler à ce propos l'audacieuse expérience que fit le Dr Bochefontaine sur lui-même, pendant l'épidémie de choléra de 1884-1885. Il avala, on le sait, des boulettes composées de matières fécales et de déjections de cholérique ! Ce malheureux et jeune savant est mort depuis cette époque. On ne saurait trop raconter son dévouement; ce sont ceux-là, les inconnus du grand public, qu'il faut faire connaître.

— Arrivons maintenant aux divers procédés employés pour atténuer les virus. Il est évident que, si on fait des inoculations de culture pure au point de vue expérimental, ce sont surtout les inoculations de virus atténués qui seront employées plus tard.

Depuis longtemps on savait, par l'observation, qu'une première atteinte d'une maladie virulente donnait presque à coup sûr l'immunité. En outre, la

207

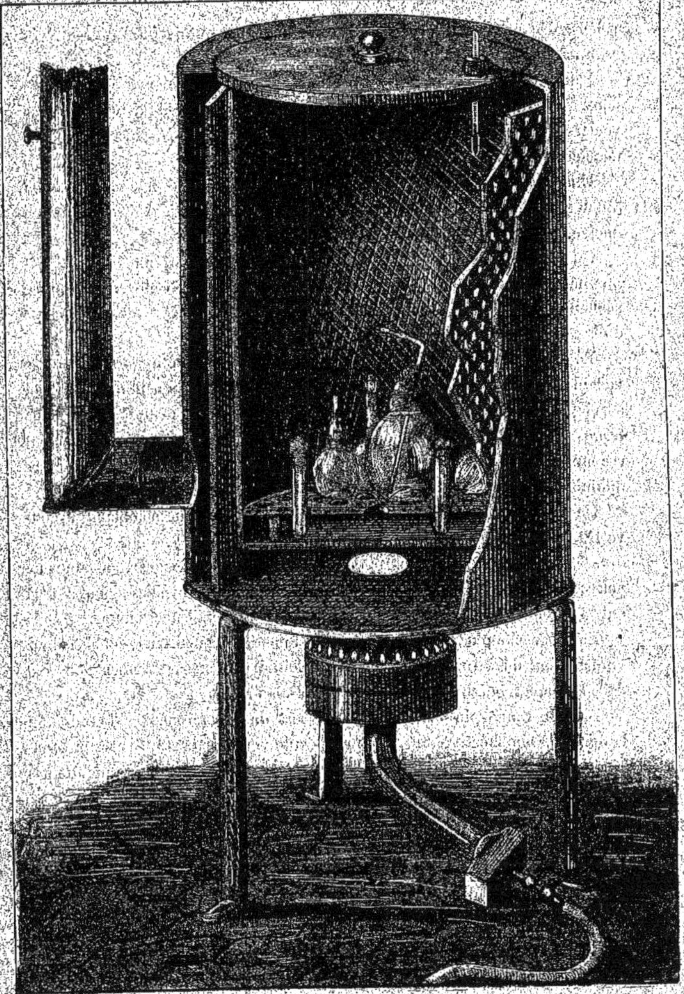

Four Pasteur.

26

célèbre découverte de la vaccination, par Jenner, avait éveillé l'attention des savants.

Mais pourquoi les maladies virulentes ne reviennent-elles presque jamais deux fois chez l'homme; pourquoi le vaccin empêche-t-il la variole de se déclarer pendant les épidémies? Ces questions n'ont été résolues qu'à partir des découvertes pastoriennes.

Une fois le microbe connu, il était donc tout indiqué de chercher à en atténuer la virulence pour tâcher de vacciner l'organisme contre son action nocive.

On a bien objecté que la vaccination par des virus atténués ne donnait qu'une immunité très courte et par suite sans valeur. Cette objection est réellement sans fondement; ne sait-on pas, en effet, que le vaccin ne protège de la variole que pendant 5 ou 10 années?

Eh bien! que demain on vienne à trouver un procédé infaillible pour se vacciner contre la phtisie pulmonaire, qui donc hésitera un seul instant à s'en servir, ne dût-il être protégé qu'une année? Pour notre compte, nous nous ferons vacciner un des premiers lorsque cette découverte sera officiellement reconnue par le monde scientifique; si cette vaccination ne doit nous protéger qu'une année, nous la recommencerons l'année suivante, et ainsi de suite.

Ne mériterait-il pas une statue d'or, celui qui ferait une semblable découverte!

— Il existe un certain nombre de procédés pour atténuer les virus, nous ne pouvons les décrire ici; l'intérêt de ces grandes découvertes nous a déjà entraînés, nous le sentons, dans de trop nombreux détails techniques.

Le procédé le plus célèbre, et en même temps le plus curieux, consiste dans l'inoculation du virus à toute une série d'animaux, successivement, ou bien dans l'inoculation à une espèce animale réfractaire.

Pour le rouget du porc, Pasteur se sert du virus inoculé d'abord à un lapin. Cet animal est réfractaire au rouget; le virus, en passant par son organisme, diminue donc de virulence. Injecté ensuite au porc, il ne lui donne pas la maladie, il le vaccine tout simplement.

Pour la rage, on se sert de moelle d'animaux atteints de rage après expérience; le virus ainsi transplanté d'un animal sur un autre perd suffisamment sa propriété virulente pour pouvoir être employé comme moyen thérapeutique.

Par quels procédés les virus atténués arrivent-ils à être tolérés par l'organisme, et à conférer l'immunité jusqu'à un certain point?

Très probablement à la façon habituelle des poisons. On sait qu'en prenant d'abord de petites doses on arrive progressivement à des doses plus fortes et enfin à des doses toxiques sans s'exposer au moindre danger. Les petites doses du début ont servi de vaccin contre les fortes doses qui devraient empoisonner dans les circonstances ordinaires.

On injecte d'abord une petite dose de virus, ou plus exactement une dose de virus à peine virulent, puis une dose plus virulente et ainsi de suite jusqu'à une dose très forte, et la vaccination est obtenue. La maladie contre laquelle on s'est fait vacciner vient-elle à éclater, elle n'a plus de prise sur l'organisme habitué à supporter son principe toxique.

— Les microbes peuvent se voir au microscope, sans qu'il soit besoin de recourir à aucun procédé de coloration, en plaçant simplement, sous la lentille de l'objectif à immersion, le milieu de culture qu'on désire étudier.

Ce mode d'examen, sans coloration microbienne, est assurément le seul qui permette de se rendre un compte bien exact de la nature et de l'organisation intime des infiniment petits. On peut ainsi se rendre compte de la forme en bâtonnets ou en filaments de chaque espèce de microbe; on peut encore observer leur degré de réfringence et finalement la nature de leurs mouvements propres.

Si le milieu de culture à examiner est liquide, il suffit d'en déposer une gouttelette sur une lame de verre et de la recouvrir d'une lamelle extrêmement mince. On peut encore examiner ce liquide, suivant la méthode du professeur Koch, dans une lame creuse, formant à son centre comme une sorte de petit godet; ce dernier procédé porte le nom de *cultures en cellules*.

Si le milieu de culture à examiner est solide, le procédé d'examen est identiquement le même, seulement il faut avoir soin, au préalable, de dissoudre un fragment minuscule de la culture dans une goutte de bouillon bien stérilisé.

Lorsqu'on examine les microbes après les avoir colorés, il est évident qu'on peut les voir avec bien plus de facilité. Seulement, au point de vue de la physiologie du microbe, il est impossible de faire la moindre observation. Le microbe est coloré, mais il est mort.

Les procédés employés pour la coloration des microbes sont extrêmement nombreux. Toutes les matières colorantes sont extraites de la richissime gamme de couleurs fournie par la houille; ce sont certains savants qui ont découvert cette propriété spéciale des couleurs d'aniline vis-à-vis des microbes, citons : Koch, Ehrlich, etc...

Les couleurs d'aniline se vendent en poudre ou en cristaux; elles s'emploient sous la forme de solutions alcooliques.

Les principales sont : la fuschine, le violet de méthyle B, le violet de gentiane, le krystall-violet, le bleu de méthyle, l'éosine, le fluorescéine.

Les cinq premières de ces substances sont *basiques*, les deux dernières *acides*.

Les colorantes basiques ont de l'action sur les microbes ; les colorantes acides, sur les matières environnantes. On voit ainsi qu'on peut colorer les microbes d'une couleur spéciale et colorer le reste de la préparation d'une autre manière, de façon à mieux faire ressortir la préparation.

Naturellement nous ne pouvons donner ici des détails très complets sur toutes ces questions. Il faudrait entrer dans des descriptions exclusivement techniques, qui n'ont rien à voir dans un ouvrage de vulgarisation. C'est dans les laboratoires qu'il faut aller si on veut compléter son instruction sur ce point particulier.

Cependant, nous pensons qu'il sera intéressant pour quelques-uns de nos lecteurs de connaître un certain nombre des principales formules ; ils pourront ainsi se faire une idée des splendides couleurs que fournissent les produits d'aniline.

Le professeur Malassez emploie la préparation suivante pour obtenir un liquide de coloration bleue :

Eau d'aniline, 9 centimètres cubes ; alcool absolu, 1 centimètre cube ; solution alcoolique de bleu de méthyle, 1 centimètre cube.

Weigert obtient une belle couleur violette en se servant du mélange suivant :

Méthyl violet, 6 B, en solution saturée à chaud, 68 grammes ; alcool absolu, 11 grammes ; huile d'aniline, 3 grammes.

La solution suivante est d'un beau rouge ; c'est Ehrlich qui en a donné la formule :

Eau d'aniline, 9 centimètres cubes ; alcool absolu, 1 centimètre cube ; solution saturée de fuschine, 1 centimètre cube.

Orth se sert de la formule suivante pour le picro-carmin :

Eau saturée de carbonate de lithine 100 grammes ; carmin, 2^{gr},50 ; eau saturée d'acide picrique.

Nous terminerons, enfin, en donnant le procédé employé par Ehrlich pour la coloration du bacille de la tuberculose.

Cette méthode est classique pour les bactériologistes ; on ne peut pas ne pas la connaître. Dans tous les cas, elle permet de se rendre bien compte de la méthode qu'on emploie pour colorer les microbes afin de les mieux voir sous le champ du microscope.

Le procédé d'Ehrlich pour la coloration du bacille de la tuberculose pulmonaire est basé sur ce fait d'observation que ce bacille coloré par l'aniline n'est pas décoloré par l'acide nitrique dilué dans l'eau, tandis que tous les autres éléments le sont.

Voici comment le Dr Talamon, un de nos micrographes les plus distingués, s'exprime pour exposer cette méthode :

« Le tissu ou le crachat qu'on veut examiner est étalé en couche mince sur une lamelle ; on laisse sécher à l'air, puis on passe la lamelle deux ou trois fois dans la flamme d'une lampe à alcool pour coaguler l'albumine. — La lamelle ainsi préparée est placée pendant douze à vingt-quatre heures dans un verre de montre contenant le liquide colorant. »

Ce liquide est la solution de Weigert :

Solution aqueuse saturée d'huile d'aniline . . . . , . . 100 c. c.
Solution alcoolique saturée de fuschine . . . . 11 c. c.

« On lave alors à l'eau distillée, puis dans une solution d'acide nitrique à 30. 0/0 jusqu'à ce que toute coloration ait disparu. On lave de nouveau à l'aide de l'eau distillée. — On plonge ensuite la lamelle dans une solution aqueuse de bleu de méthyle ; la préparation étant séchée et montée dans le baume de Canada montre les bacilles colorés fortement en rouge, les cellules avec leurs noyaux et les autres microbes étant colorés en bleu. »

— Nous en avons fini avec l'étude des microbes ; assurément, nous ne nous dissimulons pas tout ce que ce chapitre a d'aridité. Mais il était vraiment impossible d'exposer les idées médicales modernes sur les maladies microbiennes, sans ces connaissances préalables.

Nous allons étudier maintenant toutes les affections qui relèvent de la microbie. Nous commencerons d'abord par la rage et une nouvelle maladie, l'actinomycose ; ensuite, nous suivrons l'ordre alphabétique.

Nous pensons devoir ouvrir ce grand chapitre des maladies microbiennes par la rage, en raison du retentissement colossal qu'ont eu les travaux de Pasteur, à propos des inoculations sous-cutanées qu'il a appris à faire au monde entier pour se préserver contre ce terrible virus. Personne n'ignore que c'est à la suite de ses communications à l'Académie, qu'il s'est ouvert spontanément une souscription internationale pour la fondation d'un institut ; le sultan et le czar ont été les premiers à envoyer leurs adhésions. Cet institut, *l'Institut Pasteur*, fonctionne depuis 1 an 1/2 déjà ; on y soigne non seulement la rage, mais on y étudie aussi tout ce qui concerne la microbiologie. Les maîtres, c'est-à-dire les Grancher, les Roux, les Chamberland, etc., font leurs efforts pour faire de nouvelles découvertes ; les élèves peuvent y suivre des cours spéciaux et se livrer à des manipulations pratiques.

Après avoir parlé de la rage, nous dirons quelques mots de l'actinomycose, maladie aussi curieuse que nouvelle.

Une autre raison nous fait, enfin, placer la rage et l'actinomycose en tête de notre série pathologique : c'est que ces deux affections, tout en étant vraisemblablement microbiennes, ne peuvent encore être classées d'une manière rigoureuse; on ne connaît pas davantage le microbe de l'une que celui de l'autre.

N'y a-t-il pas là un fait bien intéressant à noter, à savoir que Pasteur a pu découvrir le procédé de la vaccination de la rage, sans cependant connaître encore le microbe qu'il a su vaincre.

Terminons donc, comme nous l'avons dit au début de ce long chapitre sur les microbes, en donnant quelques notions sur les antiseptiques, autrement dit sur les substances capables de détruire les microbes, d'empêcher leur formation. Au cours de nos études sur les maladies microbiennes, nous retrouverons constamment ces substances; leurs applications thérapeutiques seront très fréquentes.

L'art de guérir les maladies a changé complètement d'orientation; il reste assurément encore un bon nombre de médicaments de l'ancienne médecine. Il y a des vérités médicales connues depuis des siècles; elles ne disparaîtront jamais, cela ne fait aucun doute. Mais, la méthode scientifique de Pasteur a déjà permis de comprendre pourquoi tel ou tel médicament employé depuis longtemps avec succès était efficace. C'est ce que nous verrons au cours des études thérapeutiques dans lesquelles nous allons entrer.

— On donne le nom d'antiseptique à toute substance capable de tuer les microbes ou tout au moins d'en diminuer ou d'en arrêter les propriétés.

Les agents antiseptiques sont extrêmement nombreux, et leur liste est destinée à s'accroître chaque jour.

Jusqu'ici on juge de la valeur d'une substance antiseptique en expérimentant son action microbicide en vase clos (*in vitro*). Cette méthode, rigoureusement exacte au point de vue du laboratoire, ne se vérifie toujours pas malheureusement lorsqu'on veut l'appliquer à l'homme. L'estomac est une cornue, un alambic, tout ce que l'on voudra, mais il ne ressemble guère aux appareils chimiques du même nom; les réactions qui se passent dans l'un et l'autre sont bien différentes.

Il importe néanmoins, pour se fixer les idées en matière d'antisepsie, de pouvoir, théoriquement par le contrôle du laboratoire, classer les antiseptiques suivant leur degré de force.

Le Dr Miquel, dont nous avons déjà cité le nom, a classé les agents antiseptiques en six groupes :

1° antiseptiques extrêmement forts ; 2° antiseptiques très forts ; 3° antiseptiques forts ; 4° antiseptiques modérément forts ; 5° antiseptiques faibles ; 6° antiseptiques très faibles.

1° ANTISEPTIQUES EXTRÊMEMENT FORTS :

Acide fluorhydrique ;
Biiodure de mercure ;

Iode.

2° ANTISEPTIQUES TRÈS FORTS :

Bichlorure de mercure ;
Nitrate d'argent ;
Brome ;

Sulfate de cuivre ;
Eau oxygénée.

3° ANTISEPTIQUES FORTS :

Permanganate de potasse ;
Bichromate de potasse ;
Chlorure de zinc ;
Sulfate et chlorure de nickel ;
Thymol ;
Acide benzoïque ;
Acide salicylique ;
Phénol ;
Sulfophénates ;
Trichlorophénol ;
Aseptol ;

Acide cinnamique ;
Anisate de soude ;
Menthol ;
Pyrogallol ;
Résorcine ;
Naphtaline ;
Huile de genièvre ;
Hydrogène sulfuré ;
Chloral ;
Sulfure de carbone.

4° ANTISEPTIQUES MODÉRÉMENT FORTS :

Sels de quinine ;
Acide arsénieux ;
Acide borique ;
Alun ;
Benzoate de soude ;
Salicylates ;
Glycéroborates ;
Eucalyptol ;

Calomel ;
Boroglycéride ;
Sulfate de fer ;
Solution alcoolique de gaulthéria ;
Hypochlorite de soude ;
Acide citrique ;
Salicylrésorcinacétone.

5° ANTISEPTIQUES FAIBLES :

Borates de soude ;

Alcool ;

6° ANTISEPTIQUES TRÈS FAIBLES :

Chlorhydrate d'ammoniaque ;
Iodure de potassium ;
Chlorure de sodium ;

Glycérine ;
Sulfates ;
Hyposulfites.

À ces six catégories du Dr Miquel, il faut ajouter : 7° *les antiseptiques encore difficiles à classer*, qui sont : l'iodoforme, le musc, l'acide crésotinique, l'hélénine, la pyrocatéchine, l'hydroquinone, la kairine, la thalline, l'arbutine, le camphre, l'essence de térébenthine, le tannin, et 8° les *substances qui s'emploient dans les pansements :* le sous-nitrate de bismuth, l'oxyde de zinc, la tourbe, le sucre, le sphaigne.

Cette longue liste d'antiseptiques est cependant fort incomplète. Depuis l'époque où elle a été publiée par le Dr Miquel, de nombreux produits antiseptiques nouveaux ont, en effet, été découverts : le naphtol, le salol, la créoline, etc. Il est inutile que nous insistions davantage : une nouvelle liste serait condamnée à être elle-même incomplète, le lendemain du jour où elle serait publiée.

Toutefois, nous ne pouvons passer sous silence le naphtol B, nous aurons trop souvent à en parler.

Le professeur Ch. Bouchard, qui a le premier préconisé le napthol B, auquel, il faut le dire, on doit l'introduction de ce médicament dans la thérapeutique, a cherché à en déterminer l'équivalence antiseptique.

Il a comparé les doses nécessaires pour détruire diverses espèces de microbes (bacille typhique, bactéridie charbonneuse, etc.) avec les substances antiseptiques suivantes : naphtaline, iodoforme, salol, sublimé, biiodure de mercure, créosote, acide phénique, acide thymique, naphtol A et naptol B.

Voici les résultats auxquels il est arrivé :

1° Avec la *naphtaline* : il a fallu 4^gr 0/00 pour détruire le bacille typhique et la bactéridie charbonneuse ;

2° Avec l'*iodoforme* : il a fallu 2^gr,50 0/00 pour détruire le bacille typhique et 4^gr 0/00 pour la bactéridie charbonneuse ;

3° Avec le *salol* : il a fallu 2^gr,50 0/00 pour n'avoir qu'une petite colonie de bacilles typhiques et 3^gr 0/00 pour détruire la bactéridie charbonneuse ;

4° Avec le *sublimé* : il a fallu 8^gr,08 0/00 pour détruire le bacille typhique ;

5° Avec le *biiodure de mercure* : il a fallu 0^gr,10 0/00 pour détruire le bacille typhique et 0^gr,08 pour la bactéridie charbonneuse (?) ;

6° Avec la *créosote* : il a fallu 1^gr 0/00 pour détruire le bacille typhique ;

7° Avec l'*acide phénique* : il a fallu 0^gr,80 0/00 pour détruire le bacille typhique et la bactéridie charbonneuse ;

8° Avec l'*acide thymique* : il a fallu 0^gr,80 0/00 pour détruire le bacille typhique et la bactéridie charbonneuse ;

9° Avec le *naphtol A* : il a fallu 0^gr,15 0/00 pour détruire le bacille typhique ;

10° Avec le *naphtol B* : il a fallu 0^gr,15 0/00 pour détruire le bacille typhique et la bactéridie charbonneuse.

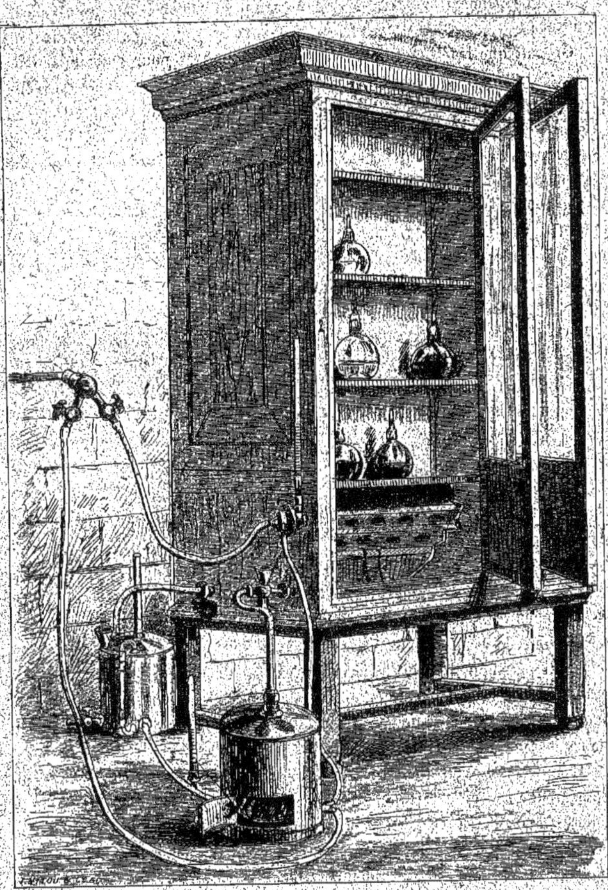

Étuve Pasteur.

— Un fait bien intéressant à signaler avant de clore ce chapitre, est encore celui-ci :

On sait que les Égyptiens se servaient d'essences pour embaumer leurs cadavres. Il était donc à présumer que ces essences devaient avoir de réelles propriétés antiseptiques. M. Chamberland et le professeur Bouchard se sont livrés à quelques recherches sur ce sujet.

Le premier a trouvé que certaines de ces essences jouissaient d'un pouvoir antiseptique extraordinairement efficace ; citons les essences d'Origan, de cannelle de Chine, de cannelle de Ceylan, d'angélique, de vespétro et de géranium d'Algérie.

Ces essences peuvent être mélangées en toute solubilité dans de l'eau alcoolisée à 20 0/0 si on observe exactement les doses suivantes pour 1 litre :

Eau distillée stérilisée	833 gr. 33
Alcool absolu à 100°	166 gr. 67
— d'origan	0 gr. 13
— de cannelle de Chine	0 gr. 18
— de Ceylan	0 gr. 07
— d'angélique	0 gr. 12
— de vespétro	0 gr. 06
— de géranium d'Algérie	0 gr. 11

On voit qu'il est possible, étant donné cette formule, d'arriver à obtenir une solution pouvant avoir un parfum très agréable, doublé d'un grand pouvoir antiseptique.

On s'explique également la réputation de certaines liqueurs, comme liqueurs hygiéniques et même anti-épidémiques. Qui ne connaît les liqueurs à base d'angélique, le vespétro, etc. ?

Enfin personne n'ignore que, dans les pays chauds, la cannelle joue un grand rôle parmi les condiments. Les Orientaux, qui mettent de la cannelle dans tous leurs aliments, font donc de l'antisepsie sans le savoir, tout comme le Bourgeois-gentilhomme faisait de la prose sans le savoir.

L'eau de Cologne qui renferme certaines de ces essences est donc un antiseptique ; et on a raison de s'en servir pour les usages quotidiens de la toilette. Mais il est certain qu'on pourrait composer une eau de Cologne beaucoup plus antiseptique que celle qui se vend habituellement, en se rapportant aux observations de MM. Chamberland et Charles Bouchard. Si nous étions pharmacien ou parfumeur, ce serait certainement là une des questions qui nous préoccuperait ; nous livrons, d'ailleurs, bien volontiers, notre idée à ceux qui pourraient être en mesure d'en tirer parti.

Le professeur Ch. Bouchard, qui a mesuré le pouvoir antiseptique du mélange que nous indiquons précédemment, a trouvé que son équivalent était de 0gr,114. En somme, ce mélange serait supérieur à celui du naphtol B.

CHAPITRE II

LA RAGE

DÉCOUVERTES MODERNES. — TRAITEMENT NOUVEAU

DÉCOUVERTES MODERNES

Il n'est assurément pas démontré que la rage soit une maladie microbienne, mais le retentissement qu'ont eu les travaux de Louis Pasteur sur cette question de la pathologie animale et humaine, nous oblige à leur donner une place dans cet ouvrage.

On sait que c'est à l'occasion du traitement préventif de la rage que le savant français a trouvé le moyen d'atténuer les virus, soit en diminuant leur intensité nocive, soit en amoindrissant leur quantité, et consécutivement le traitement des maladies virulentes par les injections sous-cutanées de ces virus atténués au point de pouvoir être considérés comme de véritables vaccins.

Mais comment se fait-il que le virus rabique, injecté sous la peau, puisse donner l'immunité ?

Si le microbe de la rage n'est pas encore découvert, Pasteur a prouvé d'une façon irréfutable que le virus rabique avait pour siège de prédilection les divers centres nerveux, c'est-à-dire le cerveau, le bulbe et la moelle.

A l'autopsie des malades ou des animaux morts de la rage, on ne voit aucune lésion apparente; impossible, en un mot, de trouver un seul point du corps qui soit altéré.

Babès a bien isolé du cerveau et de la moelle un microbe rond (genre des *coccus*) qu'il a pu, après trois générations de culture sur du bouillon de cerveau de lapin, inoculer en donnant artificiellement la rage. Mais ces expériences sont encore contestées.

Ce qu'il y a, au contraire, de parfaitement démontré, c'est que si on inocule de la substance nerveuse rabique dissoute dans du bouillon de culture stérilisé on donne fatalement la rage à l'animal qui subit l'inoculation. La rage se déclare encore plus sûrement, si, au lieu d'inoculer le virus sous la peau, on prend soin de l'introduire dans les méninges, c'est-à-dire à la surface du cerveau, après ablation préalable d'une petite rondelle osseuse de la boîte cranienne au moyen de l'opération du trépan.

Or, Pasteur a remarqué deux faits fort intéressants à connaître :

1° Si on pratique des inoculations rabiques sur des lapins, en se servant pour ces inoculations des moelles de ces lapins, la puissance du virus rabique va toujours en croissant. En d'autres termes, le lapin offre un terrain tellement favorable au développement de la rage, que la rage augmente toujours de virulence chaque fois qu'on la fait passer d'un animal quelconque par l'organisme d'un lapin, et même d'un premier lapin par l'organisme d'un second, d'un troisième, d'un dixième lapin, etc...

2° Si, au contraire, on expérimente sur le singe, la rage va en décroissant à mesure qu'on renouvelle la série des inoculations. L'organisme du singe, sans qu'on en sache la raison, est donc un mauvais terrain pour le développement de la rage.

C'est de cette constatation bizarre au premier abord, qu'est née l'idée de l'atténuation du virus rabique.

Puisque la rage en passant par le singe diminuait d'intensité, on pouvait espérer atteindre un degré d'amoindrissement dans l'intensité du virus, assez considérable pour pouvoir être transmise au chien sans lui donner la rage.

Il devait suffire d'une série plus ou moins longue d'inoculations à pratiquer sur des singes.

Les résultats prévus se réalisèrent pleinement. Pasteur put inoculer un certain nombre de chiens, puis les faire mordre ultérieurement par des animaux enragés sans qu'aucun de ces chiens mourût de la rage.

Au contraire, tous les chiens non inoculés, mordus par des animaux enragés, mouraient de la rage.

Une première découverte était faite, à savoir que le virus rabique, en passant par certains animaux (le singe), pouvait devenir assez peu intense pour pouvoir être inoculé sans danger, et cependant, grâce à son activité, procurer une immunité réelle contre la rage ordinaire, c'est-à-dire celle qui se donne par morsure.

Bientôt, grâce à de savantes recherches, Pasteur constata qu'il suffisait, pour atténuer le virus rabique, de suspendre dans l'air bien desséché par la potasse, des moelles de lapins morts de la rage. Au bout d'un jour ces moelles étaient déjà moins virulentes, au bout de sept jours bonnes à être inoculées, et, au bout de quatorze jours, absolument privées de virulence tout en restant vaccinantes.

En d'autres termes, plus les moelles sont exposées longtemps à l'air, moins elles offrent de risques pour l'inoculation. Celles du quatorzième jour n'offrent plus aucun danger.

Pasteur a d'abord pensé que le virus rabique était atténué ; depuis, il a changé d'opinion et croit que le virus est raréfié.

Or, comme la durée de l'incubation est proportionnelle à la quantité du virus injecté, il s'ensuit que le virus d'une moelle fraîche demande bien moins de temps à produire la maladie que le virus d'une moelle desséchée depuis plusieurs jours.

— La rage ne se développe jamais *spontanément* chez l'homme ; chacun sait qu'il faut qu'elle lui soit donnée par la morsure d'un animal enragé.

Ces morsures siègent tantôt aux membres, tantôt aux mains et à la face.

Celles des mains sont les plus fréquentes ; celles de la face les plus graves.

Les animaux chez lesquels la rage spontanée s'observe le plus souvent sont le chien et le loup, puis le chat, le rat et quelques animaux herbivores.

Dans nos pays, c'est incontestablement le chien qui nous donne le plus souvent la rage ; il n'en est pas de même pour certaines contrées, notamment pour la Russie, où les loups sont très nombreux et deviennent souvent enragés.

La rage du chien est moins terrible que la rage du loup.

Dans la plupart des cas, la méthode Pasteur permet de se guérir de la rage du chien ; parfois, hélas ! elle échoue contre la rage du loup.

C'est même à propos de la rage du loup que Pasteur a modifié légèrement son procédé de traitement, qu'il a tenté de faire des inoculations *intensives*, c'est-à-dire de moelles encore très peu desséchées.

— Maintenant les vaccinations anti-rabiques sont-elles réellement efficaces pour l'homme ?

C'est en lisant les statistiques publiées par l'Institut Pasteur qu'on peut répondre à cette question.

Lors de l'inauguration de cet institut, le professeur Grancher s'est exprimé en ces termes au sujet des inoculations faites à Paris jusqu'au 1er juillet 1888 :

« Le nombre des personnes traitées à Paris, pendant les années 1886-1887 et la première moitié de 1888, s'élève à 5,374. En 1886, où l'affluence des étrangers était considérable, nous avons inoculé 2,682 personnes, 1,778 en 1887 et 914 jusqu'au 1er juillet 1888.

« Le taux de la mortalité, en comptant tous les morts, même ceux pris de rage le lendemain du traitement, est, pour 1886, de 1, 34 0/0, pour 1887, de 1,42 0/0, et, pour 1888, de 0,77 0/0. »

Mais on a accusé les vaccinations par la méthode intensive d'avoir donné la rage à des gens qui ne l'avaient pas. On sait que la méthode de vaccination dite intensive, consiste à injecter une quantité double de moelle de lapin et, comme on l'a fait à Odessa, à se servir non plus de moelle du quatrième ou du troisième jour, mais tout simplement de vingt-quatre heures.

Il n'en est rien, la mortalité a diminué et non pas augmenté depuis l'emploi de la méthode intensive à Paris.

Avec les inoculations simples, les morsures de tête ont donné 8,35 0/0 comme mortalité; avec la méthode intensive, elles n'ont plus donné que 1,28 0/0.

Le Dr Dujardin-Beaumetz a constaté en 1887 qu'il y avait eu 350 mordus dans le département de la Seine.

Pour ceux qui ont été traités par la méthode Pasteur, la mortalité a été de 0,76 0/0 (2 sur 306).

Pour ceux qui n'ont pas été soignés par les vaccinations antirabiques, la mortalité a été de 15,9 0/0 (7 sur 44).

Avant la découverte de Pasteur, M. Leblanc, le savant vétérinaire, membre de l'Académie, considérait que la mortalité de la rage était environ de 15 0/0.

On voit, en lisant les chiffres présentés par le professeur Grancher, à quel taux insignifiant cette mortalité est aujourd'hui abaissée.

Le traitement de la rage par la méthode de Pasteur est donc définitivement consacré.

Peut-il, comme nous le disions quelques lignes plus haut, communiquer la rage à ceux qui ne l'ont pas?

En théorie, cela ne fait aucun doute; on comprend sans peine que l'inoculation sous la peau de moelles plus ou moins desséchées de lapins morts de la rage puisse précisément la donner.

Lorsqu'un animal enragé nous mord, il ne fait pas autre chose que Pasteur; il nous dépose sous la peau une quantité plus ou moins grande de virus rabique; seulement au lieu de se servir d'une seringue de Pravaz, il fait tout simplement usage de ses dents.

Mais jusqu'ici rien ne permet de faire une semblable supposition.

Beaucoup de médecins se sont fait inoculer sans avoir été mordus, par mesure préventive. Aucun n'a eu la rage.

On a bien accusé la méthode Pasteur d'avoir causé la mort de 2 individus.

Deux individus par rapport au grand nombre de vaccinés, qu'est-ce cela? Trop évidemment. Mais, on s'est basé pour affirmer que la mort de ces deux personnes était due à la méthode Pasteur, sur ce fait que les phénomènes morbides présentés n'ont rien eu de commun avec ceux qui s'observent dans la forme hydrophobique, dans la *rage des rues*, comme on dit vulgairement. Or, ne sait-on pas depuis longtemps que la rage ne se montre pas toujours chez l'homme sous la forme hydrophobique c'est-à-dire avec des symptômes violents, désordonnés, de la terreur des boissons, du besoin de mordre, etc... Le plus souvent l'homme est atteint de la rage paralytique, c'est-à-dire d'une rage calme, paisible, accompagnée d'une profonde tristesse, d'un grand abattement, etc... Qu'y a-t-il donc là d'extraordinaire, à ce que deux sujets inoculés soient morts de la rage paralytique?

Faisons-nous donc inoculer, croyez-moi, chers lecteurs, si le malheur veut que l'un de nous soit mordu un jour.

Si nous ne nous faisons pas inoculer, nous sommes à peu près certains de mourir étranglés par cette horrible maladie qui s'appelle la rage. Par la méthode Pasteur, nous avons, au contraire, toutes les chances possibles de nous guérir.

« Quand on a été mordu par un chien enragé, dit le professeur Ch. Bouchard, on a une chance de mourir sur six ; quand, mordu, on se fait inoculer, on n'a pas une chance de mourir sur cent. »

Pour notre part, nous ne voyons qu'un seul moyen de nous garantir contre la rage mieux que par les inoculations, une fois qu'on a été mordu, ce serait de rendre la vaccination antirabique *obligatoire*, non pas pour l'homme, mais pour les chiens.

Puisqu'il est démontré d'une façon absolue qu'un chien vacciné par la méthode Pasteur devient absolument réfractaire à la rage, nous ne voyons pas pourquoi on n'a pas déjà pris des arrêtés de police obligeant tout propriétaire de chiens à soumettre chaque animal à la vaccination. Une estampille faite au thermo-cautère sur une partie cachée, à la face interne d'une patte, servirait de marque de garantie. Tout chien qui ne la porterait pas serait ou immédiatement vacciné, avec amende aux frais du propriétaire, ou bien abattu si le propriétaire reste inconnu.

L'État trouverait dans cette méthode, non seulement un moyen de garantir la population, dont il a charge, contre la rage, mais encore une source de revenus considérables, quelque minime que fût le prix de la redevance pour ladite vaccination.

Ce revenu deviendrait d'autant plus important qu'il en serait des vaccinations antirabiques comme des vaccinations antivarioliques ; il faudrait les renouveler au bout d'un certain nombre d'années.

Le contrôle serait facile à exercer, puisque chaque chien vacciné aurait une marque au fer rouge sur une partie dissimulée, ou, si l'on préfère, une médaille à son collier.

Je sais bien qu'on peut objecter que la vaccination des chiens dans les campagnes serait une véritable difficulté ; qu'il ne peut pas y avoir d'Institut Pasteur dans toutes les communes.

Cela est vrai, mais on pourrait faire vacciner sa bête par le vétérinaire de l'endroit, et la vaccination se ferait à la mairie, le maire ou l'adjoint ferait apposer devant lui le cachet vérificateur, etc... D'ailleurs, ce sont là des questions administratives pour lesquelles nous ne sommes point compétents ; mais on en a résolu de bien plus difficiles que celle-ci.

Quant à la question des instituts nécessaires à établir, elle n'a rien à voir dans l'affaire. On pourrait aussi bien envoyer de la matière vaccinale antirabique qu'on expédie du vaccin habituel.

TRAITEMENT NOUVEAU

Le traitement nouveau de la rage, préconisé par Pasteur, donne réellement de beaux résultats, comme on a pu s'en convaincre en lisant les lignes précédentes. De plus, la statistique des personnes mordues dans le département de la Seine, en 1889, que nous avons à l'instant même sous les yeux, n'est pas moins remarquable.

En 1889, 236 personnes de Paris ou de la banlieue, mordues par des chiens enragés, sont venues à l'Institut Pasteur. Il en est mort 3 ; soit une mortalité de 1,27 pour 100.

Pendant la même année, 40 personnes signalées à la Préfecture de police comme ayant été mordues par des chiens enragés, n'ont pas cru devoir se faire traiter à l'Institut Pasteur. Il en est mort 3 ; soit une mortalité de 7,50 pour 100.

Ces chiffres se passent de commentaires. Nous croyons donc qu'il est inutile d'insister plus longtemps sur l'excellence de la méthode et même de la mettre en parallèle avec les traitements anciens qui n'ont jamais donné de résultats.

Or, on ne peut accuser la méthode Pasteur de guérir des gens qui n'auraient pas eu la rage quoique mordus. A l'Institut on a soin, en effet, de diviser tous les sujets traités en plusieurs catégories : ceux qui ont été mordus

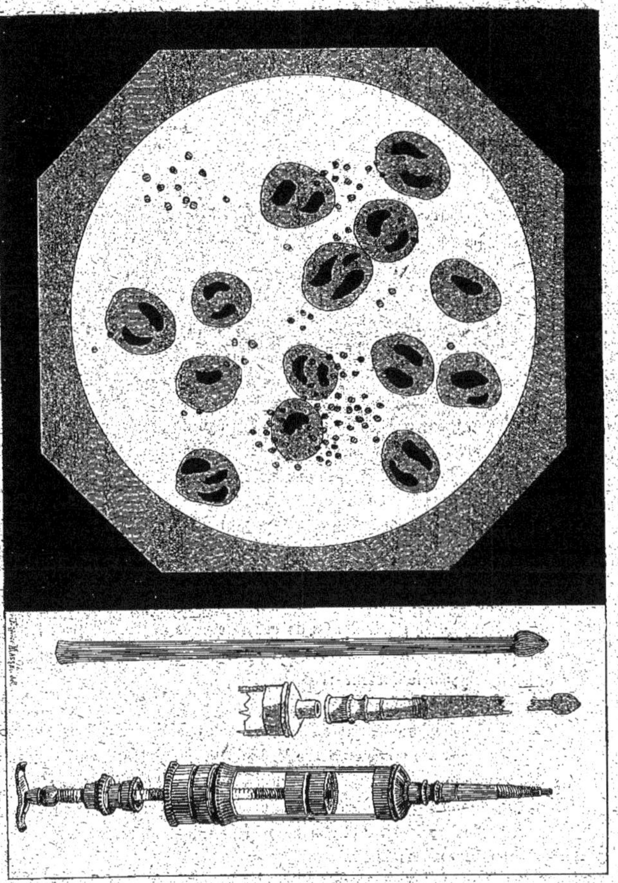

Bacilles de la blennorragie. Son traitement par les instillations au moyen de la seringue.

par un chien qu'on croit enragé, ceux qui ont été mordus par un chien
enragé, ceux qui ont été mordus directement, c'est-à-dire sans avoir été pro-
tégés par le moindre vêtement, ceux qui ont été mordus à travers leurs vêtements, etc.

On ne s'attache pour la statistique qu'à ceux qui ont été non seulement
mordus directement, sans l'intermédiaire du plus léger vêtement, mais encore
mordus par un animal dûment enragé, abattu, et dont on a pu se procurer la
tête, de façon à donner la rage expérimentalement en inoculant sa moelle à
un lapin.

Dans de semblables conditions, la statistique est empreinte d'une vérité
indéniable ; elle a une grande valeur.

Voici comment on procède pour traiter les individus mordus par les
animaux enragés.

Nous ne pouvons faire mieux, pensons-nous, qu'en reproduisant textuelle-
ment la communication que fit Pasteur, le 26 octobre 1885, devant l'Académie
des sciences, sur sa méthode de traitement, pour prévenir la rage après morsure.

C'est sur un jeune enfant, Joseph Meister, âgé de 9 ans, que Pasteur pra-
tiqua pour la première fois ses vaccinations antirabiques. Cette expérience à
jamais mémorable est celle que nous voulons précisément mettre sous les
yeux de nos lecteurs.

« Joseph Meister avait été mordu le 4 juillet 1885, à 8 heures du matin,
par un chien enragé appartenant à M. Théodore Vone, marchand épicier à
Meissengott, près Schelestadt. Cet enfant portait de nombreuses morsures à la
main, aux jambes, aux cuisses, quelques-unes profondes, qui rendaient même
sa marche difficile. Les principales de ces morsures avaient été cautérisées,
douze heures seulement après l'accident, à l'acide phénique, le 4 juillet, à
8 heures du soir, par le docteur Weber, de Villé.

« Je gardai auprès de moi le petit Meister.

« La séance hebdomadaire de l'Académie des sciences avait précisément
lieu le 6 juillet ; j'y vis notre confrère M. le docteur Vulpian, à qui je racontai
ce qui venait de se passer. M. Vulpian, ainsi que le docteur Grancher, professeur à l'École de médecine, eurent la complaisance de venir voir immédiatement le petit Joseph Meister et constater l'état et le nombre de ses blessures.
Il n'y en avait pas moins de 14.

« Les avis de notre savant confrère et du docteur Grancher, furent que,
par l'intensité et le nombre de ses morsures, Joseph Meister était exposé
presque fatalement à prendre la rage. Je communiquai alors à M. Vulpian et

à M. Grancher les résultats nouveaux que j'avais obtenus dans l'étude de la rage, depuis la lecture que j'avais faite à Copenhague, une année auparavant.

« La mort de cet enfant paraissant inévitable, je me décidai, non sans de vives et cruelles inquiétudes, on doit bien le penser, à tenter sur Joseph Meister la méthode qui m'avait constamment réussi sur les chiens.

« Mes cinquante chiens, il est vrai, n'avaient pas été mordus avant de déterminer leur état réfractaire à la rage, mais je savais que cette circonstance pouvait être écartée de mes préoccupations, parce que j'avais déjà obtenu l'état réfractaire à la rage sur un grand nombre de chiens après morsure.

« J'avais rendu témoins, cette année, les membres de la commission de la rage de ce nouveau et important progrès.

« En conséquence, le 6 juillet, à 8 heures du soir, 60 heures après les morsures du 4 juillet, et en présence des docteurs Vulpian et Grancher, on inocula, sous un pli fait à la peau de l'hypocondre droit du petit Meister, une demi-seringue Pravaz d'une moelle de lapin mort rabique, le 21 juin, et conservée depuis lors en flacon à air sec, c'est-à-dire depuis 15 jours.

« Les jours suivants, des inoculations nouvelles furent faites, toujours aux hypocondres, dans les conditions dont je donne le tableau ici :

			UNE DEMI-SERINGUE DE PRAVAZ	
			Moelle, du 23 juin	Moelle de 14 jours.
Le 7 juillet	9 h. matin	»	» 25 »	» 12 »
» 7 »	6 h. soir	»	» 27 »	» 11 »
» 8 »	9 h. matin	»	» 29 »	» 9 »
» 8 »	6 h. soir	»	» 1er juillet	» 8 »
» 9 »	11 h. matin	»	» 3 »	» 7 »
» 10 »	11	»	» 5 »	» 6 »
» 11 »	11	»	» 7 »	» 5 »
» 12 »	11	»	» 9 »	» 4 »
» 13 »	11	»	» 11 »	» 3 »
» 14 »	11	»	» 13 »	» 2 »
» 15 »	11	»	» 15 »	» 1 »

« Je portai ainsi à 13 le nombre des inoculations et à 10 le nombre des jours de traitement...

« Avec les diverses moelles employées, on inocula par trépanation deux lapins neufs, afin de suivre les états de virulence de ces moelles.

« L'observation des lapins permit de constater que les moelles des 6, 7, 8, 9, 10 juillet n'étaient pas virulentes, et la matière virulente s'y trouvait en proportion de plus en plus forte. La rage se déclara après sept jours d'inoculation sur les lapins des 15 et 16 juillet; après huit jours sur ceux du 12 et du 14; après 15 jours sur ceux du 11 juillet.

« Dans les derniers jours, j'avais donc inoculé à Joseph Meister le virus rabique le plus virulent, celui du chien renforcé par une foule de passages de lapins à lapins, virus qui donne la rage à ces animaux après sept jours d'incubation, après huit ou dix jours aux chiens. J'étais autorisé dans cette entreprise par ce qui s'était passé pour les cinquante chiens dont j'ai parlé.

« Lorsque l'état d'immunité est atteint, on peut, sans inconvénients, inoculer le virus le plus virulent et en quantité quelconque. Il m'a toujours paru que cela n'avait d'autre effet que de consolider l'état réfractaire à la rage.

« Joseph Meister a donc échappé, non seulement à la rage que ses morsures auraient pu développer, mais à celle que je lui ai inoculée pour contrôle de l'immunité due au traitement, rage plus virulente que celle du chien des rues.

« L'inoculation finale très virulente a encore l'avantage de limiter la durée des appréhensions qu'on peut avoir sur les suites des morsures. Si la rage pouvait éclater, elle se déclarerait plus vite par un virus plus virulent que celui des morsures. Dès le milieu du mois d'août, j'envisageais avec confiance l'avenir de la santé de Joseph Meister. Aujourd'hui encore, après trois mois et trois semaines écoulés depuis l'accident, cette santé ne laisse rien à désirer. »

Telle est la méthode de traitement préconisée par Pasteur contre la rage.

Après l'exposé du maître, il ne nous reste rien à ajouter, on le comprend.

Cependant, il nous paraît indiqué de donner quelques détails complémentaires.

D'abord, nous devons parler de la méthode intensive.

Cette méthode ne diffère, comme procédé opératoire, en rien de la précédente. Le sujet est simplement soumis à des inoculations de moelle rabique de date récente, sans passer par les vieilles moelles.

Toutes ces inoculations, simples ou intensives, ne présentent aucun danger au point de vue local; jamais elles n'ont déterminé de lésions dans les points où elles se pratiquent.

Pour le jeune Joseph Meister, ces inoculations ont été faites dans les régions des hypocondres. On peut les faire sur beaucoup d'autres points.

Aujourd'hui on ne se sert plus des moelles atténuées par le procédé d'un même virus inoculé successivement d'un lapin à un autre.

On se sert, comme nous l'avons vu, de moelles plus ou moins virulentes, suivant qu'elles ont été exposées plus ou moins longtemps à l'air parfaitement desséché par la potasse.

Pour faire les injections avec ces moelles, on en délaye un petit fragment dans une quantité donnée de bouillon stérilisé. On aspire ce bouillon avec la seringue de Pravaz, et on le pousse sous la peau.

Bien entendu, il est nécessaire de prendre toutes les précautions stérilisatrices et antiseptiques que nous avons signalées dans notre premier chapitre, portant pour titre : « Les Microbes. »

Terminons, en citant les paroles d'un grand maître, enlevé trop tôt à la science, le regretté professeur Vulpian, ancien doyen de la Faculté de médecine de Paris et ancien secrétaire perpétuel de l'Académie des sciences :

« La découverte du traitement préventif de la rage après morsure, a-t-il écrit le 24 janvier 1889, due entièrement au génie expérimental de M. Pasteur, est une des plus belles découvertes qui aient jamais été faites, soit au point de vue scientifique, soit au point de vue humanitaire! »

CHAPITRE III

L'ACTINOMYCOSE

DÉCOUVERTES MODERNES — TRAITEMENT NOUVEAU

DÉCOUVERTES MODERNES

Nous ne publierons qu'un court chapitre sur cette question de l'actinomycose.

Il s'agit, en effet, d'une maladie absolument nouvelle. On la connaissait bien déjà chez les animaux ; quelques médecins-vétérinaires en avaient donné des descriptions.

En France, elle était absolument inconnue chez l'homme avant le 21 août 1888, date à laquelle M. Nocard en parla devant l'Académie de médecine au nom de M. Lucet, vétérinaire à Courtenay.

— On a d'abord établi que l'actinomycose n'était pas une maladie microbienne ; elle est, en effet, causée par un champignon spécial, nommé *actinomyce*.

Jusqu'ici rien n'avait permis de produire l'actinomycose à l'aide de cultures. Il y a quelques semaines à peine (mars 1890) que MM. Max Wolff et James

Israël ont communiqué cette maladie à des animaux à l'aide de cultures d'actinomycose. Les champignons recueillis par eux provenaient d'un abcès actinomycotique de la partie postérieure du maxillaire, observé chez un Israélite. Ils ont pu cultiver l'actinomyce sur des œufs de poule et sur de l'agar, puis après injection dans la cavité abdominale de lapins, obtenir par l'intermédiaire des cultures des lésions actinomycotiques absolument caractéristiques et démonstratives.

L'actinomycose, pour résumer la question, est donc une maladie causée par un champignon. Ce champignon peut être cultivé et inoculé aux animaux; l'inoculation peut reproduire artificiellement la maladie.

En quoi consiste cette maladie? Chez l'homme comme chez les animaux, l'actinomycose peut se localiser dans une foule de régions. Le plus souvent cependant c'est à la mâchoire que cette maladie s'observe; elle y forme des tumeurs en tout semblables à celles qu'on voit chez les bœufs.

L'actinomycose se manifeste donc, on le voit, sous la forme d'abcès amenant généralement après eux des trajets fistuleux persistants.

Ces abcès sont beaucoup plus fréquents qu'on ne le croit, et maintenant qu'on sait trouver le champignon nocif, au microscope, on signalera chaque jour de nouveaux cas.

On connaît déjà des cas d'actinomycose de la langue, de la peau (cas signalés par le Dr Kaposi de Vienne), de la cuisse et du poumon.

En général, tous ces abcès sont extrêmement persistants; on les a bien souvent pris pour des abcès d'origine tuberculeuse.

Un résumé de l'observation de Nocard mettra, d'ailleurs, le lecteur au courant de ce que peut être cette affection.

C'est sur un garçon d'écurie à Courtenay que le premier cas d'actinomycose humaine a été signalé en France, par Ad. Lucet, vétérinaire.

En mars et avril 1887 ce garçon présenta au membre inférieur gauche une sorte d'abcès intense, de phlegmon profond pour mieux dire, sans marche rapide. Il fut d'abord ouvert au bistouri en juillet, puis une seconde et une troisième fois, en octobre et en novembre; de nouveaux foyers de pus s'étaient formés.

On remarqua que cet abcès était dû à l'actinomycose parce qu'il contenait de petites granulations blanches, qui, examinées au microscope, n'étaient pas autre chose que des touffes d'actinomyce, le champignon spécial de cette maladie.

En août 1888, lors de la communication de M. Nocard, le malade n'était pas guéri, mais ne souffrait pas. Il s'était établi un trajet fistuleux laissant suinter du pus contenant toujours des champignons, se fermant pendant quelques semaines, puis se rouvrant, et ainsi de suite.

Le D* Matschinski de Botkine a rapporté également un cas d'actinomycose curieux; comme la maladie siégeait dans le poumon, nous voulons encore la résumer.

Elle a été reconnue, mérite rare, pendant la vie du malade. Ce diagnostic fut fait, le D* Matschinski le reconnaît avec une trop grande modestie, un peu par hasard. Il recherchait dans les crachats s'il ne trouverait point de bacilles de la tuberculose ou de pneumocoques de la pneumonie contagieuse. Ni l'un ni l'autre de ces microbes ne put être trouvé; on vit, au contraire, des fils d'une finesse extrême, ramifiés comme les branches d'un arbre, puis entrelacés; c'était bien là le champignon rayonné et filiforme de l'actinomycose. Il va sans dire que le malade mourut; à l'autopsie on put vérifier expérimentalement le diagnostic d'actinomycose des poumons.

— Comment l'actinomycose peut-elle se déclarer?

Il faut évidemment que le champignon soit introduit dans l'organisme. Il peut pénétrer dans l'organisme par le tube digestif, c'est là sa porte d'entrée habituelle, ou bien par les voies respiratoires.

C'est donc, soit en mangeant des aliments contenant des actinomyces, soit en respirant l'air qui environne un animal ayant de l'actinomycose que l'homme ou les animaux prennent cette maladie.

TRAITEMENT NOUVEAU

Le traitement n'a rien de spécial pour nous arrêter. Il ne relève que de la chirurgie, puisqu'il s'agit d'abcès à ouvrir ou de fistules à fermer.

C'est le bistouri qui doit entrer en scène avec tous les pansements antiseptiques : lavages à l'acide phénique en solution aqueuse à 25 p. 1,000 ou 50 p. 1,000, lavages au sublimé en solution aqueuse à 0^{gr},50 p. 1,000 ou 1 et 2 grammes p. 1,000, suivant les cas. La gaze iodoformée, les ouates boraciques, salicylées, phéniquées, salolées, etc..., doivent être employées.

Lorsque l'actinomycose atteint un viscère, le poumon notamment, il n'y a guère d'illusion à se faire : la mort est le résultat final. S'il se forme un abcès avec fistule pulmonaire à la paroi thoracique, il faut faire l'empyème comme dans le cas de pleurésie purulente, de kyste hydatique de la plèvre, etc...

Lorsque l'actinomycose siège dans le foie, ce qui est exceptionnel, le traitement doit encore être semblable au traitement des kystes hydatiques suppurés.

CHAPITRE IV

LA BLENNORRAGIE

DÉCOUVERTES MODERNES. — TRAITEMENT NOUVEAU

DÉCOUVERTES MODERNES

Depuis la découverte du microbe de la blennorragie, il faut renoncer à cette *conciliante* hypothèse que la chaude-pisse peut s'attraper sans que la personne qui a paru la donner, en soit atteinte. Ricord, on le sait, s'était plu à donner une recette pour contracter la blennorragie; la recette n'est pas mauvaise, mais pour qu'elle soit complète, nous savons qu'il faut ajouter des *gonococci* à la sauce. Le microbe de la blennorragie porte, en effet, le nom de gonococcus.

C'est assurément Hallier, d'Iéna, qui, le premier, a entrevu le gonococcus. Dans un travail il déclare que le pus blennorragique est rempli de coccus.

Mais, en réalité, c'est Neisser, de Breslau, qui a découvert le gonococcus; aussi lui a-t-on justement donné le nom de son auteur.

Vu au microscope, le gonococcus ressemble à un petit corps arrondi, mobile, brillant. Il n'est pas grand dans sa réalité; son diamètre varie entre 2 dixièmes et 4 dixièmes de millième de millimètre. On le voit nettement avec l'objectif à immersion homogène n° 10 de Nachet et un oculaire n° 3.

Chaque gouttelette de pus, à l'orifice de l'urètre, en contient des quantités.

Pour le bien voir il faut le colorer. Pour cela il suffit de faire sécher un atome de pus sur une lamelle et de colorer le bacille avec le liquide d'Ehrlich à la fuschine ou au violet de gentiane. Nous avons exposé au chapitre Iᵉʳ la méthode de coloration d'Ehrlich.

Le gonococcus se voit alors avec des contours très nets; chez l'homme on l'obtient toujours à l'état de pureté.

Chez la femme, le gonococcus existe dans le pus blennorragique tout comme chez l'homme; mais, en raison des écoulements et des suintements variés du vagin et de la vulve, il est toujours mélangé à un nombre plus ou moins considérable de cellules diverses et de microbes différents.

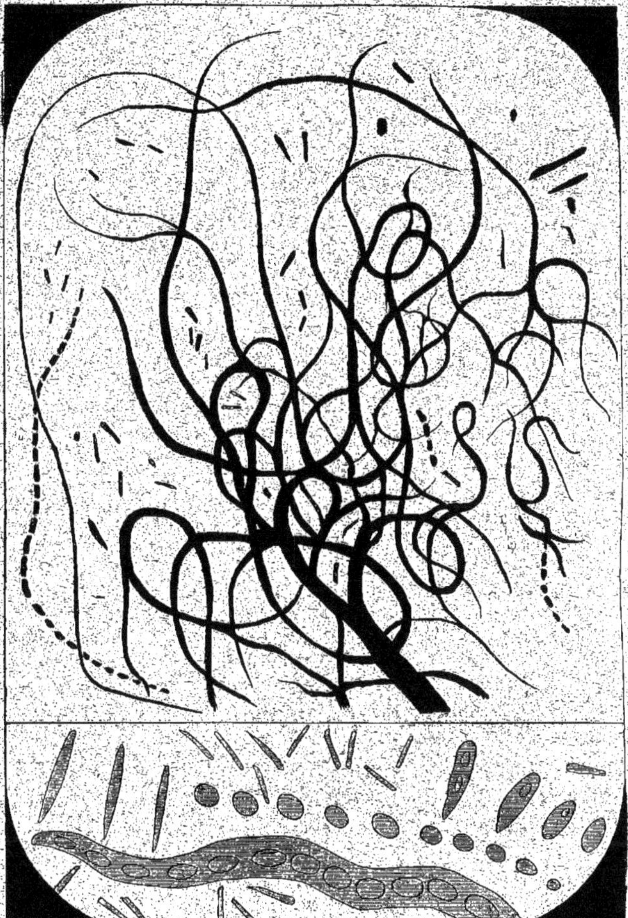

Bacille du charbon.

Lorsqu'on veut l'étudier, il est donc préférable d'aller le prendre chez l'homme.

Jusqu'ici, d'ailleurs, on n'a guère réussi à obtenir des cultures pures de gonococcus.

Un certain nombre de médecins ont tenté de donner la chaude-pisse avec ces cultures, soit à des animaux, soit à des personnes de bonne volonté.

Pour que le gonococcus en culture puisse vivre, il faut absolument que ces cultures varient de 30 à 35°; au-dessous ou au-dessus de ces chiffres, il est exposé à une mort fatale.

Sur six étudiants en médecine qui voulurent bien s'inoculer dans l'urètre des cultures de gonococcus préparées par les D⁰ˢ Bokai et Finkelstein, trois contractèrent la chaude-pisse; les trois autres ne l'eurent pas et ne devaient théoriquement pas l'avoir, car avant de se faire l'inoculation sur eux-mêmes, ils avaient pris soin d'additionner la culture microbienne d'une certaine quantité d'une substance antiseptique.

En France, le D⁰ Constantin Paul a recueilli du pus blennorragique sur une jeune fille, l'a cultivé dans du bouillon de veau stérilisé, puis l'a inoculé à une femme de bonne volonté qui n'avait jamais eu de maladie vénérienne. La goutte de culture fut déposée à l'orifice de l'urètre de cette femme; au bout de six jours, une cuisson assez vive en urinant se produisit, puis survint un écoulement purulent qui faisait des taches verdâtres empesées sur la chemise. C'était évidemment bien là une chaude-pisse expérimentale. Mais cette chaude-pisse n'a duré que 24 heures; on n'a donc pas pu l'étudier suffisamment.

Le gonococcus s'observe chaque fois qu'on examine du pus blennorragique; ainsi, on le trouve non seulement dans toute chausse-pisse (homme ou femme), mais encore dans le pus de l'ophtalmie blennorragique, chez les gens qui commettent l'imprudence impardonnable de se porter les mains, de la verge virulente aux yeux, puis dans le pus des arthrites blennorragiques. Lorsqu'il se déclare un bubon suppuré, le pus de ce bubon renferme également des microbes.

Il y a là un fait bien remarquable à noter, à savoir que jusqu'ici les cultures de gonococcus n'ont pu donner que des cas très légers d'écoulement urétral, alors que dans la vie la chaude-pisse se transmet avec une facilité désespérante. On est poussé par ces observations à supposer que le gonococcus est beaucoup plus virulent lorsqu'il se trouve placé dans son élément naturel, — le canal de l'urètre, le vagin et la vessie, que lorsqu'il est cultivé artificiellement. D'autre part, nous venons de dire qu'on n'était pas encore très bien parvenu à le cultiver. Là réside peut-être l'explication de ces différences de virulence des gonococcus.

Il n'y a pas de jours où un médecin ne voit dans son cabinet, un monsieur quelconque qui vient lui confier qu'il a la blennorragie et que cependant la femme avec laquelle il a eu des relations intimes ne l'a pas.

C'est là une douce naïveté; si ce monsieur réfléchissait seulement quelques secondes, il comprendrait bien vite que dans nombre de cas il est impossible de vérifier qu'une femme est ou non contaminée. Chez l'homme, rien n'est plus facile à constater; la moindre gouttelette, le plus léger suintement peut se voir à l'extrémité de l'orifice urétral. Chez la femme, la fente vulvo-vaginale est toujours baignée par des sécrétions plus ou moins humides, sécrétions de l'utérus, sécrétions du vagin, sécrétions de la vulve, etc...; comment pouvoir distinguer une gouttelette de pus, grosse comme le quart d'une tête d'épingle, au milieu de cette humidité ? Cette parcelle de pus blennorragique invisible n'en contient cependant pas moins des gonococci; et voilà comment on peut prendre la blennorragie avec une femme qui ne croit pas l'avoir, et qui ne le croit pas de bonne foi.

Que ceux qui reçoivent des coups de pied de Vénus ne s'empressent donc pas trop de jeter la pierre à leurs maîtresses; le plus souvent, si ces femmes avaient pu supposer qu'elles étaient malades, elles ne se seraient point livrées, afin de ne point rendre malade une personne qui ne leur veut que du bien.

Il n'en est pas de même de l'homme; lorsqu'il donne la chaude-pisse à une femme, on peut être certain qu'il savait qu'il était malade avant d'aller voir cette femme. L'homme est donc bien coupable dans ce cas, il n'a vraiment aucune excuse à donner.

TRAITEMENT NOUVEAU

Notre intention n'est pas de reproduire ici toute la série des méthodes de traitement préconisées contre la blennorragie. Les médicaments anti-blennorragiques sont aussi nombreux que les charlatans qui exploitent cette maladie; il faudrait un mois et dix volumes pour en faire la seule énumération.

Ce que nous voulons, c'est uniquement montrer que le traitement de la blennorragie doit avoir pour base l'emploi des antiseptiques.

La blennorragie est une maladie microbienne; il lui faut un traitement microbicide.

Expérimentalement, on sait que le gonococcus est tué aussitôt qu'on le met en présence d'une solution mercurielle ou d'argent; les préparations à base de mercure (le sublimé, le biiodure) ou à base d'argent (le nitrate d'argent sont donc les meilleures à employer, du moins en principe.

D'ailleurs, si on envisage toutes les médications préconisées depuis des années contre la blennorragie, on constate que toutes celles qui ont eu de la vogue ne l'ont due qu'à ce qu'elles étaient antiseptiques.

Cette observation nous permet donc de faire observer de suite, qu'en dehors des substances antiseptiques dont nous allons parler, il y en a une foule d'autres qui peuvent, le cas échéant, réussir aussi bien et même mieux que celles que nous préconisons ici. Si nous nous bornons à exposer deux ou trois substances, c'est d'abord parce que, dans notre conviction intime, ce sont les plus efficaces, ensuite parce qu'il faut savoir se limiter en toutes choses.

— Le traitement de la blennorragie doit tout d'abord être séparé en deux grandes classes : celui de la blennorragie aiguë et celui de la blennorragie chronique, de la goutte militaire comme on dit vulgairement

Qu'y a-t-il à faire au début de toute blennorragie? Si on arrive à temps, c'est-à-dire si on peut se soigner dès les premières heures du mal, 12 heures après il est déjà trop tard, le meilleur moyen à employer c'est de tenter le traitement *abortif*.

On sait qu'au début, la blennorragie est exclusivement cantonnée à l'extrémité de la verge, dans cette partie du canal de l'urètre qui s'appelle la fosse naviculaire. Ce n'est que plus tard, que le pus, gagnant de proche en proche, finit par atteindre le cul-de-sac du bulbe, c'est-à-dire la partie la plus profonde de la première partie du canal de l'urètre.

A ce moment du début, on peut donc espérer enrayer le mal en cautérisant énergiquement, ce qui est sans danger, toute la surface muqueuse de la fosse naviculaire.

Nous procédons ainsi, et nous avons souvent eu à nous en louer.

D'abord, nous faisons un véritable raclage de la muqueuse urétrale, en nous servant d'un stylet passé à la flamme d'une lampe à alcool, et refroidi, entouré d'un peu d'ouate antiseptique, au salol ou à l'iodoforme. Au préalable, bien entendu, nous avons prié le patient de bien vouloir uriner, afin que toute sécrétion purulente soit expulsée autant que possible. Ce raclage terminé, raclage qui constitue une pratique absolument personnelle et suivant nous très efficace, nous introduisons doucement une petite sonde à boule, en gomme, non enduite d'un corps gras, afin de ne pas graisser le canal, par laquelle nous faisons passer de 8 à 10 gouttes d'une solution de nitrate d'argent à 1 gramme pour 50 grammes d'eau distillée. La seringue à instillations, ou même celle de Pravaz, suffit pour cette manœuvre thérapeutique. Nous parlerons, d'ailleurs, bientôt des instillations urétrales, à propos de la goutte militaire; et nous exposerons alors toute la méthode dans ses détails.

Pour l'instant, il ne s'agit que du traitement abortif de la blennorragie aiguë. Tel que nous venons de l'indiquer, il réussit dans les deux tiers des cas, lorsqu'il est employé à temps.

Une fois l'instillation terminée, le patient n'a qu'à attendre; afin de compléter le traitement dans ce qu'il a d'antiseptique, il doit cependant se laver le canal toutes les heures avec une solution boriquée légère et, dans l'intervalle des lavages, se garnir le gland avec un tampon d'ouate salolée.

Il résulte de toutes ces manœuvres une inflammation consécutive assez vive; mais, comme cette inflammation est artificielle, elle cesse généralement au bout de 24 heures; l'élément virulent ayant été détruit, le malade est guéri.

— Mais le plus souvent, le médecin n'est pas appelé assez à temps pour pouvoir tenter le traitement abortif.

Lorsque l'écoulement blennorragique dure depuis déjà quelques jours, il faut d'abord prescrire une hygiène appropriée : éviter les fatigues et surtout la marche, ne pas boire de liquides excitants ou alcooliques, la bière est notamment très redoutable, éloigner de soi toute pensée vénérienne et surtout, c'est même là un acte d'honnêteté, ne se livrer à aucun coït; le port d'un bon suspensoir est une excellente chose; il protège les testicules contre les coups, les froissements et le ballottement.

Il est assez bon de recourir aux boissons délayantes, c'est-à-dire à celles qui font uriner, afin d'avoir un lavage sérieux et fréquent de la vessie et du canal par des mictions abondantes. Nous employons la tisane de chiendent à cet effet, et encore mieux la tisane de stigmates de maïs. Quelques grammes de bicarbonate de soude dans ces tisanes (3 à 4 grammes) ne sont pas à dédaigner. Mais nous avouons que nous préférons de beaucoup au bicarbonate le salol prescrit en cachet de 1 gramme jusqu'à la dose de 6 à 8 cachets par jour. Le salol nous paraît même supérieur à tous les baumes possibles : copahu, santal, cubèbe, etc.; cependant, l'association de l'une de ces substances avec le salol nous paraît parfaite. Ainsi, le salol au santal est vraiment très remarquable dans son action sur les voies urinaires.

Comment agit le salol?

Le salol est une combinaison chimique d'acide salicylique et de phénol. Il a la remarquable propriété de se dédoubler en ces deux substances précisément au moment de son passage par les urines. Il s'ensuit que les urines, noyées pour ainsi dire dans le phénol et l'acide salicylique, sont absolument imputrescibles, antiseptiques; la vessie, le canal de l'urètre du blennorragique se trouvant constamment baignés par de l'urine phéniquée et salicylée, l'urine sert presque d'injection.

A ce traitement antiseptique intérieur, nous ajoutons toujours les injections antiseptiques, trois fois par jour.

Celles que nous préférons sont à base de sublimé, et dans la proportion de 0^{gr},01 pour 200 grammes d'eau distillée; on pense cependant aller jusqu'à 0^{gr},01 et même 0^{gr},02 pour 100 grammes d'eau distillée; ces dernières doses sont un peu fortes.

Les injections de permanganate de potasse sont également très bonnes. On les prescrit à 0^{gr},50 ou 1 gramme pour 500 grammes d'eau distillée. Il convient d'ailleurs de tâter la susceptibilité du canal de chaque individu, pour fixer la dose qui convient exactement.

Nous recommandons enfin les injections à base de biiodure de mercure, à doses moitié moins fortes que celles de sublimé; puis, les injections de résorcine (12 grammes dans 300 grammes d'eau distillée), et celles de sulfate de quinine ou mieux de chlorhydrate de quinine, à cause de sa solubilité; on prescrit environ 1 à 2 grammes de quinine dans 300 grammes d'eau distillée gommée. Toutes ces injections doivent être pratiquées à canal fermé, c'est-à-dire l'extrémité de l'urètre fortement serrée sur l'extrémité de la seringue, et poussées très lentement afin de ne pas pénétrer dans la vessie.

Au bout d'une semaine de traitement, la chaude-pisse est souvent guérie, toujours elle est amoindrie.

Il faut alors diminuer le traitement intérieur et changer les injections. Le nitrate d'argent (0^{gr},50 p. 500), le sulfate de zinc (5 grammes p. 500) doivent être les médicaments préférés pour les injections.

Tout le monde connaît la célèbre injection dite aux trois sulfates (fer, zinc, cuivre), contenant 1 gramme de chaque médicament par chaque 100 grammes d'eau distillée.

Le permanganate de potasse, que nous avons conseillé au début, peut encore être employé. C'est là un des grands avantages de cette préparation.

— Mais la blennorragie, au lieu de se guérir en trois semaines, comme cela doit se produire normalement, est passée à l'état chronique, soit par suite d'un traitement mal dirigé, soit par suite d'un tempérament arthritique : le rhumatisant a, en effet, le triste privilège d'éterniser la blennorragie. Le malade, en un mot, a la *goutte militaire*.

Il ne reste qu'un seul traitement efficace à faire, celui des instillations.

On donne le nom d'instillations à une méthode préconisée par le docteur Félix Guyon, qui consiste à introduire doucement dans le canal de l'urèthre une petite sonde terminée par une boule, et à faire passer par cette sonde, au moyen d'une seringue munie d'un embout à pas de vis spécial, une solution caustique, en général quelques gouttes d'une solution de nitrate d'argent à 1 gramme pour 50 ou 1 gramme pour 25 grammes d'eau distillée.

On pousse la boule de la bougie jusqu'au fond du cul-de-sac de l'urètre, c'est-à-dire jusqu'à la seconde partie de l'urètre, à celle qui se rend directement à la vessie.

Arrivé là, on retire la sonde d'environ 1 centimètre et on pousse le piston de la seringue de manière à ce qu'il tombe sur la muqueuse de l'urètre 5 à 6 gouttes de la solution de nitrate. Naturellement la sonde et la seringue ont été amorcées au préalable, de manière à ce que la moindre poussée du piston fasse tomber une goutte de liquide à l'extrémité de l'olive de l'instillateur.

Le malade doit éviter d'uriner pendant deux heures, malgré la cuisson qu'il ressent. En général, après cette première séance d'instillation, l'écoulement urétral augmente par suite de l'irritation provoquée dans le canal; le malade doit le savoir, afin de ne pas s'en effrayer.

Deux ou trois jours au plus après cette première instillation, il faut en faire une seconde, et ainsi jusqu'à 8, 10 et même 12 séances. Le nombre des séances varie d'un sujet à l'autre; après la sixième, le plus grand nombre des malades est guéri.

Mais il est des blennorrées qui résistent plus longtemps; il en est même qui ne se guérissent pas, malgré la grande efficacité des instillations.

C'est pour ces blennorrées rebelles qu'il convient, dès la sixième séance, de tenter les cautérisations à 1 gramme pour 25 grammes d'eau distillée. Seulement, si le mal n'est pas guéri à la douzième séance, il faut cesser momentanément le traitement; on engage le malade à se soumettre à une hygiène générale sévère, à se tonifier, à faire de l'hydrothérapie locale (lavements froids, douches périnéales) et générale (douches en jets sur le rachis).

Au bout d'un mois ou de six semaines, on recommence une nouvelle série d'instillations, et on arrive ainsi à la guérison après une période plus ou moins longue.

Ajoutons, d'ailleurs, que la solution à employer pour ces instillations peut être autre que le nitrate d'argent.

On peut employer le sublimé, le biiodure, le sulfate de cuivre, le sulfate de zinc et le permanganate de potasse.

Les doses de sublimé sont de 0gr.30, 0gr.40 et 0gr.50 p. 100; celles du bilodure, de 0gr.20 et 0gr.30 p. 100.

Si on emploie les sulfate de cuivre, il faut se servir de formules dont la dose varie entre 1 gramme pour 40 d'eau et 1 gramme pour 20 d'eau.

Avec le permanganate de potasse, on peut aller jusqu'à 1 et 2 grammes pour 100 d'eau distillée.

Toutes ces solutions déterminent, bien entendu, une irritation locale momentanée qui se traduit à la fois par de la douleur et par une augmentation de l'écoulement. Mais, lorsqu'on est tombé sur la bonne, c'est-à-dire sur celle qui doit guérir, on ne tarde pas à obtenir des résultats vraiment surprenants. Le gonococcus tué par la solution dans laquelle il est obligé de nager, l'écoulement cesse en quelques jours.

Nous avons vu des guérisons radicales de goutte militaire, déjà fort anciennes, après deux séances d'instillation. Heureux bienfait de la méthode antiseptique, anti-microbienne, dont Pasteur, nous l'avons vu, a su nous indiquer les grandes lignes et les lois principales.

CHAPITRE V

LE CHARBON

DÉCOUVERTES MODERNES. — TRAITEMENT NOUVEAU

DÉCOUVERTES MODERNES

Il y a deux espèces de charbon : 1° le *charbon vrai*, encore connu sous les noms de *sang de rate* et de *charbon bactéridien* ; 2° le *charbon symptomatique*, encore connu sous les noms de *charbon essentiel de Chabert*, de *charbon emphysémateux du bœuf* et de *charbon bactérien*.

Chacune de ces variétés de charbon est causée par un microbe spécial : le charbon vrai, par le *bacillus anthracis*, et le charbon symptomatique par le *bactérium Chauvæi*.

Nous ne décrirons point ces deux maladies charbonneuses, et la raison en est bien simple; la seconde ne se voit que chez les animaux et principalement dans l'espèce bovine; la première, au contraire, s'observe à la fois chez

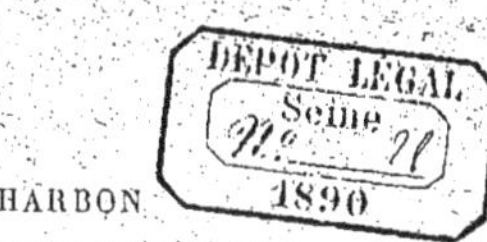

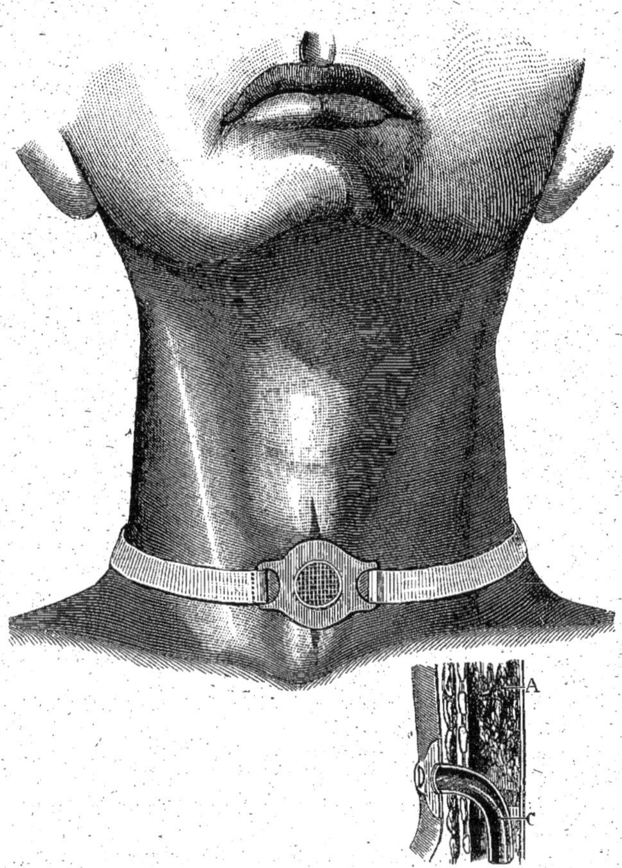

La trachéotomie.

l'homme et chez les animaux. C'est donc de la première que nous allons nous occuper, du charbon vrai ou sang de rate, dont le microbe est le *bacillus anthracis*.

Le charbon bactéridien est peut-être de toutes les maladies microbiennes celle qui a été étudiée avec le plus de soin. En tous les cas, on peut affirmer qu'elle a été le point de départ d'immenses découvertes, de presque toutes les découvertes microbiennes de Pasteur et de Koch.

L'histoire de la bactéridie charbonneuse remonte à l'année 1850, au mois d'août. C'est, en effet, à cette époque que les docteurs Davaine et Rayer publièrent leur travail commun sur le charbon, travail dans lequel il est dit que le sang est poisseux et qu'il renferme à côté des globules normaux des petits bâtonnets privés de mouvements.

Davaine et Rayer ont donc vu, dès 1850, le microbe du charbon, mais comme en 1850 on était encore loin de se douter de l'importance des microbes, ils s'en tinrent à cette constatation et ne pensèrent pas à lui attribuer une importance prépondérante.

Il faut arriver à l'année 1863 pour que Davaine, éclairé par les travaux de Pasteur sur les fermentations, songe à reprendre ses études sur le charbon. Il voit à nouveau le bacille qu'il connaissait déjà, et, plus hardi que ses contemporains, déclare cette fois que ce microbe doit être la cause même du charbon.

Comme on le pense bien, Davaine dut entreprendre de longues et pénibles luttes scientifiques pour défendre sa cause.

Mais, en 1876, le professeur R. Koch arrive à cultiver la bactéridie.

En 1877, Pasteur la cultive *in vitro*, loin de l'organisme. Il fixe son mode d'inoculation et de contagion, il montre quelle est sa longévité dans les terres cultivées où les animaux vont la contracter, etc...

Pasteur parvient, enfin, à modifier la virulence du charbon et trouve le vaccin de cette épouvantable maladie.

La démonstration du microbe, cause du charbon, est irréfutable depuis 1877.

La découverte du *bacillus anthracis* reste à Davaine, mort aujourd'hui; mais le nom de ce médecin est impérissable pour la science, il est attaché à jamais à l'histoire première de la rénovation médicale causée plus tard par Pasteur.

— Le microbe du charbon se voit très facilement et en très grande quantité dans le sang des animaux morts de cette maladie. C'est là son siège de prédilection.

Avec un objectif grossissant à 400 ou 500 diamètres on peut sans difficulté étudier le *bacillus anthracis*; comme en 1850, le microscope était bien moins perfectionné qu'aujourd'hui, Davaine a pu quand même découvrir le microbe charbonneux; s'il lui avait fallu un objectif à immersion, sa découverte aurait certainement été reculée d'un bon nombre d'années.

Le *bacillus anthracis* a la forme d'un petit bâtonnet droit (de là son nom : bacille), transparent, privé de mouvements propres. Il est long de 5 à 20 millièmes de millimètre et large de 1 à 1,25 de millièmes de millimètre. Lorsqu'il dépasse ces dimensions, cela tient uniquement à ce que deux ou un plus grand nombre de microbes se sont réunis bout à bout.

C'est, d'ailleurs, par scissiparité qu'il se développe; on le voit souvent, sous le microscope, se diviser en deux, trois et quatre articles.

Pour le colorer, il suffit de se servir d'une solution alcoolique de fuschine, de violet de méthyle ou de bleu de méthylène; peu importe. On commence par dessécher une petite quantité de sang à l'air, on coagule l'albumine du sang dans la flamme du gaz et on trempe la lamelle sur laquelle le sang a été étendu dans la solution colorante.

Nous venons de dire que le bacille charbonneux avait la forme d'un petit bâtonnet; cette forme varie aussitôt qu'on ne l'observe plus dans le sang qui est, nous le savons, son véritable milieu vital. Hors du sang, il s'allonge en forme de longs, très longs filaments, enchevêtrés la plupart du temps, les uns dans les autres, et toujours formés par de petites masses placées bout à bout.

Le *bacillus anthracis* se cultive facilement dans des matras Pasteur contenant du bouillon de veau stérilisé. On ensemence ce bouillon avec du sang charbonneux retiré du cœur d'un animal mort du charbon.

Pour que la culture vive, il faut qu'elle soit maintenue de préférence à une température courante de 35°; au-dessous de 12° et au-dessus de 45°, la bactéridie charbonneuse ne peut plus vivre.

Une autre condition indispensable à sa vie, c'est la présence de l'oxygène; la bactéridie charbonneuse étant *aérobie* a besoin de respirer de l'oxygène. Chez les animaux et chez l'homme elle puise cet oxygène dans l'hémoglobine du sang.

Son besoin d'oxygène est si grand que si on la prive de ce corps en mettant avec elles d'autres bactéries aérobies (bactéries vulgaires), elle cesse généralement de vivre.

Cette observation a permis de faire une expérience bien curieuse : on a pu injecter à des animaux, sans aucun inconvénient pour leur santé, des cultures charbonneuses contenant des bactéries vulgaires aérobies. Les bactéries vulgaires, en s'emparant de l'oxygène, ont empêché les bactéridies charbonneuses de vivre.

Quelques auteurs enthousiasmés par cette découverte bizarre ont voulu aussitôt créer une nouvelle méthode thérapeutique. Il s'agissait simplement de trouver pour chaque espèce de microbe, l'espèce capable de la détruire ; un sujet aurait-il été atteint d'une maladie microbienne quelconque, aussitôt on lui aurait injecté le microbe contraire, curateur, destiné à détruire le premier.

Le *struggle for life* existe, on le voit, jusque chez les infiniment petits ; le plus fort détruit le plus faible. Décidément l'homme n'est peut-être pas le plus méchant animal de la société.

Jusqu'ici cette thérapeutique du microbe *darwinien* n'a pas donné de résultat ; peut-être est-elle destinée à rendre de grands services à l'humanité, mais il est permis d'en douter pour l'instant.

—Les animaux contractent toujours le charbon par le tube digestif. Ils mangent des fourrages ou des herbages contaminés par le *bacillus anthracis*, cela suffit pour qu'ils soient pris par la maladie. Pasteur a, d'ailleurs, démontré par des expériences irréfutables, que le microbe du charbon avait une puissance vitale de très longue durée à la surface des terres labourées. Dans beaucoup de pays on a l'habitude d'enfouir dans la terre les animaux morts du charbon. Ces cadavres ne tardent pas à infecter le sol et les vers de terre se chargent d'apporter de la profondeur à la surface de la terre les bactéridies qu'ils ont été puiser autour des cadavres des animaux.

Pas une personne n'est allée aux champs sans remarquer ces petits cylindres de terre répandus partout ; ces petits cylindres sont, on le sait, apportés par les vers, après les jours de pluie.

Mais, ce qui nous intéresse le plus, ce n'est pas le mode d'introduction du charbon vrai chez l'animal, mais bien la manière dont l'homme arrive à l'avoir.

Le charbon peut pénétrer de 3 manières dans l'organisme humain :

1° Par inoculation accidentelle ;

2° Par les voies digestives ;

3° Par les voies respiratoires.

Lorsque le charbon se prend par inoculation accidentelle, voici comment la chose se passe généralement : ou bien un individu se pique, s'écorche en touchant un animal malade ou mort du charbon, ou bien un individu se fait également une blessure en travaillant une peau provenant d'un animal qui a succombé au charbon. Dans le premier cas, ce sont les vétérinaires, les bergers, les bouchers et les équarrisseurs qui sont exposés ; dans le second, ce sont les tanneurs, les mégissiers et tous les gens qui ont un métier les obligeant à travailler les peaux.

On a cité dernièrement un cas bien curieux et en même temps bien épouvantable de charbon. Une jeune fille russe devant aller au bal, avait acheté une de ces longues paires de gant que portent aujourd'hui toutes les femmes.

Quelques petites excoriations siégeaient sur les avant-bras de cette pauvre enfant; les gants sans doute avaient été mal préparés et provenaient d'un animal qui était mort du charbon. Ce qu'il y a de certain, c'est que la malheureuse jeune fille succombait en quelques jours à une terrible atteinte de charbon !

La pustule maligne est toujours le début de la maladie charbonneuse, lorsqu'elle a été contractée par inoculation accidentelle.

L'homme peut, en second lieu, prendre le charbon en avalant des bactéridies ou des spores charbonneuses. Dans ce cas, la maladie procède absolument comme chez les animaux. Il suffit de se nourrir avec de la viande d'un animal mort du charbon ou avec des légumes poussés sur un terrain dans lequel ont été enfouis des cadavres d'animaux charbonneux.

La troisième manière dont l'homme peut être atteint par le charbon est extrêmement rare. Elle ne s'observe guère que chez les trieurs de laine brute dans les ports de mer où arrivent les balles de laine ; c'est en respirant des poussières chargées de spores et de bactéridies que ces individus prennent le charbon.

— Nous ne décrirons pas les symptômes présentés par le charbon; cette description se trouve dans tous les ouvrages de médecine humaine ou vétérinaire. Personnellement nous l'avons exposée dans notre premier volume intitulé « la Médecine pratique » ; nous ne pouvons revenir sur cette question. Notre but, on le sait, en publiant ce nouvel ouvrage, est uniquement de répandre, parmi les avides d'instruction, les nouvelles découvertes de la médecine moderne.

Nous voulons cependant noter en quelques lignes quelles sont les lésions causées par le charbon.

Le sang est noir, poisseux et incoagulable. La rate est noire également et hypertrophiée à un haut degré.

Si on examine le tube digestif, on constate que la muqueuse de l'estomac et surtout celle de l'intestin, est couverte d'ecchymoses noires ayant l'aspect de furoncles ulcérés et gangrenés.

Du côté des poumons, on observe des noyaux de congestion et d'apoplexie.

Enfin, aussitôt après la mort, on est toujours frappé de la rapidité avec laquelle la putréfaction se produit. La putréfaction cadavérique, on ne l'ignore point, est toujours rapide dans les maladies infectieuses ; plus l'infection a été grande, plus la décomposition cadavérique se produit vite.

TRAITEMENT NOUVEAU

La grande découverte de Pasteur a été la vaccination charbonneuse. Grâce, en effet, à cette vaccination, entrée aujourd'hui dans la pratique courante de tous les éleveurs, la mortalité des bovidés par le charbon est tellement diminuée qu'on peut même la considérer comme supprimée.

Voici comment Pasteur est arrivé à pouvoir vacciner les animaux contre le charbon.

Étant donné que le charbon est causé par un microbe aérobie, Pasteur a justement pensé qu'il pouvait en atténuer la virulence en le privant partiellement et progressivement d'oxygène.

Il a donc placé des cultures charbonneuses à une température plus élevée que celle qui convient. La température choisie a été de 42° à 43° ; à ce degré, en effet, la bactéridie continue encore à vivre pendant un certain temps (1 mois environ), mais les spores qui sont précisément anaérobies, cessent totalement de se développer.

Comme la bactéridie charbonneuse est destinée à mourir au bout d'un mois, elle diminue progressivement de virulence à mesure qu'elle se rapproche du terme de sa mort.

Au bout de 8 jours, par exemple, elle est déjà assez atténuée pour pouvoir être inoculée sans danger au mouton.

Et, comme le charbon ne récidive jamais (une fois qu'on en a été atteint, il ne vous reprend plus) chaque culture atténuée se trouve être le vaccin de la culture directement plus virulente. Cette particularité permet d'inoculer progressivement à des animaux, des doses de virus charbonneux qui les auraient infailliblement tués si on ne les avait pas fait précéder par des doses plus faibles, ayant un pouvoir vaccinifère.

C'est à Pouilly-le-Fort, village auprès de Melun, que la première expérience de vaccination charbonneuse a été pratiquée. On sait quel en fut le retentissement, nous ne reviendrons pas sur ce point.

Chaque animal doit être vacciné deux fois pour être à l'abri du sang de rate. D'abord on lui inocule un virus très peu virulent, ensuite, quinze jours environ après la première inoculation, on lui injecte une solution de culture très intense, mortelle même. Grâce à la première injection, il supporte la seconde ; l'animal est désormais protégé.

On a bien pu reprocher au traitement de Pasteur d'avoir été la cause de quelques décès. Mais, quel est donc l'éleveur qui serait assez peu intelligent pour ne pas préférer perdre un ou deux moutons, par le vaccin Pasteur, que de voir peut-être tout son troupeau détruit par une terrible épidémie? Notons, d'ailleurs, que les cas de mort par vaccin sont exceptionnels ; on peut absolument les compter.

Arrivons maintenant au traitement chez l'homme.

C'est surtout au traitement préventif, prophylactique, qu'il convient d'apporter toute son attention.

Une fois que le charbon a empoisonné tout l'organisme, il n'y a évidemment plus rien à faire au point de vue thérapeutique ; la mort est fatale.

Un premier point à signaler, c'est qu'il faut avant tout éviter de manger des viandes charbonneuses. Il est donc très important que les municipalités et les différents pouvoirs publics ne négligent rien pour que l'inspection de la viande de boucherie soit faite avec le plus grand soin. Cette inspection doit être pratiquée non seulement dans les pays où le charbon est fréquent (Beauce, par exemple), mais encore dans toutes les contrées, car le paysan, souvent trop soucieux de ses intérêts, peut chercher à débiter au loin la viande de ses animaux morts.

En second lieu, le charbon humain étant presque toujours le résultat d'une inoculation professionnelle, il importe que les vétérinaires, les bergers, les bouchers, les gens qui coupent les cornes des bestiaux, les équarrisseurs, les tanneurs, les mégissiers, les trieurs de laine, etc., prennent les plus grandes précautions pour éviter de se piquer, de se faire la plus légère écorchure.

Les animaux morts du charbon, ne doivent jamais être enterrés ; il faut les brûler. Leurs peaux doivent être également détruites ; si ces précautions étaient rigoureusement suivies, le charbon humain pourrait disparaître totalement et le charbon animal serait considérablement diminué.

Voici maintenant le charbon déclaré : un individu est atteint de pustule maligne. Que faire?

Il s'agit d'agir énergiquement, afin d'empêcher l'envahissement de tout l'organisme par le *bacillus anthracis*. La chose est possible, grâce aux septiques.

Dans les quarante-huit heures qui suivent l'apparition de la pustule, il faut aussitôt tenter de l'enlever avec le bistouri ou, ce qui vaut beaucoup mieux, de la détruire avec le fer rouge. Après ce temps, il est encore nécessaire d'employer la destruction par le fer rouge, mais comme les germes ont déjà dépassé la région où ils ont commencé par se localiser, il y a malheureusement beaucoup de chances pour que le feu soit insuffisant.

C'est alors que les antiseptiques peuvent être efficaces. Il faut, d'ailleurs, y recourir dès le début, en même temps qu'on se sert du fer rouge.

Ces antiseptiques doivent être choisis parmi les plus puissants ; ce seront l'iode ou le bichlorure de mercure.

L'iode est le médicament généralement préféré.

Voici comment on procède :

Avec une petite seringue de Pravaz en caoutchouc rouge durci, on fait tout autour de la pustule un certain nombre d'injections sous-cutanées d'une solution iodurée renfermant de 2 jusqu'à 25 grammes d'iode métallique pour 100.

On répète ces injections toutes les 12 ou toutes les 24 heures, suivant l'intensité du mal et jusqu'à ce que tout danger soit complètement disparu.

Comme on le pense bien, ces injections sous-cutanées d'iode sont très douloureuses et très irritantes ; mais ces phénomènes se calment bien vite et on ne tarde guère, au contraire, à constater que le gonflement pustulaire diminue avec rapidité.

Le microbe du charbon a été tué sur place ; le malade est sauvé. De nombreux cas de guérison pourraient être cités à l'appui de ce mode de traitement.

Quant à l'emploi du bichlorure de mercure, voici comment il convient d'y avoir recours :

On fait dissoudre 10 à 15 centigrammes de sublimé dans une petite quantité d'essence de térébenthine, puis cette essence est appliquée sur la pustule et sur tous les tissus environnants.

A la fin de la journée, les chairs recouvertes sont mortes ; il s'est formé, en un mot, une escharre.

Si le besoin s'en fait sentir, on recommence encore une fois cette opération.

Enfin, si la guérison ne paraît pas assurée, par suite d'une destruction complète des tissus malades, il n'y a pas à hésiter : on fait, le quatrième jour, une grande incision circulaire tout autour de la pustule et on répand dans ce sillon largement ouvert du bichlorure de mercure pur.

S. Romei, qui a conseillé ce traitement en 1885, prétend n'avoir perdu aucun malade soigné par cette méthode.

Il n'en est pas de même de l'acide phénique, conseillé en 1872 par Vignard ; cet antiseptique n'est pas assez énergique.

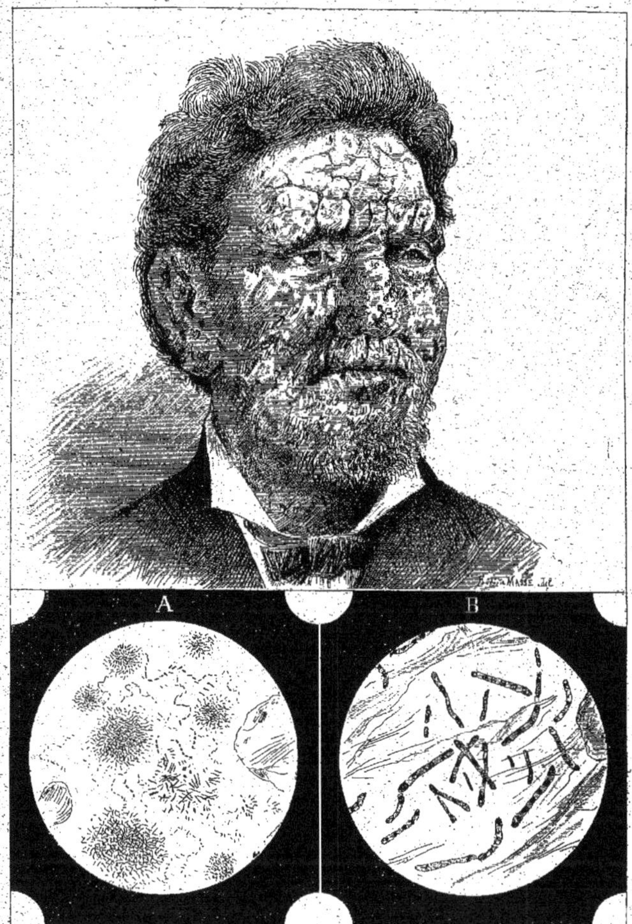

Tête d'un lépreux. — Bacille de la lèpre.

CHAPITRE VI

LA DIARRHÉE VERTE DES ENFANTS

DÉCOUVERTES MODERNES — TRAITEMENT NOUVEAU

DÉCOUVERTES MODERNES

C'est incontestablement au regretté professeur Damaschino et à son élève Clado que revient l'honneur d'avoir découvert, en 1884, que la diarrhée verte des petits enfants était le résultat d'un microbe.

« Les bacilles de la diarrhée verte des enfants, disent-ils dans leur rapport, de formes et de dimensions caractéristiques, constituent un important élément morphologique des selles dans cette maladie du premier âge : ils sont d'autant plus nombreux que l'affection est plus sévère ; dans trois cas graves de diarrhée verte, ils se montraient dans les préparations microscopiques avec l'apparence de cultures à peu près pures. A l'état frais, ils sont animés de mouvements rapides qui semblent avoir pour centre la partie moyenne du microbe. Ces bacilles disparaissent à mesure que la maladie diminue d'intensité et que les selles perdent la teinte verte pour redevenir jaunâtres. »

Plus tard, le 17 mai 1887, le professeur Hayem et son interne, M. Lesage, ont repris la question. M. Lesage est parvenu à démontrer que ce bacille était l'agent de la coloration verte des selles, à l'isoler et à produire la diarrhée verte en l'introduisant dans le tube digestif des animaux.

Le bacille de la diarrhée verte des petits enfants a donc la propriété de sécréter une matière verte très abondante ; lorsqu'on le cultive, ce qui est facile, sur de la gélatine peptone, cette gélatine ne tarde pas à être recouverte d'une belle couleur verte épinard.

La reproduction de la diarrhée verte, après inoculation par le tube digestif, prouve bien que ce bacille est la cause de la maladie.

La diarrhée verte est, d'ailleurs, extrêmement contagieuse ; dans les crèches on constate fréquemment de véritables épidémies.

Le professeur Hayem, frappé de ce fait, a pu faire disparaître toute épidémie dans son service hospitalier, rien qu'en donnant l'ordre de transporter le plus tôt possible, hors de la salle des malades, toutes les pièces de linge souillées par les matières vomies et surtout par les selles, et de plonger ces linges dans un baquet contenant une solution de 1 gramme de sublimé pour 1,000 grammes d'eau.

Mais comment le microbe de la diarrhée verte arrive-t-il à infecter le tube intestinal?

Voici l'explication donnée par le professeur Hayem :

« Le microbe pénètre avec les aliments, dans l'estomac, et, dans les conditions ordinaires, n'y rencontre pas un milieu favorable à sa pullulation ; mais, si les sécrétions stomacales sont altérées par de la dyspepsie, aussitôt le microbe arrive dans l'intestin sans avoir rien perdu de sa puissance végétative. A ce niveau, il trouve un milieu neutre ou alcalin qui lui permet de se développer avec activité. »

En d'autres termes, lorsque l'estomac fonctionne bien, lorsque le suc gastrique est doué de tout son pouvoir chimique, le bacille de la diarrhée verte ne peut passer cet organe sans être détruit. Mais, que l'estomac soit malade, atteint de dyspepsie, que le suc gastrique ait perdu un peu de son acidité normale, alors le microbe passe dans l'intestin et ne tarde pas à y exercer ses ravages souvent mortels.

Soyez donc sûres, ô mères de famille, que lorsque vos bébés rendent des matières vertes, c'est qu'ils sont atteints de dyspepsie. Ou bien ils ne digèrent pas le lait qu'on leur donne, ou bien on les nourrit avec d'autres aliments que le lait, en dépit de tous les conseils des médecins.

Ce que les biberons et les mères qui ne veulent rien écouter de ce que leur disent les médecins, ont été la cause de la mort d'un grand nombre d'enfants, c'est effrayant !

Que les mères entendent donc notre voix : nourrissez votre enfant au sein ; si votre mamelle est tarie, donnez-leur une bonne nourrice. Renoncez au biberon ; c'est peut-être un instrument commode pour les gens paresseux, mais c'est un instrument mortel.

— En dehors de la diarrhée verte microbienne, il existe assurément des diarrhées vertes infantiles qui ne reconnaissent point d'autres causes qu'une quantité anormale de bile ; ce sont là les diarrhées dites bilieuses.

On peut, avec une certaine habitude clinique, les distinguer les unes des autres.

D'abord les diarrhées bilieuses sont moins vertes que les diarrhées microbiennes, ensuite elles sont moins irritantes pour les tissus environnants (anus, périnée, fesses, parties génitales).

Cette distinction a son importance, car les diarrhées bilieuses se guérissent fort bien avec l'emploi de l'eau de Vichy, ou plus simplement avec le bicarbonate de soude, tandis que les diarrhées vertes ont besoin d'être traitées par les acides.

TRAITEMENT NOUVEAU

Se basant sur ce fait que le bacille de la diarrhée verte se développe dans les milieux neutres ou alcalins, le professeur Hayem a été conduit à tenter de traiter cette maladie par les acides.

C'est à l'acide lactique qu'il s'est définitivement arrêté.

Par son emploi on obtient de très rapides résultats, surtout si on y ajoute des soins hygiéniques bien ordonnés : le sein, comme moyen nutritif, et une propreté méticuleuse.

L'acide lactique doit être prescrit en une solution à 2 0/0.

On prescrit par exemple :

```
Acide lactique. . . . . . . . . . . . . . . . .    2 grammes.
Eau distillée. . . . . . . . . . . . . . . . . .   80    —
Sp. fl. oranger . . . . . . . . . . . . . . . .    20    —
```

Donner à l'enfant une cuillerée à café de cette potion, un quart d'heure après chaque tétée, jusqu'à cinq, huit et même parfois quinze cuillerées à café dans les 24 heures.

Ces doses représentent un minimum de 40 centigrammes et un maximum de 1^{gr},60 d'acide lactique par jour.

L'acide lactique n'amène jamais d'accident à ces doses. D'ailleurs, elles ne sont jamais continuées longtemps, car la diarrhée cesse vite sous leur action. Bientôt les vomissements cessent, les garde-robes diminuent et les matières deviennent jaunâtres. En deux ou trois jours, rarement en cinq ou six jours, la maladie est guérie.

Quelquefois, ce traitement paraît échouer; c'est qu'on a affaire à une diarrhée bilieuse et non microbienne.

Il faut alors employer les alcalins, c'est-à-dire exactement le contraire de l'acide lactique. Pour obtenir un résultat, il ne faut pas hésiter à prescrire le bicarbonate de soude à haute dose : 1^{gr},25 par kilogramme du poids du corps de l'enfant, ce qui représente environ 5 grammes pour un bébé de un mois !

Ces doses sont toujours parfaitement supportées.

Avec des potions contenant 30 et 50 centigrammes de bicarbonate de soude, comme cela se fait souvent, on n'obtient absolument aucun résultat dans les cas sérieux.

— Contre la diarrhée microbienne, on peut évidemment avoir recours à d'autres médicaments que l'acide lactique : la naphtaline, le naphtol B, l'iodoforme, le sulfure noir de mercure et le calomel donnent aussi de très bons résultats. Mais l'emploi de ces médicaments est impossible chez les bébés, à cause de leur goût atroce. Seul le calomel, mélangé à du sucre, est assez facile à faire avaler. Lorsqu'on envisage bien la question, on voit que c'est toujours à l'acide lactique qu'il faut s'en tenir. Son goût n'est pas désagréable, mélangé à un sirop (sirop de fleurs d'oranger ou sirop d'oranges douces), et son administration facile.

CHAPITRE VII

LA DIPHTÉRIE

DÉCOUVERTES MODERNES — TRAITEMENT NOUVEAU

DÉCOUVERTES MODERNES

Pendant un certain nombre d'années on a cru, sur l'autorité de quelques médecins, que la diphtérie, si commune chez les oiseaux et notamment chez les poules, était la même que la diphtérie humaine. Aujourd'hui, on ne doit plus croire à l'origine *aviaire* (de *avis*, oiseau) de cette terrible maladie, qui moissonne tant d'enfants !

Si on a pu constater, dans certains villages, des épidémies diphtéritiques portant simultanément sur les volailles et les enfants, il n'y avait là que de simples coïncidences.

D'ailleurs, s'il s'agissait d'une maladie unique, on ne pourrait, pour ainsi dire, élever aucun enfant à la campagne, tant la diphtérie des poules est fréquente. Les enfants jouent toute la journée au milieu des poules et cependant ne meurent point pour cela.

D'autre part n'est-ce pas dans les villes que s'observent la plupart des cas de diphtérie? Paris est ravagé par cette maladie ; on ne peut, cependant, dire que les enfants y approchent souvent des poules.

Enfin, la diphtérie des poules n'anème jamais de paralysies ; celle de l'homme se complique, au contraire, très fréquemment de cette redoutable maladie.

— La diphtérie humaine, on le sait, est caractérisée par la production de fausses membranes, de couennes, comme on les appelle vulgairement. Lorsque ces fausses membranes siègent sur les amygdales, elles constituent *l'angine diphtéritique;* sur le larynx, le *croup;* dans les fosses nasales, le *coryza diphtéritique;* dans la trachée et les bronches, la *trachéite* et la *bronchite diphtéritique,* etc.

Les fausses membranes peuvent siéger partout, sur toutes les muqueuses et même sur la peau. Dans certains cas de croup, chez quelques petites filles et même chez certaines femmes, on voit des fausses membranes tout autour de l'anus, plein la vulve et jusque dans le vagin.

— La diphtérie est une maladie qui tue suivant deux modes distincts.

Par ses couennes, elle peut absolument boucher la gorge et la langue, comme le ferait un bouchon de papier ; la mort arrive en étouffant.

Par l'empoisonnement qu'elle détermine, elle peut produire une véritable décomposition de tous les tissus du corps ; la mort est le résultat d'une intoxication.

Enfin, par les paralysies qui surviennent fréquemment dans la convalescence, elle peut tuer, soit en arrêtant les muscles de la respiration (mort par asphyxie), soit en arrêtant le cœur (mort par syncope).

Lorsque l'empoisonnement diphtéritique est peu intense et que la maladie borne sa gravité au grand nombre de fausses membranes venant obstruer la langue, on comprend que l'opération de la trachéotomie donne le plus souvent des résultats inespérés. Le chirurgien fait dans la trachée une ouverture située au-dessous des fausses membranes ; l'air pénètre aussitôt dans les poumons, l'enfant respire ; il est sauvé.

Mais, si la mort doit être le résultat de l'intoxication, la trachéotomie doit fatalement échouer, cela se comprend.

— C'est Klebs, en 1883, qui a le premier découvert le microbe de la diphtérie dans l'intimité du tissu des fausses membranes.

Ce microbe est représenté par un bâtonnet analogue à celui de la tuberculose, mais plus épais et à extrémités arrondies ; c'est un bacille.

En 1884, Löffler, a pu l'isoler, le cultiver, l'inoculer et reproduire, par l'inoculation à des poules, des pigeons et des lapins, des fausses membranes.

Mais, c'est à deux de nos compatriotes, MM. Roux et Yersin, qu'on doit la seule étude vraiment complète et définitivement établie, du microbe de la diphtérie. Ces deux remarquables micrographes ont publié leur travail dans les *Annales de l'Institut Pasteur,* à la fin de l'année 1888.

Non seulement ils sont arrivés comme Löffler à donner les fausses membranes aux animaux auxquels ils ont inoculé des cultures du bacille diphtéritique, mais encore, point capital, ils ont pu reproduire les accidents de paralysies consécutifs à presque toutes les diphtéries.

En outre, ayant observé comme leurs prédécesseurs que le bacille de la diphtérie siégeait exclusivement dans les fausses membranes, qu'on ne le voyait jamais ni dans le sang ni dans les organes, ils sont parvenus à constater que ce microbe sécrétait un poison et que ce poison seul était la cause de la mort.

Pour isoler ce poison, MM. Roux et Yersin ont pris soin de filtrer sur de la porcelaine non vernie, les bouillons de culture qu'ils avaient ensemencés d'abord de microbes.

Bien qu'après filtration le bouillon ne renferme plus de bacilles, ils ont toujours pu reproduire la diphtérie par inoculation chez des animaux et même tuer ces animaux.

Le poison de la diphtérie leur a permis de reproduire, et les fausses membranes, et les paralysies.

Ils ont, enfin, remarqué que les cultures de bacille donnent lieu à une quantité de poison d'autant plus grande et plus virulente, qu'elles sont plus âgées. Avec des cultures de 42 jours, ils ont pu tuer des animaux en 5 et 6 heures.

— Le bacille de la diphtérie se cultive très facilement sur le bouillon de veau, alcalin, porté à une température de 33°; les acides ne le tuent pas, mais il se développe moins bien en leur présence.

Les cultures de ce microbe présentent, d'ailleurs, une très grande résistance; elles se conservent toujours longtemps, et si le séjour à l'étuve leur convient, elles restent également virulentes à l'air libre.

Cette observation nous permet de bien comprendre comment il se fait que la diphtérie peut être prise par un enfant qui est entré dans un appartement où a séjourné un malade, il y a plusieurs mois et même un an.

Nous connaissons personnellement l'histoire suivante :

Dans l'arrière-boutique d'un petit marchand de légumes, un enfant prend la diphtérie et meurt. Où avait-il pris cette diphtérie? nous n'en savons rien, peut-être à l'école ou dans un square. Comme il s'agissait de gens peu fortunés et surtout peu soucieux des soins de l'hygiène, aucune mesure de désinfection ne fut prise. Six mois après ce premier décès, la mère de l'enfant, qui était enceinte, meurt à son tour de diphtérie; elle avait pris la diphtérie pour être restée dans cette pièce. La boutique fut vendue; un autre marchand vint s'y installer avec sa femme; il y avait juste 3 mois que ce nouveau ménage habitait la chambre de l'arrière-boutique lorsque nous fûmes appelé pour voir le mari très malade. Après neuf jours de maladie il était emporté par le plus épouvantable empoisonnement diphtéritique qu'il soit possible d'imaginer. Sa veuve est partie épouvantée; l'appartement a été remis à neuf; depuis aucun cas de maladie ne s'y est déclaré.

Cette histoire dramatique est bien une preuve démonstrative de la résistance énorme du bacille de la diphtérie.

D'ailleurs, ce bacille étant à la fois aérobie et anaérobie, on voit qu'il peut vivre en respirant de l'oxygène comme en n'en respirant pas.

— Pour le voir au microscope, il faut un objectif à immersion.

Il se colore facilement au moyen du bleu alcalin de Löffler (potasse au 1/10,000, 3 ^{cc}, solution alcoolique de bleu de méthyle, 1^{cc}); seulement, à mesure qu'il vieillit, il se colore plus difficilement.

— Quand on songe aux nombreuses victimes que cause chaque année la diphtérie, quand on réfléchit au danger que chacun de nous peut encourir lorsqu'il se trouve en présence de ce microbe, combien ne doit-on pas admirer ces vaillants travailleurs qui, au risque de leur existence, n'hésitent pas à consacrer leur temps à étudier cette terrible maladie !

TRAITEMENT NOUVEAU.

Malgré le nombre immense de médications proposées contre la diphtérie, il faut avouer qu'on n'a pas encore trouvé le remède spécifique de cette maladie.

Il est, d'ailleurs, à remarquer que plus la thérapeutique d'une maladie paraît riche, plus, en réalité, elle est pauvre. Lorsqu'on connaît un très bon médicament, qui réussit presque toujours, on ne cherche guère à en découvrir un autre.

Cependant on sait mieux traiter la diphtérie depuis quelques années. L'emploi des antiseptiques a même donné de très beaux résultats à quelques médecins.

Nous ne pouvons citer tous les médicaments essayés, la liste en serait bien trop longue. On ne compte pas moins de 80 agents antiseptiques, tous donnés comme très efficaces, et 15 à 20 substances capables de dissoudre les fausses membranes.

Parmi les antiseptiques, les plus importants sont : l'acide phénique, le benzoate de soude, l'acide salicylique, l'iodoforme, l'acide borique et la résorcine.

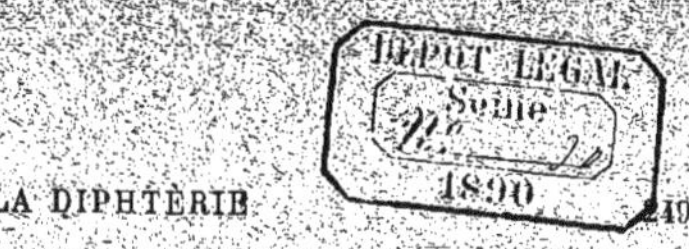

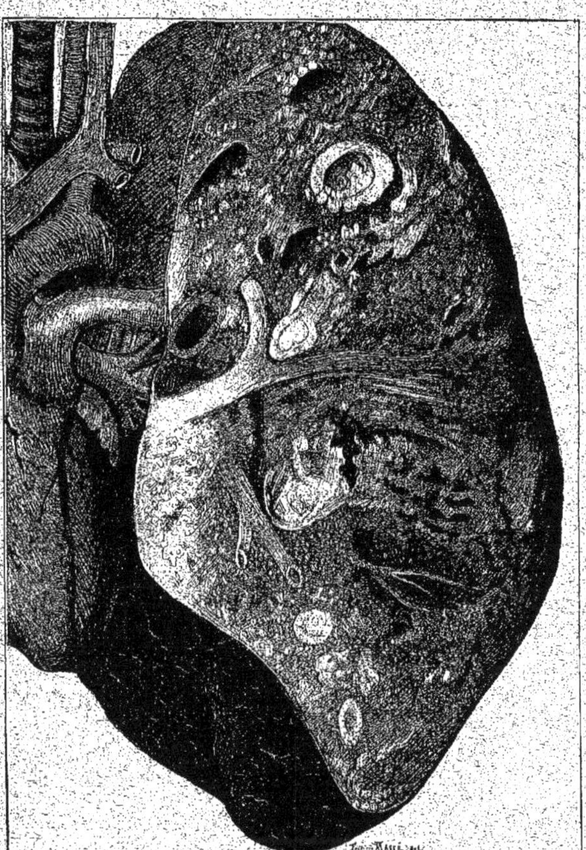

Pneumonie alvéolaire.

L'acide phénique est incontestablement le meilleur médicament, employé en solution à 5 0/0, tant sous la forme de badigeonnages que sous la forme d'inhalations.

L'acide salicylique se prescrit en badigeonnages. Letzerich recommande la solution suivante :

    Acide salicylique 0gr,50
    Alcool . . . .   1 gramme.
    Eau distillée   50   —

Le Dr Korach, de Cologne, badigeonne, six fois par jour, les fausses membranes, avec le mélange iodoformé suivant :

    Éther . . . .   25 grammes.
    Baume de tolu   5   —
    Iodoforme 2gr,50

La résorcine s'emploie également en badigeonnages. On prescrit :

    Résorcine . . . .   5 à 10 grammes.
    Glycérine   100   —

Quant au benzoate de soude, c'est à l'intérieur qu'on le donne, à la dose de 6 grammes ; on prescrit encore le chlorate de potasse (3 à 4 grammes), le sulfate de quinine, le perchlorure de fer, le sublimé, l'acide phénique.

— Mais voici, suivant nous, quelle est la méthode la plus efficace, connue actuellement.

Comme traitement local nous conseillons toujours de recourir au topique préconisé par le Dr E. Gaucher, médecin des hôpitaux, et dont voici la formule :

    Acide phénique . . . .   5 grammes
    Camphre   20   —
    Acide tartrique 0gr,70
    Alcool à 36° . . . .   10 grammes
    Huile d'olive ou glycérine neutre   10   —

Il faut nettoyer la gorge deux ou trois fois par jour avec cette énergique solution. Afin que ce nettoyage soit efficace et puisse complètement débarrasser la gorge de ses fausses membranes, il est indispensable de le pratiquer soit avec un pinceau de blaireau un peu dur, taillé en brosse, soit avec une brosse à dents.

Naturellement cette cautérisation est un peu douloureuse, surtout pendant les premières séances ; aussi, est-il bon de la faire précéder d'une pulvérisation cocaïnée.

        Chlorhydrate de cocaïne . . . .   2 à 3 grammes.
        Eau distillée   100   —

puis d'un badigeonnage cocaïné plus concentré :

        Chlorhydrate de cocaïne . . . .   1 gramme.
        Eau distillée   30   —

En outre de ces attouchements phéniqués, il convient de faire très fréquemment, toutes les heures environ, des irrigations avec de l'eau chaude phéniquée puis boriquée alternativement : 1 gramme d'acide phénique pour 100 ; 4 grammes d'acide borique pour 100.

Comme la diphtérie est certainement toujours un empoisonnement local, au début, limité aux fausses membranes de la gorge, on comprend combien cet énergique traitement du Dr Gaucher a de chances de réussir si on n'hésite pas à l'employer dès la première heure. On peut ainsi tuer sur place le bacille de la diphtérie et l'empêcher de sécréter le poison qui va envahir bientôt tout l'organisme.

D'ailleurs, au traitement du Dr Gaucher, nous n'hésitons pas à joindre les pulvérisations phéniquées en permanence dans la chambre du malade, pulvérisations que nous additionnons souvent de quelques grammes d'eucalyptus.

Qu'importe l'empoisonnement par l'acide phénique ? N'est-on pas toujours à même de l'enrayer en surveillant avec soin la couleur des urines du patient ? Sitôt qu'elles commencent à être noirâtres, couleur de vieille olive, après refroidissement, il faut arrêter l'acide phénique ; ce signe indique que l'organisme en est saturé, et qu'il serait nuisible d'aller plus loin. On recommence un peu plus tard, lorsque les urines sont redevenues de couleur normale.

Nous avons eu un cas de guérison vraiment remarquable, rien qu'avec la saturation de l'air de la chambre d'un petit enfant par des vapeurs phéniquées, additionnées d'eucalyptine.

On donnait à l'intérieur à cet enfant 3 grammes de chlorate de soude et des suppositoires de 20 centigrammes de chlorhydrate de quinine. Bien entendu, on l'alimentait le plus possible, on lui faisait avaler du porto, du frontignan, du champagne, de l'élixir de peptone, des œufs, etc., tout ce qu'on pouvait, en un mot ; tantôt de l'un, tantôt de l'autre.

On a extrêmement recommandé les grandes irrigations avec l'eau de chaux ; nous en avons vu d'excellents résultats. Nous pouvons donc les recommander.

L'eau de chaux a la propriété de dissoudre les fausses membranes.

D'après la méthode du professeur Ch. Bouchard, on peut essayer le naphtol B qui est un puissant antiseptique, comme nous le savons.

Avec un pinceau, on peut badigeonner doucement les fausses membranes avec le mélange suivant :

Naphtol B.   2gr,50
Alcool 2gr,50
Glycérine neutre . . . .   50 grammes.

puis irriguer la gorge toutes les heures environ avec de l'eau naphtolée.

Naphtol B. 0gr,20
Eau distillée. . . . .   1 litre.

Dans une importante discussion de la Société de thérapeutique, le Dr Guelpa a soutenu énergiquement que la seule manière de guérir la diphtérie, c'était d'employer le lavage et les irrigations le plus souvent possible ; il ne faut pas hésiter à réveiller l'enfant la nuit pour le traiter. Il alimente légèrement les malades.

Le Dr Cadet de Gassicourt ne partage pas cette opinion. Comme topique, il emploie le mélange de naphtol camphré dans de la vaseline liquide, ou bien les solutions d'acide salicylique ou encore mieux la mixture du Dr Gaucher. Jamais il ne fait réveiller les enfants pour les traiter, et toujours il leur prescrit une alimentation aussi substantielle que possible.

C'est à l'avis de ce dernier que nous conseillons nos lecteurs de se rendre. Le sommeil doit toujours être respecté pour les malheureux diphtéritiques ; il y a quelques cas particulièrement graves contre lesquels il faut évidemment agir jour et nuit. Mais aucune règle précise ne peut être posée à ce sujet. En principe, celle du repos et de la nourriture doit tenir le premier rang ; c'est au médecin à juger chaque cas de diphtérie, et à agir suivant sa conscience.

— Nous ne parlons pas de l'opération de la trachéotomie. Elle doit être souvent pratiquée ; mais comme, en principe, elle constitue une opération d'urgence, on ne peut rien préciser sur son opportunité, d'une façon générale.

De plus, l'opération qui consiste à ouvrir la trachée appartient à la chirurgie et non à la médecine. Nous n'avons donc pas à en faire la description.

CHAPITRE VIII

L'ÉRYSIPÈLE

DÉCOUVERTES MODERNES. — TRAITEMENT NOUVEAU

DÉCOUVERTES MODERNES

Pendant longtemps on a discuté pour savoir si l'érysipèle était ou non contagieux. Le plus grand nombre était pour la contagion; mais, quelques-uns ne voulaient point l'admettre. C'est ainsi qu'on a vu des chirurgiens ne pas isoler leurs érysipélateux, les laisser dans la salle commune de l'hôpital à côté d'opérés graves; quelle responsabilité morale! Pour nous, ce sont là des pratiques que nous ne voudrions jamais faire.

Aujourd'hui, la discussion n'est plus possible. Depuis 1881, Fehleisen a décrit et établi définitivement l'existence du microbe de l'érysipèle.

Ce microbe est rond, par conséquent du genre *coccus*; mais comme chaque microbe n'est jamais isolé, qu'au contraire il est réuni à plusieurs autres, tous d'égale grosseur, sous la forme d'une chaînette de 5 à 15 grains, on lui a donné également le nom de streptococcus.

Il mesure 3 dixièmes de millième de millimètre; on voit donc qu'il est infiniment petit. Il ressemble, d'ailleurs, beaucoup à celui qu'on observe chez les femmes qui sont atteintes de fièvre puerpérale. La coïncidence des épidémies d'érysipèle et de fièvre puerpérale est un fait connu depuis longtemps dans les hôpitaux où il n'existe pas de pavillons d'isolement pour les salles de la maternité.

Ce microbe ressemble aussi à celui du pus; mais il en diffère un peu. Il est moins gros et ne donne pas lieu à la purulence.

On le trouve en grande abondance dans la peau, au niveau des plaques d'érysipèle, dans les vaisseaux lymphatiques; on peut aussi l'observer quelquefois dans le sang et même dans les urines lorsqu'elles sont albumineuses, ce qui n'est pas rare sous l'influence de l'empoisonnement érysipélateux.

Pour recueillir ce streptoccoque, il suffit de plonger une aiguille stérilisée dans le derme malade, ou bien d'aspirer avec une pipette une gouttelette de liquide recueillie au-dessous d'une couche de collodion appliquée la veille sur l'érysipèle.

La culture en est facile à faire, soit sur un bouillon (système Pasteur), soit sur de l'agar-agar ou de la gélatine-peptone. Pour que le microbe pullule bien, il faut le maintenir à 30° de température; au-dessous de 12° à 10°, il cesse de se développer, mais ne meurt pas.

Quant à sa coloration, elle ne présente aucune difficulté. On dessèche une lamelle préparée, on place dessus une goutte de la solution d'Ehrlich, puis on décolore le reste de la préparation avec de l'alcool et de l'essence de girofle.

— On peut facilement inoculer l'érysipèle aux animaux et à l'homme, en injectant le microbe spécial.

Mais il ne faut jamais expérimenter sur l'homme, car il peut en résulter de graves dangers pour l'inoculé. Hâtons-nous, d'ailleurs, d'observer qu'en France aucun médecin ne s'est permis de faire de semblables expériences.

TRAITEMENT NOUVEAU

Maintenant qu'on connaît bien la nature microbienne de l'érysipèle, on peut, pour ainsi dire, chasser cette maladie des salles de chirurgie, en isolant chaque cas observé et en ayant soin de prendre toutes les précautions antiseptiques de rigueur pendant les opérations comme pendant les pansements.

Il faut faire des pansements à l'acide phénique, au sublimé, à l'iodoforme, etc. La pratique varie suivant les habitudes de chaque chirurgien.

Bien entendu, il faut éloigner les femmes en couches de toute salle de chirurgie et de tout érysipélateux.

— Quant au traitement même de l'érysipèle, c'est à celui du professeur Hayem qu'il faut avoir recours.

Ce traitement, institué en 1882, consiste à encadrer la plaque érysipélateuse avec une bordure de 2 centimètres d'acide phénique en solution dans l'alcool par parties égales. Cette bordure doit dépasser la partie malade de 1 centimètre.

En général, l'érysipèle ne franchit jamais cette bordure phéniquée; il est arrêté dans sa marche et tous les phénomènes généraux avec lui.

Le seul inconvénient de ce traitement, c'est qu'il laisse quelquefois des traces. On voit que sur le visage d'une jolie femme, le résultat final n'est pas fait pour la satisfaire.

Il faut avoir soin de le pratiquer avec beaucoup de douceur et de bien essuyer avec du papier buvard la bordure d'acide phénique, afin qu'elle ne dépasse pas les limites assignées par le pinceau et aussi afin qu'elle ne morde pas trop les chairs.

Hayem recommande encore les méthodes de Yourinski (1883) et de Kägler (1885). — La première consiste à badigeonner 2 fois par jour l'érysipèle avec 5 ou 10 grammes de trichlorophénol dans 100 grammes de glycérine, puis à recouvrir d'ouate. La seconde consiste à appliquer la pommade suivante (résorcine, 5 grammes, vaseline 20 grammes). L'érysipèle cesserait dans ce cas en 36 ou 48 heures.

CHAPITRE IX

LA LÈPRE

DÉCOUVERTES MODERNES. — TRAITEMENT NOUVEAU.

DÉCOUVERTES MODERNES

La lèpre est absolument disparue en France depuis de longues années, à l'exception toutefois de la Turbie et de San Remo. Mais on en observe encore quelques cas sur les bords de la Méditerranée ; en Perse, en Égypte elle est encore fréquente, de même en Suède.

On sait que cette affreuse maladie revêt deux formes différentes ; tantôt, elle est caractérisée par des grosseurs, des tubercules qui peuvent être répandus sur toute la surface du corps ; tantôt, elle consiste simplement en larges plaques ayant l'aspect du vitiligo, complètement insensibles, pouvant être piquées, coupées sans éveiller la moindre douleur.

Ces deux variétés peuvent être isolées ou réunies sur un même individu. Toutes deux finissent par déterminer des ulcérations plus ou moins profondes, pouvant aller à jusqu'à faire tomber une ou plusieurs phalanges des doigts.

C'était cet état repoussant des malheureux lépreux au moyen âge, qui les faisait chasser de partout. On avait peur d'eux. Et cependant la lèpre n'est pas contagieuse ! Si la contagion existe, elle n'est pas prouvée, et certainement exceptionnelle.

La lèpre est pourtant une maladie microbienne, mais son microbe, parfaitement connu, n'a pu être inoculé. On comprend aussi pourquoi la lèpre n'est pas contagieuse.

C'est Hansen, en 1868, qui a le premier décrit le microbe de la lèpre. Depuis il a été étudié par Neisser, Gaucher, Leloir, Cornil, etc.

C'est un bacille absolument analogue à celui de la tuberculose, plus droit, légèrement noueux par endroits, et surtout doué de mouvement; ce qui n'est pas pour le bacille des poitrinaires.

Il mesure 4 à 6 millièmes de millimètres de long, et 1 millième de millimètre de large.

On le trouve dans la sérosité, à la surface des lésions lépreuses; on le rencontre aussi dans le sang. Il y en a un si grand nombre, qu'on peut en voir des milliers sous le microscope, de véritables paquets.

Il se cultive facilement sur le sérum du sang à 37° et 38° de température.

On le colore de même, en se servant de la solution d'Ehrlich.

TRAITEMENT NOUVEAU

Ici, il faut avouer que la thérapeutique moderne n'a pas encore fait faire un pas au traitement ancien de la lèpre. Notre titre « *traitement nouveau* » semble donc, à l'heure actuelle, une amère ironie.

Ce sont toujours les précautions, les soins de propreté, les pansements antiseptiques, l'isolement qui constituent les meilleurs moyens pour guérir la lèpre.

Beaven Rake (de la Trinitad), conseille l'élongation des nerfs, méthode qui consiste à faire une incision au niveau d'un nerf important, et à tirer sur ce nerf. Ce mode de traitement, employé contre beaucoup de maladies nerveuses, notamment contre l'ataxie, soulage les douleurs, arrête la formation des ulcérations; mais, en réalité, il n'amène point la guérison.

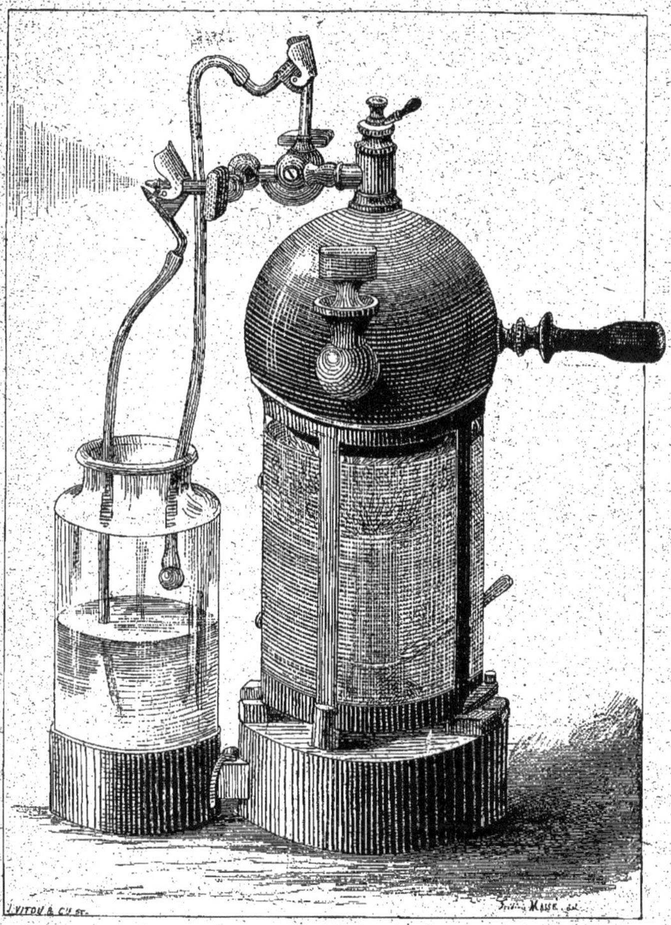

Pulvérisateur à acide phénique.

CHAPITRE X

LA MALARIA

DÉCOUVERTES MODERNES. — TRAITEMENT NOUVEAU.

DÉCOUVERTES MODERNES

Le poison de la fièvre intermittente, ou malaria, est dû à la présence d'un organisme, peut-être un microbe, peut-être un champignon. Le fait n'est pas encore démontré.

C'est le professeur Laveran, du Val-de-Grâce, qui a trouvé le parasite de la malaria dans le sang.

Il en a décrit trois espèces : 1° un en forme de croissant, immobile, long de 8 à 9 millièmes de millimètre, large de 3 millièmes de millimètre; 2° un sphérique, transparent, muni de filaments partant de sa circonférence, qui mesure 6 millièmes de millimètre de diamètre. Il est généralement immobile, mais quelquefois il remue; dans ce dernier cas, sa sphéricité perd sa forme; 3° un sphérique, toujours immobile, et beaucoup plus gros que le deuxième; il mesure environ 8 à 10 millièmes de millimètre.

Le Dᵣ Laveran n'a pu ni isoler, ni cultiver ce parasite.

Les Dᵣˢ Marchiafava et Celli ont réussi à inoculer la malaria à un homme sain, en lui injectant dans les veines du sang d'un malade, atteint de fièvre intermittente.

La malaria est donc bien une maladie microbienne; mais on ignore encore beaucoup de choses à son sujet.

TRAITEMENT NOUVEAU

Le traitement de la malaria ne présente rien de nouveau. Il n'y avait, d'ailleurs, rien à trouver pour guérir cette maladie, puisque l'empirisme, c'est-à-dire le hasard, avait fait découvrir l'influence curative spécifique de la quinine contre cette affection.

Le sulfate de quinine découvert par Caventou et Pelletier, pharmaciens à Paris, reste et restera toujours le grand médicament de la malaria.

On sait qu'on le prescrit, dans nos pays, aux doses de 1 gramme pour les accès légers et de 2 à 3 grammes pour les accès pernicieux.

— Actuellement, on recommande un médicament populaire au Mexique, le Pambotano, arbuste de ces pays. L'action de cette substance serait surtout remarquable dans les cas invétérés où les sels de quinine sont inactifs.

Jamais il ne cause d'accidents, pas plus chez les enfants que chez les vieillards et les gens affaiblis. Il n'a pas de mauvais goût, peut être pris immédiatement avant ou même pendant l'accès, pendant un seul jour, exceptionnellement pendant deux ou trois jours. La fièvre est coupée de suite. Ce qui importe, c'est de surveiller les repas, afin d'éviter la possibilité d'un vomissement.

Il se prescrit sous forme d'élixir. Les adultes doivent prendre le flacon en entier, en 4 fois; les enfants jusqu'à 3 ans, le quart du flacon en 4 fois; les enfants de 3 à 12 ans, la moitié du flacon toujours en 4 fois.

On donne, par exemple, 1/4 du flacon à 7 heures du matin; 1/4 à 11 heures; 1/4 à 4 heures du soir; 1/4 à 9 heures du soir.

<hr>

CHAPITRE XI

LA PNEUMONIE

(FLUXION DE POITRINE)

DÉCOUVERTES MODERNES — TRAITEMENT NOUVEAU

<hr>

DÉCOUVERTES MODERNES

Jusqu'à ces dernières années la fluxion de poitrine franche, ordinaire, était considérée comme le type des affections purement inflammatoires.

La microbiologie nous a appris qu'il n'en était rien, que la pneumonie aiguë, fibrineuse, était une affection microbienne, contagieuse.

C'est ainsi qu'il faut s'expliquer les nombreux cas de fluxion de poitrine qu'on observe dans certaines saisons, comme s'il s'agissait d'une épidémie. C'est une école, une caserne, un village entier qui sont frappés!

La première découverte du microbe de la pneumonie est due à Pasteur, au moment où il recherchait le microbe de la rage dans la salive (1881).

D'abord vu dans la salive d'un enfant mort de la rage, il a été retrouvé dans la salive des enfants qui meurent de broncho-pneumonie. Le D' Gamaleia l'a finalement découvert dans la salive de l'homme sain (1888).

Friedländer a été un des premiers à l'étudier; Sternberg l'a constaté dans les crachats des gens atteints de fluxion de poitrine.

Mais, c'est surtout le D' Talamon en 1883, et le D' Fränckel en 1885. Le premier a décrit la forme lancéolée aux extrémités, arrondie au centre, en grain d'orge du microbe de la pneumonie, puis l'a inoculé à des lapins en leur donnant des pneumonies, pleurésies et péricardites fibrineuses. La sécrétion de fibrine par les organes enflammés sous l'action du microbe de la pneumonie est la caractéristique de cet infiniment petit. Le second, le D' Fränckel a montré que le microbe de la salive était bien celui de la fluxion de poitrine; il a fait à ce sujet des expériences irréfutables.

On appelle le microbe de la pneumonie, tantôt pneumocoque, tantôt *streptococcus lanceolatus Pasteuri*, en l'honneur du grand maître. Comme les pneumocoques sont toujours disposés en chapelets, ils méritent bien le nom de streptocoques. Ils sont longs de 5 à 8 dix-millièmes de millimètre, et entourés d'une capsule qui forme autour d'eux comme une auréole claire.

Chez les pneumoniques, le pneumocoque se trouve toujours dans les crachats et dans le liquide fibrineux sécrété par le poumon malade; très exceptionnellement dans le sang. Pour le constater dans la sécrétion pulmonaire, on fait une petite ponction antiseptique avec une seringue de Pravaz, puis on aspire un peu de liquide pulmonaire qu'on analyse ensuite. Cette ponction est absolument exempte de danger si elle est faite avec tout le soin désirable.

Le pneumocoque ne se cultive guère que sur le bouillon et le lait, à 30° et 35°; il ne peut pas se développer au-dessous de 24° et au-dessus de 42°. Comme il est anaérobie, il est fort difficile d'entretenir sa virulence à l'air; l'oxygène en excès le tue ou tout au moins l'affaiblit.

— Comme on le voit, la présence du microbe de la pneumonie dans notre salive, à l'état sain, constitue pour nous un véritable danger; heureusement, il reste inoffensif la plupart du temps, sans doute à cause de l'action de l'oxygène de l'air. Mais, qu'un coup de froid arrive et surtout qu'un individu soit déprimé physiquement et moralement, le pneumocoque prend aussitôt de la virulence et va se cantonner dans la trame pulmonaire pour y déterminer la fluxion de poitrine.

Si on donne expérimentalement la fluxion de poitrine à des animaux (souris, rat, lapin, chien, etc.), on constate que le pneumocoque n'amène jamais d'infection générale, qu'il se localise de préférence dans le poumon, et que c'est uniquement sa présence dans cet organe qui occasionne une réaction causant la maladie connue sous le nom de pneumonie fibrineuse ou de fluxion de poitrine.

— En ce qui concerne la contagion, on admet généralement qu'elle se fait par l'air, en respirant dans une salle de malade des pneumocoques expirés par le patient.

TRAITEMENT NOUVEAU

La découverte du pneumocoque, et l'innocuité des injections intra-pulmonaires antiseptiques et capillaires, ont amené certains médecins à tenter la guérison de la fluxion de poitrine, par des injections antiseptiques soit dans la partie malade du poumon, soit dans la trachée.

C'est le Dr Lépine, professeur de clinique à la Faculté de Lyon, qui a traité le plus grand nombre de pneumoniques par les injections intra-pulmonaires. Il en a toujours retiré de bons résultats.

Il fait pénétrer à 3 ou 4 centimètres au plus dans la partie malade même du poumon loin des gros vaisseaux, une fine aiguille de Pravaz et injecte environ 20 à 25 centimètres cubes, sur 3 ou 4 places différentes, voisines les unes des autres, de la solution suivante :

> Bichlorure de mercure . . . . 1 centigramme.
> Eau distillée . . . . 400 grammes.

Aussitôt après ces injections les râles crépitants spéciaux de la pneumonie disparaissent, de même le souffle tubaire qui se passe dans les bronches. On entend à la place de gros râles comme dans la bronchite simple et le silence respiratoire.

Au bout de quelques heures il survient bien un peu de fièvre par réaction, mais dès le lendemain cette fièvre disparaît et on peut constater que dans les régions pulmonaires traitées, la guérison définitive est bien plus précoce que dans les autres.

Ces injections sont à peu près inoffensives, si on les fait avec tout le soin indiqué par la méthode Pasteur; on comprend, cependant, qu'elles doivent être faites par des personnes expérimentées.

C'est le Dr Pignol qui a tout dernièrement (en 1890) essayé de guérir, à l'Hôtel-Dieu de Paris, les pneumoniques en leur faisant des injections d'eau antiseptisée par le naphtol B dans la trachée.

Pour ces injections il s'est servi d'une solution ainsi composée :

Naphtol B. 0 gr,20
Eau distillée . . . . 1000 grammes.

Il a injecté ainsi, en une demi-heure, de 200 à 350 centimètres cubes de solution ; elles ont toujours été bien tolérées et n'ont jamais amené d'accidents.

Aussitôt après ces injections, les râles et le souffle de la pneumonie disparaissent, le malade étouffe beaucoup moins ; chez l'un d'eux la fièvre a cessé complètement : chez tous les autres, il y a eu une amélioration très notable.

— Ces deux méthodes de traitement que nous donnons, n'empêchent pas d'avoir, au besoin, recours à la médication classique de la pneumonie, consistant en alcool, quinine et vésicatoires. Nous n'avons pas à en faire l'exposition, ayant traité longuement cette question dans le volume de pathologie publié précédemment à celui-ci : « *La Médecine pratique.* »

CHAPITRE XII

LES SEPTICÉMIES

DÉCOUVERTES MODERNES. — TRAITEMENT NOUVEAU.

DÉCOUVERTES MODERNES

Sous la dénomination générale de septicémies, on comprend une foule de maladies diverses ; nous citerons les principales :

D'abord les *maladies purulentes* qui forment le type primordial, simple, de la septicémie ; en second lieu la *fièvre puerpérale*, la septicémie spéciale des femmes en couches ; enfin l'*œdème malin* ou la *gangrène gazeuse*, cette redoutable complication des plaies.

— Parmi les *maladies purulentes*, il faut citer en première ligne l'*abcès chaud* ; ensuite le *phlegmon* qui est un vaste abcès ; enfin le *pyohémie* ou l'*infection purulente* de tout l'organisme, maladie résultant d'une véritable infection du sang par le passage du pus dans la circulation.

Il n'y a jamais de pus sans microbes. Les microbes du pus sont très nombreux; les deux plus communs sont le *staphylococcus aureus* et le *streptococcus pyogenes*.

— En ce qui concerne la *fièvre puerpérale*, nous savons déjà, par l'article que nous avons écrit sur l'érysipèle, que son microbe est le même.

— Quant à l'*œdème malin*, il est le résultat du *vibrion septique*, découvert par Pasteur. C'est un microbe anaérobie, long de 5 à 6 millièmes de millimètre; dans le sang il a la propriété de former de longs filaments. Si on l'injecte sous la peau, dans le tissu cellulaire, il détermine la gangrène gazeuse; injecté dans le sang, il ne produit pas le même effet. C'est donc bien le tissu cellulaire qui constitue son milieu préféré.

TRAITEMENT NOUVEAU

Si les antiseptiques ont jamais donné d'heureux résultats, on peut affirmer que c'est surtout au point de vue des septicémies.

Aujourd'hui, les chirurgiens ne connaissent plus ces terribles complications des plaies qui tuaient naguère tant de blessés.

L'infection purulente, la gangrène gazeuse, la pourriture d'hôpital, l'érysipèle, tout cela est disparu.

En accouchements, les résultats ne sont pas moins remarquables. La fièvre puerpérale est supprimée.

Le traitement antiseptique des plaies et des septicémies remonte à Lister qui a l'honneur d'avoir découvert, et enseigné au monde, l'art de faire le pansement phéniqué.

Depuis cette époque on a employé bien d'autres antiseptiques : le sublimé, l'iodoforme, le salol, le naphtol B, etc., mais la méthode listérienne est restée immuable.

Lister, chirurgien à Édimbourg, n'a été conduit à cette grande découverte que par les idées de Pasteur sur les ferments. Il n'en restera pas moins un des grands bienfaiteurs de l'humanité.

Maintenant on ne soigne plus de plaies, on ne fait plus d'opération, sans avoir soin de s'entourer de toutes les précautions antiseptiques. Les chirurgiens lavent leurs instruments dans l'acide phénique, lavent leurs mains dans l'acide phénique, pulvérisent de l'acide phénique dans l'air de la salle d'opération ou sur le pansement. Le Dr J. Lucas-Championnière a inventé pour cet usage un pulvérisateur à vapeur très puissant.

Si les chirurgiens ont quelquefois recours à d'autres substances qu'à l'acide phénique, cela revient toujours au même; il n'y a que l'antiseptique de changé.

Les ouates sont désinfectées et imprégnées de ces médicaments.

— Quant aux accoucheurs, ils ont également appris à soigner leurs malades avec les antiseptiques.

Ils ne font plus d'accouchements sans se phéniquer les mains ou se les laver dans une solution de sublimé. Ils font des injections antiseptiques vaginales ; ils nettoient la vulve et toute la surface du pubis et des grandes lèvres non seulement avec des savons antiseptiques, mais avec des lavages également antiseptiques.

Après la délivrance, les injections vaginales et quelquefois même intra-utérines mettent les femmes à l'abri de toute infection putride. Chaque jour, pendant les couches, elles peuvent être renouvelées.

Au lieu de ces serviettes infectes et aussi dangereuses que possible pour garantir l'écoulement qui suit les accouchements, ils posent sur la vulve de la gaze iodoformée et par-dessus, une bandelette de coton iodoformé ou au sublimé, etc. Bref, les lochies sont sans fétidité.

Toute fièvre est à peu près supprimée ; notamment la prétendue fièvre de la montée du lait. On sait aujourd'hui que cette fièvre n'a jamais tenu à la montée du lait, mais bien à un léger empoisonnement puerpéral.

— Voici quelques formules antiseptiques ; ce sont les plus usitées.

Pour l'acide phénique, il existe deux solutions, la forte et la faible ; cette dernière est la plus employée.

1° Solution forte :

Acide phénique.	50 grammes.
Eau distillée	1000 —
Alcool.	Q. S.

2° Solution faible :

Acide phénique.	25 grammes.
Eau distillée	1000 —
Alcool.	Q. S.

Le sublimé se prescrit ainsi : Solution :

Bichlorure de mercure.	0 gr,50 à 1 gramme.
Eau distillée	1000 grammes.
Alcool.	Q. S.

L'eau naphtolée a pour formule : Solution :

Naphtol B.	0 gr,20
Eau distillée	1000 grammes.

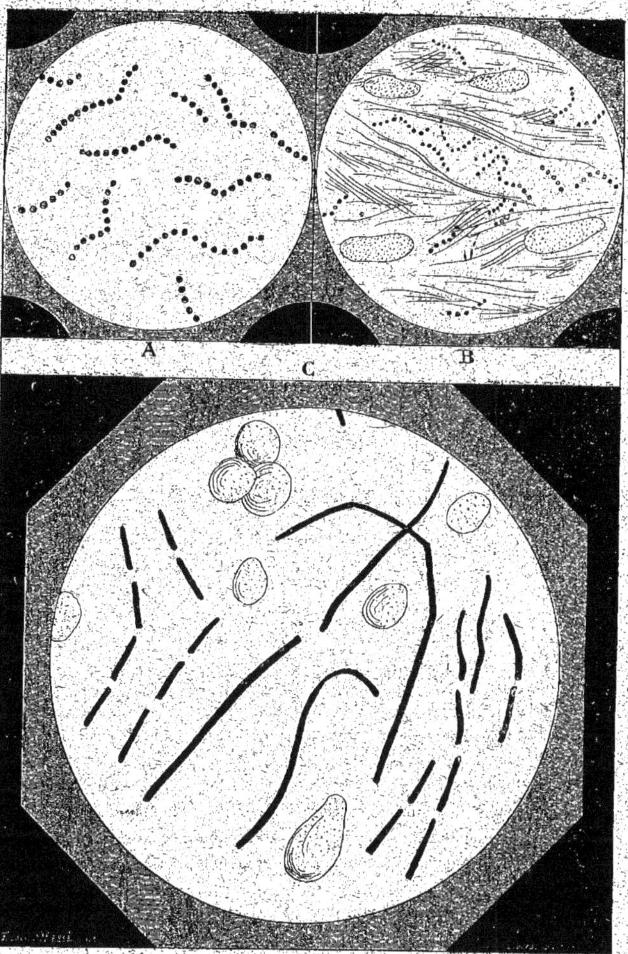

Bacilles divers.

A. Bacille de l'érysipèle. — B. Bacille de l'érysipèle situé dans le derme. — C. Bacille de l'œdème malin.

La solution suivante concentrée a l'avantage de pouvoir permettre de préparer soi-même l'eau naphtolée.

Solution concentrée :

Naphtol B. . . . . 15 grammes
Alcool. . . . . 300 —

On verse une cuillerée à café de cette solution dans un litre d'eau préalablement bouillie et filtrée.

Quant à l'iodoforme et au salol, ils s'emploient purs, à l'état de poudre. L'iodoforme a l'inconvénient de sentir mauvais ; son odeur persiste malgré tous les parfums qu'on peut y associer.

Le salol, au contraire, sent assez bon. Mais peut-être son action antiseptique est-elle inférieure à celle de l'iodoforme.

CHAPITRE XIII

LA TUBERCULOSE

(PHTISIE PULMONAIRE)

DÉCOUVERTES MODERNES — TRAITEMENT NOUVEAU

DÉCOUVERTES MODERNES

Depuis la découverte du bacille de la tuberculose, par le professeur R. Koch (de Berlin) les travaux des médecins au sujet de cette maladie ont été innombrables.

De véritables croisades ont été entreprises pour arriver à détruire cette maladie meurtrière, la plus meurtrière de toute pour l'humanité.

Nous allons passer en revue tout ce qui a été dit et fait ; la question est tellement importante et si pleine d'intérêt pour tous que nous ne saurions y apporter trop de soins.

— C'est au docteur Villemin du Val-de-Grâce que revient incontestablement l'honneur et la gloire d'avoir affirmé que la tuberculose était une affection virulente. Il a, le premier, inoculé la tuberculose à des animaux, en infiltrant sous la peau de l'oreille d'un lapin de la matière tuberculeuse (1865).

Les incrédulités ont été nombreuses ; on sait, d'ailleurs, que les grandes découvertes s'imposent toujours difficilement.

Mais le professeur R. Koch (de Berlin), en 1882, découvrait le bacille de la tuberculose ; le triomphe de Villemin devint alors éclatant.

Ce bacille, auquel on a aussitôt donné le nom de bacille de Koch, est, sans contestation aucune, l'agent infectieux, spécifique de la turberculose. Koch a démontré ce fait par des expériences irréfutables ; non seulement, il a cultivé le bacille tuberculeux, mais il l'a inoculé et a pu reproduire à chaque fois la tuberculose, tantôt dans un viscère, tantôt dans un autre (méningite tuberculeuse, péritonite tuberculeuse, phtisie pulmonaire, etc...).

— Le microbe de la tuberculose est un bacille qui a l'aspect d'un tout petit bâtonnet, légèrement arqué, à extrémités arrondies sans être renflées et un peu granuleux.

Il ne mesure que 3 à 5 millièmes de millimètre de long et 3 à 5 dix-millièmes de millimètre de large.

Sa petite dimension nécessite évidemment de puissants microscopes pour l'apercevoir ; il faut avoir un objectif à immersion et un éclairage Abbé. On le voit facilement en se servant de l'oculaire n° 3 et de l'objectif n° $\frac{1}{12}$ de Leitz ou de l'oculaire, n° 2 et de l'objectif n° 2 de Verick, ou de l'objectif $\frac{1}{8}$ de Zeiss, ou de l'objectif n° 10 de Nachet.

Chez les tuberculeux, chez les phtisiques, on rencontre partout le bacille de Koch : dans les crachats, le pus, le sang, l'urine. etc... On les recherche, cependant, de préférence dans les crachats, dans le pus et dans les organes atteints de tuberculose dont on peut faire des coupes (poumons, rate, foie, glanglions, moelle des os, etc...).

Pour le colorer, afin de le mieux voir au microscope, il faut employer la méthode d'Ehrlich, dont nous avons déjà parlé et que nous avons décrite dans notre premier chapitre. Il existe, évidemment un bon nombre d'autres méthodes de coloration ; ce sont là des détails de technique qui ne peuvent figurer dans un ouvrage de vulgarisation, quelque sérieux et complet qu'il soit.

— Le bacille de Koch se cultive très facilement sur du sérum sanguin ou sur du bouillon stérilisé ; mais il est indispensable d'ajouter à ces milieux de culture, soit 5 à 8 0/0 de glycérine, soit le mélange suivant : 1 0/0 de peptone, 6 0/0 de glycérine et 2 0/0 de glycose.

Ce microbe, étant aérobie, a besoin d'oxygène pour vivre, mais il ne se développe bien qu'à la température de l'étuve entre 35° et 39°.

— Lorsqu'on veut inoculer la tuberculose on se sert, soit de crachats, soit de pus tuberculeux, soit de fragments d'organes tuberculeux, soit de cultures pures de bacilles.

Le meilleur animal pour ces expériences est incontestablement le cochon d'Inde ou cobaye ; ensuite, le lapin.

Si on fait l'injection dans le ventre, c'est-à-dire dans le péritoine, l'animal meurt phtisique au bout de 40 jours au plus. Après une injection sous la peau, la mort arrive un peu moins vite.

En général, c'est dans le péritoine qu'on inocule les cobayes, et dans la chambre intérieure de l'œil qu'on inocule les lapins ; on traverse la cornée avec une fine aiguille de seringue Pravaz.

On donne, enfin, assez souvent la tuberculose en faisant respirer des produits tuberculeux à des animaux enfermés, dans des boîtes ; on pulvérise ces produits avec de l'eau.

Certains animaux sont très réfractaires à la tuberculose : le cheval, l'âne, le porc, le chien, le chat, etc...

On sait, au contraire, que les vaches sont extrêmement exposées à la tuberculose ; nous aurons l'occasion d'en parler à nouveau à propos du lait qu'on a accusé de rendre poitrinaires bien des gens.

— Parmi les différents produits humains ou animaux dans lesquels on peut trouver le bacille de la tuberculose, le crachat du tuberculeux et du phtisique est incontestablement celui qui intéresse le plus le médecin praticien. C'est par lui que s'opère presque toujours la contagion de la maladie de poitrine.

Voici comment les choses se passent le plus souvent. Un poitrinaire crache sur le sol, dans un crachoir, dans son mouchoir, peu importe ; ce crachat séjourne plus ou moins longtemps dans l'endroit où il a été expulsé il se dessèche peu à peu, finit par se réduire en poussière. Lorsqu'il est en poussière il devient alors extrêmement dangereux, il se répand avec la plus grande facilité dans l'atmosphère ; une foule de gens respirent ces poussières qui s'inoculent chez tous ceux qui présentent un bon terrain de développement bacillaire. Cette contagion de la tuberculose par les voies respiratoires est assurément celle qui s'observe le plus souvent.

Combien ne voit-on pas d'époux se communiquer la tuberculose. C'est un mari poitrinaire qui épouse une femme délicate et chétive ; la femme prend la tuberculose, et souvent meurt, en raison de son tempérament délicat, avant son mari. Combien aussi de femmes poitrinaires n'ont-elles pas donné la tuberculose à leur mari.

C'est maintenant une personne saine qui travaille dans un atelier, dans un magasin où se trouve un phtisique, cette personne meurt poitrinaire au bout de quelques années. Où a-t-elle pris sa maladie? Dans l'endroit où elle travaillait.

Nous connaissons une histoire lamentable sur cette question.

Dans un grand magasin de Paris situé dans une rue sombre, composé d'un certain nombre de pièces sombres et humides, nous avons vu successivement mourir, d'abord un des patrons, ensuite cinq employés. Le patron était phtisique par hérédité; les cinq employés se sont communiqué les uns après les autres le germe de la tuberculose.

Mais, la contagion de la tuberculose peut encore se faire de plusieurs autres manières : par les voies digestives en mangeant ou en buvant, par les voies génito-urinaires en coïtant avec une personne atteinte de tuberculose des organes génitaux, enfin, par la peau à la surface d'une érosion ou d'une écorchure en lavant ou en essuyant des linges ou des vases (crachoirs) souillés de produits tuberculeux, notamment de crachats. Ce dernier mode de contagion est incontestablement le plus rare.

La contagion par les voies digestives est, au contraire, assez fréquente. On comprend, d'ailleurs, facilement qu'en mangeant des viandes d'animaux atteints de phtisie, ces viandes puissent communiquer la tuberculose. Le bacille est introduit dans l'intestin; s'il y trouve un milieu favorable pour se développer, il s'implante dans l'organisme et ne tarde pas à faire mourir le sujet.

On a trouvé dans le lait des vaches phtisiques, vaches dites *pommelières*, de nombreux bacilles de la tuberculose; on s'explique encore comment on peut prendre la maladie en buvant du lait d'une semblable provenance. Les vaches des environs des grandes villes sont souvent poitrinaires; elles ne sont pas nourries au grand air et avec des herbages aussi purs que ceux des vraies campagnes. Il est donc bon de s'enquérir de la santé des vaches dont on boit le lait.

La contagion par les organes génitaux, moins fréquente que les deux autres, n'en est pas moins réelle. C'est ainsi qu'elle se produit assez fréquemment entre mari et femme; le sperme projeté dans les culs-de-sac du vagin et sur le col de la matrice introduit dans les organes féminins des bacilles qui passent bientôt dans le sang et vont infecter tout l'organisme; les frottements répétés du coït, les sécrétions variées du canal vulvo-vaginal peuvent également introduire les bacilles, soit par une petite érosion du gland, soit par l'extrémité de canal de l'urètre, le bacille pénètre dans la verge comme le pus de la blennorragie.

Les gens mariés doivent donc prendre les plus grandes précautions dans

leurs relations intimes, lorsqu'une des personnes est atteinte de phtisie pulmonaire. Quant à ceux qui coïtent extra-conjugalement, nous les engageons fort
à ne pas se risquer avec des personnes qu'elles savent ou qu'elles supposent
poitrinaires. Il faut se défier autant, si ce n'est plus, de la tuberculose par le coït
que de la syphilis. La syphilis peut se guérir et se soigner; la tuberculose
est malheureusement encore à peu près incurable.

Quant au dernier mode de contagion, celui qui se fait par la peau, et surtout
par la peau des mains, il est beaucoup plus rare, comme nous l'avons dit.
Néanmoins, il est prudent de prendre quelques précautions à son égard.

Les personnes qui sont chargées de nettoyer les objets qui servent aux poitrinaires, crachoirs, mouchoirs, draps de lit, chemises etc., feront bien de
prendre quelques précautions antiseptiques, et surtout d'éviter de toucher
directement des produits tuberculeux avec des mains écorchées.

Terminons enfin cette question de la contagion, en rappelant que la phtisie
pulmonaire est une affection héréditaire au premier chef. Ce fait, d'ailleurs,
n'est pas nouveau pour le lecteur; tandis que la contagion n'est démontrée
d'une façon certaine que depuis quelques années.

On ne sait trop combien sont nombreux les gens qui meurt de la poitrine
pour avoir été engendrés par des parents poitrinaires ou alliés à des personnes
poitrinaires. D'ailleurs, à peine sait-on qu'un sujet est poitrinaire, aussitôt on
se pose cette question : y avait-il des poitrinaires dans la famille ? Souvent on
en trouve ; lorsque les recherches sont infructeuses c'est que la phtisie est le
résultat de la contagion.

Voici, d'ailleurs, deux faits bien probants de tuberculose héréditaire :
Une femme phtisique succombe étant enceinte ; on ouvre son corps pour en
retirer le fœtus. Des fragments du poumon fœtal, inoculés à un cochon d'Inde
le font mourir de tuberculose.

Une vache poitrinaire est abattue étant pleine. Les poumons du fœtus qui
était dans son ventre étaient complètement farcis de tubercules.

L'hérédité de la tuberculose est donc absolument indéniable. Les exemples
en sont, d'ailleurs, assez nombreux. Il n'y a pas un médecin qui n'ait eu un
grand nombre de fois l'occasion de voir, au cours de sa clientèle, des familles
entières être impitoyablement frappées par cette épouvantable maladie qui
détruit le quart ou le cinquième de la population.

La tuberculose n'est pas limitée aux poumons où elle constitue d'abord
la tuberculose pulmonaire, ensuite la phtisie pulmonaire. C'est là cependant
que se trouve son siège de prédilection.

Mais la tuberculose peut siéger sur tous les organes : dans les méninges où elle forme la méningite tuberculeuse, si fréquente chez les enfants; dans les ganglions du ventre où elle détermine la péritonite tuberculeuse et le carreau; dans les articulations où elle prend le nom de tumeurs blanches, etc... etc... Aux organes génitaux, elle amène chez l'homme l'orchite tuberculeuse. Sur la peau et les muqueuses elle est extrêmement fréquente; le lupus, par exemple, n'est pas autre chose que de la tuberculose locale.

Ajoutons, enfin, que la tuberculose et la scrofule sont deux maladies à peu près identiques, absolument identiques même pour quelques médecins. Les scrofuleux engendrent des tuberculeux et réciproquement. La scrofule serait une manifestation précoce de la tuberculose; c'est toujours, en effet, dans l'enfance et à l'époque de la puberté que s'observe la scrofule.

TRAITEMENT NOUVEAU

La tuberculose est une maladie microbienne, le fait est démontré. Le bacille de Koch est la cause virulente de la maladie.

Pour guérir la tuberculose, il faut donc détruire le microbe tuberculeux.

La guérison de la maladie doit s'obtenir au moyen des antiseptiques, joints à une hygiène bien observée.

— Le traitement de la tuberculose comprend deux points spéciaux : le traitement prophylactique et le traitement curatif.

Le premier présente un grand intérêt, puisqu'il a pour but d'empêcher le développement de la phtisie pulmonaire. La meilleure des médecines consiste assurément à apprendre à ne pas contracter les maladies.

Le second, qui relève surtout des soins apportés par le médecin, doit être appliqué à la guérison de la tuberculose déclarée. Nous disons guérison, car, nous l'affirmons hautement, la phtisie pulmonaire est susceptible de se guérir. On peut guérir plus de poitrinaires qu'on ne le pense tout d'abord. Il suffit seulement de savoir s'y prendre à temps, c'est-à-dire d'agir énergiquement avant qu'il ne se soit déclaré des lésions irrémédiables. Le diagnostic précoce de la tuberculose s'impose; s'il y a du mérite à savoir reconnaître qu'un malade est poitrinaire, ce mérite n'a souvent, hélas ! pour résultat pratique qu'à déclarer que le malade est un condamné à mort; le mérite est, au contraire, au-dessus de tous les éloges s'il a consisté à reconnaître la maladie alors qu'elle est tout à fait à son début, qu'elle ne se manifeste encore que par des signes à peine appréciables. A ce moment-là, il est, en effet, permis de pouvoir espérer sauver le malade, entraver d'une façon définitive la terrible maladie qui cherche à s'implanter dans l'organisme. Combien n'avons-nous pas vu de gens mourir pour ne s'être pas préoccupés d'un petit rhume ; ce rhume a persisté et lorsque le malade s'est décidé à se soigner il était trop tard. Ces rhumes-là portent le nom mondain de *rhumes négligés*; il y a eu évidemment négligence de la part de celui qui en était atteint, mais il y a eu, en outre, des phénomènes plus graves : des bacilles. Et dire que si le mal avait été pris au début, le bacille aurait pu être tué et le sujet guéri.

Le bacille de la tuberculose qui tue tant de sujets, présente, en effet, cette singulière particularité, qu'il a beaucoup de peine à vivre chez l'homme. Si donc il cause un grand nombre de victimes, c'est qu'on le laisse se développer sans lui opposer la moindre entrave. Une fois qu'il a déterminé des lésions pulmonaires graves, il est alors dans son élément, le tissu pulmonaire enflammé lui convient tout à fait, il se développe et ne peut presque plus être détruit.

Ce qui prouve bien que le bacille de la tuberculose a de la peine à vivre en nous, c'est que les médecins qui font des autopsies, les médecins légistes par exemple, ont de fréquentes occasions de constater des lésions de tuberculose guéries chez des individus qui ont succombé à une affection toute différente, chez des sujets qui sont morts de mort violente. Dans les hospices de vieillards, on constate souvent aussi des cicatrisations pulmonaires tuberculeuses ; il s'agit donc encore là de gens qui ont été tuberculeux à un moment de leur existence et qui se sont guéris consécutivement, soit par les efforts de la nature elle-même, soit par des soins médicaux.

Mais arrivons au traitement prophylactique.

Cette question a été étudiée et discutée très longuement à l'Académie de médecine à la fin de l'année 1889 et au début de l'année 1890 ; nous ne pouvons vraiment mieux faire que de la reproduire pour nos lecteurs.

L'honneur du début de cette discussion académique revient tout entier au Dr Villemin dont nous savons déjà que le nom est attaché à jamais à l'histoire de la tuberculose.

C'est le 30 juillet 1889 que le Dr Villemin a lu ses instructions relatives à la prophylaxie de la tuberculose, chargé par la commission permanente du Congrès pour l'étude de la tuberculose.

Voici, *in extenso* les conclusions de ce rapport :

1°. Savoir, que les crachats des phtisiques étant les agents les plus redoutables de transmission de la tuberculose, il y a danger public à les répandre sur le sol, les tapis, les tentures, rideaux, les serviettes, les mouchoirs, les draps et les couvertures.

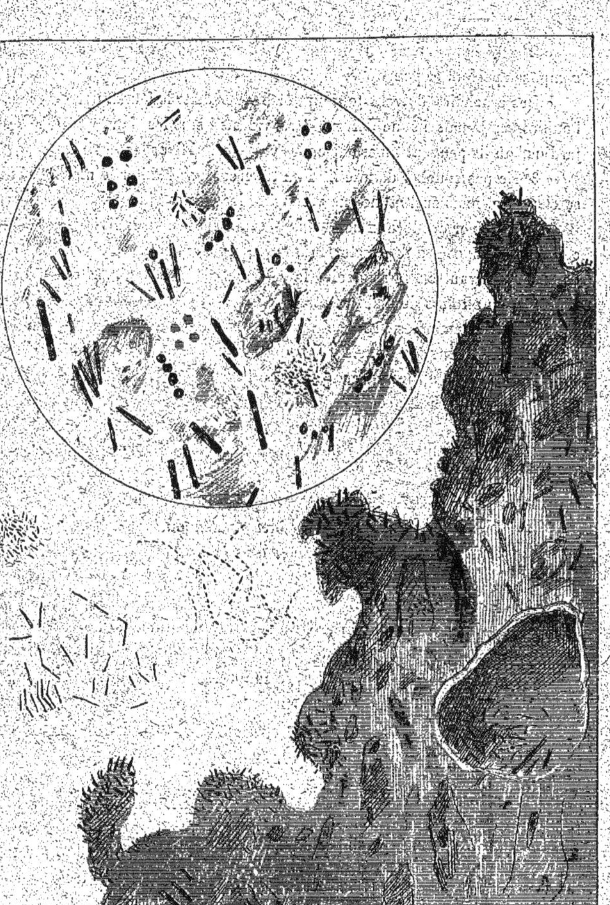

Crachat d'un phtisique et coupe d'une caverne pulmonaire.

« 2° Être bien convaincu, en conséquence, que l'usage des crachoirs doit s'imposer partout et pour tous.

« Les crachoirs doivent toujours être vidés dans le feu et nettoyés à l'eau bouillante ; jamais ils ne doivent être vidés ni sur les fumiers ni dans les jardins, où ils peuvent tuberculiser les volailles, ni dans les latrines.

« 3° Ne pas coucher dans le lit d'un tuberculeux ; habiter le moins possible sa chambre, mais surtout ne pas y coucher les jeunes enfants.

« 4° Éloigner des locaux habités par les phtisiques, les individus considérés comme prédisposés à contracter la tuberculose : sujets nés de parents tuberculeux, ou ayant eu la rougeole, la variole, la pneumonie, des bronchites répétées, ou atteints de diabète, etc.

« Certaines maladies : rougeole, variole, bronchite chronique, pneumonie ; certains états constitutionnels provenant du diabète, de l'alcoolisme, de la syphilis, etc… prédisposent considérablement à contracter la tuberculose.

« 5° Ne se servir des objets qu'a pu contaminer le phtisique (linges, literie, vêtements, objets de toilette, bijoux, tentures, meubles, jouets) qu'après désinfection préalable (étuve sous pression, ébullition, vapeurs soufrées, peinture à chaux).

« 6° Obtenir que les chambres d'hôtels, maisons garnies, chalets ou villas, occupés par les phtisiques dans les villes d'eaux ou les stations hivernales, soient meublées, tapissées, de manière que la désinfection y soit facilement et complètement réalisée après le départ de chaque malade ; le mieux serait que ces chambres n'eussent ni rideaux, ni tapis, ni tentures ; qu'elles fussent peintes à la chaux et que le parquet fût recouvert de linoléum. »

D'autre part, le Dr Villemin dit : « Le parasite de la tuberculose peut se rencontrer dans le lait, les muscles, le sang des animaux qui servent à l'alimentation de l'homme (bœuf, vache surtout, lapin, volailles).

« La viande crue, la viande peu cuite, le sang, pouvant contenir le germe vivant de la tuberculose, doivent être prohibés. Le lait, pour les mêmes raisons, ne doit être consommé que bouilli. »

À la suite de cet exposé, l'Académie a discuté longuement chaque paragraphe, afin de savoir dans quels termes exactement elle devait faire connaître au public les dangers de la tuberculose.

Voici un résumé des principales opinions données dans cette société savante :

M. Daremberg croit que « de tous les aliments contenant le microbe de la tuberculose, le plus dangereux est le lait, surtout lorsqu'il est donné aux enfants. Comme la chaleur de l'ébullition tue ce microbe, il faudra et il sera facile de se préserver de ce mode de contagion en faisant bouillir le lait.

« Il faudra toujours couper en morceaux minces et porter à la température de l'ébullition les organes comestibles susceptibles d'être envahis par le microbe tuberculeux (foie, poumons, cervelle, rate, reins et intestins).

« Quant à la viande, elle devra être également portée à la température de l'ébullition, quand elle ne sera pas composée exclusivement de muscle rouge.

« Les crachats des tuberculeux, atteints de phtisie pulmonaire, contiennent souvent une quantité prodigieuse de microbes tuberculeux qui peuvent devenir des agents de contagion, s'ils se mêlent aux poussières de l'air que nous respirons. Pour les rendre inoffensifs, il faut les empêcher de se dessécher. Le phtisique ne devra donc jamais cracher sur le sol des rues, le plancher des lieux publics et privés, sur les linges, tapis, etc... Chez lui, il devra recevoir les crachats dans un vase contenant de l'eau; dehors, il devra les introduire dans un flacon contenant de l'eau. Pour le nettoyage, crachoirs et flacons devront être introduits pleins dans un bain-marie porté à l'ébullition avant d'être vidés.

« La cohabitation avec un tuberculeux est dangereuse, si l'on ne prend pas les précautions suivantes : éviter par l'usage des crachoirs le danger de l'exhalation des poussières de crachats desséchés, éviter la contamination par l'usage commun des ustensiles d'alimentation et de toilette, éviter toutes les causes de contagion dues à l'apport de microbes tuberculeux d'une bouche à une autre. »

Le Dr Vallin pense qu'on pourrait adoucir certaines parties des instructions énoncées par le Dr Villemin. C'est ainsi qu'il dit qu'on ferait mieux de conseiller d'entretenir la pureté et le renouvellement de l'air dans la chambre occupée par un tuberculeux, de s'abstenir, en général, de partager sa chambre ou son lit, au lieu de formuler d'une façon précise d'éviter de coucher dans le lit d'un tuberculeux, etc...

Le professeur Verneuil, qui s'est depuis longtemps mis à la tête d'une véritable croisade contre la tuberculose, est un chaud partisan des mesures hygiéniques radicales :

« Le danger de la transmission de la tuberculose existe-t-il? — Oui.

« Est-il grand? — Oui.

« A-t-il des sources multiples? — Oui.

« Peut-on les conjurer? — Oui.

« A quelles conditions?

« En le soupçonnant partout. En le recherchant par tous les moyens appropriés, observation et expérimentation. En le signalant partout où il est, dès qu'il est découvert et démontré, quand il est léger aussi bien que lorsqu'il est grave. En le signalant à tout le monde, aux grands et aux petits, aux riches et aux pauvres, à ceux qu'il menace et surtout aux ignorants, plus exposés que les autres à ses coups. »

Après quelques observations de M. Jaccoud et de M. Germain Sée qui croit que la prophylaxie de la tuberculose consiste uniquement dans l'emploi d'un crachoir humide, de lait bouilli ou non, d'une bonne hygiène et du grand air, l'Académie vote seulement les conclusions suivantes, présentées par son secrétaire perpétuel, le Dr Bergeron :

« 1° La tuberculose est une maladie parasitaire et contagieuse. Le microbe de la contagion réside dans les poussières qu'engendrent les crachats desséchés des phtisiques et le pus des plaies tuberculeuses.

« Le plus sûr moyen d'empêcher sa contagion consiste donc à détruire ces crachats et le pus, avant leur dessiccation, par l'eau bouillante et par le feu.

« 2° Le parasite se trouve aussi quelquefois dans le lait des vaches tuberculeuses, il est donc prudent de n'employer le lait qu'après l'avoir fait bouillir.

« 3° L'Académie appelle l'attention des autorités compétentes sur les dangers que les tuberculeux font courir aux diverses collectivités dont elles ont la direction, tels que lycées, casernes, grandes administrations et ateliers de l'État. »

En faisant la part des discussions académiques, on voit que l'avis est général en ce qui concerne la contagiosité de la tuberculose par le crachat tuberculeux. C'est donc assurément surtout contre le crachat du poitrinaire qu'il faut chercher à se garantir.

Le Dr Heller (de Kiel) affirme que ces crachats contiennent des quantités énormes de bacilles ; d'après ses calculs, leur nombre serait de 720 millions par jour dans l'expectoration d'un poitrinaire qui ne cracherait qu'une fois toutes les heures !

En résumé, les règles d'hygiène à suivre pour éviter de prendre la tuberculose, peuvent se formuler ainsi :

Désinfecter les vases qui reçoivent les crachats en ayant soin de les remplir d'un liquide désinfectant ;

Désinfecter les linges et les pièces de literie maculées par l'expectoration ;

Désinfecter l'air des appartements occupés par les tuberculeux ;

Séparer les époux, qui ne doivent avoir ni lit, ni chambre communs, leur interdire les embrassements de bouche à bouche ;

Empêcher les enfants de partager la chambre d'une personne atteinte de la poitrine ;

Interdire l'allaitement maternel, si la tuberculose existe chez les générateurs ;

Surveiller les animaux qui fournissent le lait. Faire bouillir le lait si on n'est pas certain de sa provenance ;

Éviter de manger de la viande provenant d'un animal tuberculeux.

— Mais l'individu prédisposé à la tuberculose a-t-il un aspect spécial qui puisse permettre de le reconnaître ?

Bien souvent. Voici, d'ailleurs, la description que le professeur Jaccoud nous donne du candidat à la tuberculose :

« Les traits qui le caractérisent sont surtout marqués chez les adolescents et les jeunes gens ; ils ont la taille élancée, le thorax et le cou allongés et grêles ; les muscles, surtout les cervico-thoraciques, sont peu développés ; en revanche, les cheveux et les cils présentent une croissance remarquable et les dents sont souvent fort belles ; les yeux sont vifs, brillants et animés ; la peau fine et rosée, laisse apercevoir par transparence un réseau veineux azuré ; mais les extrémités des doigts sont fréquemment déformées ; elles sont aplaties, se terminent carrément ou par un renflement en massue (doigts hippocratiques). Les sujets ainsi constitués sont impressionnables, ils ont une excitabilité nerveuse exagérée, souvent des palpitations, leur caractère est mobile, facilement irritable. En outre ils s'enrhument à tout propos ; il se peut que ces rhumes guérissent aisément, mais souvent aussi ils traînent en longueur et fatiguent les malades plus que de raison ; d'autres individus sont prompts à s'essouffler, le séjour dans un endroit trop chaud, une conversation un peu animée, rendent leur respiration courte et difficile, ou bien altèrent le timbre de leur voix. Lorsque cet état constitutionnel coïncide avec des antécédents de famille suspects, lorsque l'enfance du malade a été entachée de quelque accident scrofuleux, alors l'habitus extérieur prend réellement toute la valeur d'un signe précurseur. La tuberculose est proche, et l'avertissement ne doit pas être perdu ; il faut tenter de conjurer le péril par un traitement prophylactique sagement conduit. »

Nous avons déjà vu quelles sont les grandes lignes à suivre en matière de prophylaxie tuberculeuse ; voyons maintenant quelles sont les règles d'hygiène et de thérapeutique que chaque candidat à la tuberculose doit observer.

La meilleure hygiène consiste incontestablement à s'aguerrir contre les influences extérieures.

C'est une profonde erreur que de vouloir enfermer les sujets faibles de poitrine, de les obliger à respirer un air confiné. En cherchant à leur éviter de fréquentes bronchites, on les pousse à l'étiolement, on leur enlève à jamais toute possibilité de résistance aux impressions nocives.

Les tuberculeux n'ont pas besoin de prendre ces précautions exagérées contre le froid et le chaud, le vent, les poussières, la sécheresse ou l'humidité.

Il faut de l'air, de l'oxygène pour tuer le bacille de la tuberculose.

N'hésitez donc pas à ordonner aux candidats à la tuberculose, à faire de la gymnastique, à sortir au grand air. Dites-leur qu'il est préférable de monter sur l'impériale de l'omnibus que d'entrer dans l'intérieur respirer l'air empesté des personnes qui y sont déjà. Faites-leur comprendre que l'escrime, la gymnastique, l'équitation et surtout le vélocipède sont d'excellents exercices; que ces exercices développent à la fois, les muscles et les organes respiratoires. La gymnastique pulmonaire, tel doit être le but constant auquel on doit viser.

L'air des villes est très mauvais; il faut celui de la campagne. En été, comme en hiver, la campagne est obligatoire.

La chambre à coucher doit être vaste, exposée au midi, toujours à un étage, jamais au rez-de-chaussée.

Pendant toute la journée, l'air doit pouvoir y pénétrer par les fenêtres largement ouvertes.

La nuit, ces fenêtres doivent être fermées, mais celles de la chambre voisine doivent être ouvertes.

L'humidité représente la principale contre-indication à l'aération en permanence. Lorsque le temps est très humide, lorsque la pluie tombe, les fenêtres doivent être tenues closes.

Il en est de même pour les vêtements; c'est une déplorable habitude que de vouloir se couvrir, s'écraser de costumes pesants.

La laine doit être le vêtement absolu et général de tout futur tuberculeux. L'épaisseur du lainage doit varier suivant les heures de la journée; le matin et le soir il fait toujours plus froid que l'après-midi, il convient donc d'être mieux couvert.

Comme nous le disions tout à l'heure, les promenades sont extrêmement nécessaires. En général, les promenades, doublées d'une ascension, sont très efficaces; elles forcent le poumon à respirer souvent et profondément; nous en dirons autant de l'équitation et surtout du vélocipède. Ce dernier genre de sport nous paraît destiné à rendre les plus grands services aux personnes délicates de poitrine; le vélocipède présente, en effet, de merveilleux avantages: d'abord de ne pas fatiguer, ensuite d'obliger le poumon à fonctionner un grand nombre de fois dans un assez court espace de temps. L'avenir appartient certainement au vélocipède.

Tout ce qui concerne la gymnastique, depuis les haltères jusqu'au trapèze et aux anneaux, est excellent.

La gymnastique en plein air est incontestablement bien supérieure à celle qu'on pratique en chambre ou dans un gymnase couvert.

Nous ne saurions trop recommander les mouvements corporels méthodiquement ordonnés.

Schreber préconise les mouvements suivants pour un homme adulte. Nous pouvons affirmer que tous ceux qui voudront bien les exécuter régulièrement chaque jour, finiront par en obtenir d'excellents résultats :

« 1° Exécuter avec le bras un mouvement circulaire (20 fois). — Étendre les bras en avant (30). — En dehors (30). — En hauteur (12). — Repos et faites 8 à 10 respirations fortes et profondes.

« 2° Exécuter un mouvement circulaire avec le tronc (30). — Se frotter les mains (80). — Redresser le tronc (12). — Élever la jambe latéralement (18). — Repos et faites 8 à 10 respirations profondes.

« 3° Rapprocher les jambes (8). — Étendre et fléchir le pied (40). — Exécuter un mouvement analogue à celui de scier (30). — Élever le genou en avant (12). — Repos et faites 8 à 10 inspirations profondes.

« 4° Lancer les bras en avant et en arrière (40). — S'accroupir (24). — Lancer les deux bras latéralement (100). — Repos et faites 8 à 10 inspirations profondes.

« 5° Exécuter le mouvement analogue à celui de fendre du bois (20). — De faucher (24). — Trotter sur place (300). — Repos et faites 8 à 10 inspirations profondes.

« 6° Lancer la jambe en avant et en arrière (24). — Latéralement (24). »

Aux exercices gymnastiques, il faut autant que possible adjoindre l'hydrothérapie.

Les douches froides, en jet, d'une durée de 15 à 20 secondes, prises le matin au réveil, sont très utiles comme méthode d'aguerrissement. Elles doivent toujours être suivies d'une friction sèche, d'une ingurgitation d'un liquide alcoolique chaud et d'une petite promenade pour faire la réaction.

Les exercices musculaires que nous venons d'indiquer n'ont qu'un but : forcer le poumon à faire de la gymnastique. Parfois, le malade ne veut pas se soumettre à cette obligation hygiénique, soit par fatigue, soit parce qu'il se trouve ridicule à gesticuler ainsi en chambre ; dans ce cas, il faut lui conseiller l'*aérothérapie* au moyen des appareils pneumatiques.

Le principe de l'aérothérapie, si vivement recommandée par le professeur Jaccoud, est ainsi défini par ce maître :

« Demander à un changement de pression dans le milieu respiré ce qu'on demandait aux contractions voulues et forcées des muscles respirateurs; en d'autres termes, modifier la pression du milieu, de manière que le seul fait de respirer naturellement dans ce milieu artificiel entraîne l'accroissement de l'expansion pulmonaire. »

Il existe deux sortes d'appareils pneumatiques; les uns fixes, ressemblant à de vastes cloches métalliques dans lesquelles on fait entrer de l'air comprimé méthodiquement; les autres mobiles, consistant en cylindres munis d'un tuyau avec embouchure et remplis d'air comprimé.

Dans les cloches pneumatiques, on peut séjourner une heure ou deux; chaque cloche est assez grande pour contenir une table, des chaises, un piano, tout ce qu'il faut pour écrire! Le patient ne peut donc s'y ennuyer.

Quant aux cylindres, leur emploi ne présente aucune difficulté puisqu'ils peuvent être transportés à domicile.

Si on ne peut avoir recours à ces moyens aérothérapiques, il faut y suppléer en allant habiter la montagne, à une région élevée au moins de 1,200 mètres au-dessus du niveau de la mer.

L'aérothérapie est une méthode qu'il faut répandre le plus possible chez les sujets qu'on suppose pouvoir être pris par la tuberculose à un moment donné. Cette méthode est d'autant plus précieuse que, plus tard, lorsque la tuberculose est confirmée, elle trouve une contre-indication formelle dans l'apparition des crachements de sang (hémoptysies).

Pour terminer l'étude du traitement prophylactique de la tuberculose, il nous reste à dire quelques mots des médicaments qu'il convient d'employer.

Ces médicaments doivent tous être des fortifiants, des reconstituants.

Tout candidat à la tuberculisation doit donc commencer par se soumettre à une hygiène alimentaire aussi substantielle que possible. Il ne mangera que des viandes rôties, saignantes, des œufs, du laitage, des farineux; il ne boira que d'excellents vins vieux, du champagne, de très bonnes liqueurs.

À cette alimentation essentiellement réparatrice il adjoindra l'huile de foie de morue, l'arsenic, le quinquina, le phosphate de chaux et parfois même les ferrugineux.

L'huile de foie de morue doit être prise à la dose de 2 à 3 cuillerées à potage par jour.

L'arsenic peut s'employer sous la forme de gouttes : 3 à 4 gouttes, par exemple, avant le déjeuner et avant le dîner de liqueur de Fowler, ou

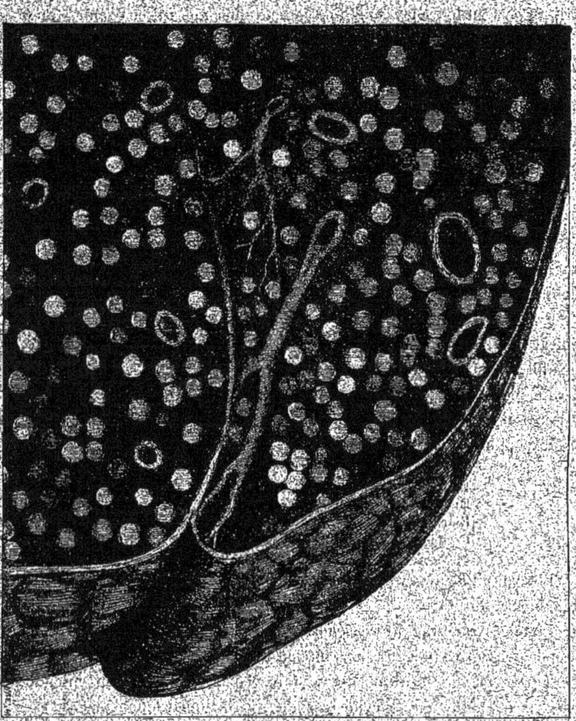

Tuberculose pulmonaire.

bien 6 à 8 gouttes de liqueur de Pearson. Une excellente préparation arsénicale est enfin la suivante :

Arséniate de soude . . . . 5 centigrammes.
Eau distillée . . . . 300 grammes.

On prend une cuillerée à soupe de cette solution avant le déjeuner et avant le dîner.

Le quinquina se prescrit, comme tout le monde le sait, sous la forme de vin. Si on veut le prendre à la fois comme amer-apéritif et comme tonique, il faut le boire 10 minutes avant le repas. Si on ne recherche que sa vertu tonique, il convient, au contraire, de l'absorber après avoir mangé ; dans ce dernier cas, en effet, il constipe moins. Quelques personnes n'hésitent d'ailleurs pas, pour éviter la constipation, à l'additionner d'un peu de rhubarbe.

En ce qui concerne le phosphate de chaux, on peut avoir recours à la solution Coire, qui se prend à la dose d'une cuillerée à soupe avant chaque repas, ou bien on peut simplement avaler, dans une cuillerée de potage, une pincée de phosphate de chaux tribasique. Enfin, le professeur Jaccoud conseille aux gens riches de boire chaque jour 1 litre de lait provenant d'une vache saine absorbant 60 à 80 grammes de phosphates avec sa nourriture habituelle.

Les ferrugineux sont moins recommandables, quoique souvent très efficaces. On les a effectivement accusés de donner des crachements de sang ; il suffit d'en surveiller l'emploi.

La meilleure préparation est évidemment le tartrate ferrico-potassique. Il peut se prescrire sous la forme de sirop, par cuillerées à potage, ou bien à l'état de pilules selon la formule suivante :

Tartrate ferrico-potassique. 0gr,025
Extrait mou de quinquina. 0gr,03
Extrait de rhubarbe 0gr,03
Excipient . . . .   Q. S.

Pour 1 pilule F. S. A. 40 semblables. Prendre une pilule au début du déjeuner et du dîner.

La teinture de mars tartrisée est aussi une très bonne préparation. On la prend par gouttes (6 à 10), dans un peu de vin, à chaque repas.

Tous ces divers médicaments ne doivent pas, cela est bien entendu, être pris en même temps. Chaque cas mérite son médicament spécial ; il faut choisir.

Il est encore évident que, parmi les mesures prophylactiques anti-tuberculeuses, il convient de prendre toutes les précautions nécessaires pour éviter les rhumes : fuir le froid et l'humidité, avoir recours, en cas de besoin, soit aux vésicatoires, soit à la teinture d'iode, soit aux pointes de feu. La créosote, l'arsenic, l'aconit trouvent alors une indication très nette. Nous ne faisons qu'effleurer cette partie du traitement prophylactique de la tuberculose, car nous allons y revenir en détail en parlant du traitement curatif auquel il convient que nous arrivions.

— La tuberculose pulmonaire confirmée, dûment établie dans l'organisme humain, est-elle susceptible de guérison ? En d'autres termes, un poitrinaire (pour parler le langage de tous les jours) peut-il espérer guérir ?

Oui, cent fois oui ! mille fois oui ! La tuberculose est une affection qui ne s'établit qu'avec peine dans notre organisme, qui n'arrive à le détruire qu'au prix de longs efforts tendant tous à l'appauvrissement général.

Autant la tuberculose a de peine à vivre chez un sujet qui reste robuste et gras, autant elle peut vivre facilement chez un être débilité, maigre et affaibli.

Que le tuberculeux se défende donc avec énergie contre le bacille. S'il est assez fort pour ne pas maigrir, pour ne pas s'affaiblir, la victoire est certaine.

Mais que faire pour ne pas laisser l'organisme se débiliter ?

Dans cette lutte pour la vie, le médecin et le malade ont chacun un grand rôle à remplir.

Le premier doit être assez instruit pour savoir faire le diagnostic de la tuberculose dès son début. La guérison est à ce prix ; si la tuberculose n'est diagnostiquée qu'après la formation de lésions pulmonaires irrémédiables, tout est à craindre.

Le second doit avoir la foi, ne pas tarder à aller demander conseil à un médecin expérimenté, ne pas attendre qu'il soit atteint du fameux rhume dit négligé. Le rhume négligé n'a jamais existé ; c'était tout simplement un rhume de nature turberculeuse. Son essence a été la seule cause de sa durée prolongée et finalement de son extrême gravité. Le malade doit donc aller consulter dès qu'il se sent enrhumé et accepter religieusement (c'est son intérêt) les conseils de son médecin.

Que fait le médecin lorsqu'il est en face d'un malade atteint d'un rhume de nature tuberculeuse? Le plus souvent, sans vouloir effrayer en quoi que ce soit le malade, le médecin déclare qu'il s'agit d'un rhume qui sera long, il parle de bronchite chronique, il ajoute que ce rhume ne pourra disparaître qu'au prix de soins attentifs continus.

Si le malade ne sait pas lire entre les lignes, comprendre à demi-mot ce que cache de gravité des expressions aussi vagues, en apparence seulement, il est perdu, car il ne se soignera pas avec toute l'énergie désirable.

En ce qui concerne notre pratique personnelle, nous n'agissons jamais comme le font la plupart des médecins ; nous sommes convaincu que c'est une profonde erreur que de chercher à cacher la tuberculose aux sujets qui en sont atteints. Assurément il y aurait une véritable inhumanité à dire à un malade qu'il est tuberculeux, si ce malade est sans espoir de guérison ; mais lorsque la guérison est possible, certaine même, si les soins sont religieusement appliqués, nous considérons que le médecin doit déclarer formellement à son client qu'il est au début de la tuberculose. C'est le seul moyen, la seule chance qui puisse lui procurer la guérison. « Un homme averti, en vaut deux », dit le proverbe ; jamais il n'a été plus vrai qu'en ce qui concerne la tuberculose.

Voici un sujet atteint de tuberculose, la maladie qui commence est susceptible de s'arrêter ; que doit-il faire ?

C'est encore à l'hygiène qu'il va falloir s'adresser, puis aux médicaments. Il n'y a tout d'abord qu'une seule difficulté, c'est que plus le malade aura de fortune, plus la guérison sera certaine.

Il faut, hélas ! distinguer encore aujourd'hui la tuberculose des pauvres et celle des riches. La première n'a guère de chance de guérir ; la seconde est, au contraire, très favorisée. C'est aux autorités à prendre les mesures nécessaires pour pouvoir soigner les malheureux ; avec de l'argent, la chose est possible.

On peut résumer en quelques lignes les grandes indications du traitement curateur de la phtisie pulmonaire : de l'air, de l'alimentation et des médicaments.

L'air et l'alimentation doivent tenir la plus grande place, surtout l'alimentation et, en particulier, la sur-alimentation. Les médicaments sont aussi très utiles, mais leur rôle n'est que secondaire ; d'ailleurs, si leur nombre est considérable, il n'y en a que fort peu qui soient vraiment efficaces. Ici, comme pour la plupart des maladies, la richesse des remèdes masque la pauvreté ; un bon médicament suffit toujours, il est inutile dans ce cas d'en chercher plusieurs. Nous devons cependant dire de suite que l'huile de foie de morue, la créosote et l'arsenic méritent d'être classés au premier rang de la thérapeutique à appliquer chez les poitrinaires. Il en est de même des révulsifs.

Mais, procédons par ordre ; parlons de l'hygiène du tuberculeux.

Le médecin doit, d'abord, s'occuper de l'air, de l'exercice et du vêtement.

Tout ce que nous avons dit à ce sujet, en traitant de la prophylaxie, retrouve entièrement sa place ici. Mais, dans le cas présent, la vie du malade doit être positivement réglementée ; à telle heure, il doit faire telle chose, à telle autre il doit suivre la prescription indiquée.

Un médecin allemand, le Dr Dettweiler, a eu l'idée de fonder un établissement, presque militaire si je puis m'exprimer ainsi, dans l'espoir de guérir les tuberculeux. Cet établissement, situé à Falkenstein, auprès de Francfort-sur-le-Mein, n'est cependant point dans un climat extraordinaire ; le froid et l'humidité y sévissent souvent. Eh bien, malgré cela, les résultats obtenus sont vraiment très beaux ; le Dr Dettweiler compte à son actif de remarquables cures. Dans l'espace de 10 années, 132 malades ont pu quitter l'établissement tout à fait guéris, 110 beaucoup améliorés ; le nombre des sujets traités pendant cette période ayant été de 1,022, le résultat final est représenté par 24, 2 guérisons pour 100.

Pour habituer les phtisiques à supporter le grand air, il faut les y exposer pendant qu'ils sont couchés, même la nuit.

Bien entendu, cet aguérissement doit être pratiqué avec une extrême prudence ; si la fenêtre est ouverte la nuit, il faut bien veiller à ce qu'elle ne soit pas la cause de courants d'air promenés directement sur le lit du patient ; si l'air est très humide, il faut souvent ouvrir la fenêtre d'une chambre voisine, de préférence toutefois à la fenêtre de la pièce occupée par le malade ; si le froid est rigoureux, il faut allumer un très grand feu dans l'appartement, il faut également que le malade soit vêtu de laine. En jour, cela ne fait de doute pour personne, l'air doit être constamment renouvelé.

Par tous les temps le malade doit sortir, mais comme il lui est défendu de s'enrhumer, des précautions particulières sont nécessaires pour éviter le froid et l'humidité.

Les vêtements de laine sont indispensables. Si la pluie tombe ou bien la neige, en un mot si la terre est humide, le tuberculeux doit se promener sous des abris couverts installés confortablement. Pour éviter la sudation, cause réelle d'affaiblissement, le repos fréquemment renouvelé est indispensable. Aussitôt rentré dans sa maison, le tuberculeux doit enfin se faire frictionner à sec ou avec une flanelle humide.

Quant aux promenades, elles doivent toujours être faites sur un terrain absolument plan, pour commencer. Ce n'est que plus tard et progressivement qu'il est possible de songer à prescrire de très légères ascensions. Davos-Platz, en Suisse, Saint-Moritz, représentent l'idéal à ce point de vue, car le malade peut s'y promener longtemps sur plaine et gravir la montagne quand il est nécessaire. Madère est également une excellente station sanitaire pour les tuberculeux ; ils y peuvent, suivant le besoin, vivre à la hauteur qu'ils désirent.

Voici, d'ailleurs, un résumé complet de la partie hygiénique nécessaire à observer pour le traitement de la tuberculose :

1° Il faut se lever à 8 heures du matin et se frictionner le corps d'une façon générale, soit avec un linge sec, soit avec un linge imbibé d'alcoolat de lavande et de térébenthine, soit avec le drap mouillé. Le linge sec convient aux sujets exposés à avoir de la fièvre; les frictions humides et encore plus le drap mouillé aux personnes encore robustes.

2° Après cette friction, le tuberculeux doit faire un petit déjeuner matinal. Ce premier repas doit se composer de café au lait, suivant le goût, mais toujours avec beaucoup de beurre.

3° Après ce premier déjeuner, le malade doit se reposer, assis ou couché, au grand air, s'il ne fait ni humidité ni grand vent. Un bon vêtement de laine doit le couvrir si l'air est froid.

Cinq à six fois dans la matinée, c'est-à-dire de 8 heures à midi, il faut faire une petite promenade d'un quart d'heure pour les faibles, d'une demi et même d'une heure pour les forts. Ces promenades doivent être faites lentement, sur une pente douce.

4° A 10 heures, il convient de boire, à petits coups, une tasse de lait bouilli, ou encore mieux 100 à 150 grammes de viande crue râpée dans une tasse de bouillon.

5° A midi, c'est l'heure du principal repas de la journée. Ce repas doit consister en un potage, des œufs, trois ou quatre plats de viande, des compotes. Comme boisson, il faut prendre du vin blanc ou du rouge; la bière, le cidre, etc., ne conviennent point parce qu'on est porté à en boire trop.

Il est indispensable que le tuberculeux devienne carnivore.

Le repas doit se terminer par une excellente tasse de café suivie elle-même de deux petits verres de très vieux cognac.

6° Le repas de midi achevé, le malade doit retourner au grand air, sur une chaise longue, et recommencer ses promenades comme dans la matinée.

7° A 4 heures, il convient de prendre une nouvelle tasse de lait bouilli ou 100 à 150 grammes de viande crue, comme à 10 heures du matin.

8° A 8 heures du soir, le dîner doit être composé autant que possible de viandes froides, afin de moins charger l'estomac : filet froid, poulet froid, jambon, etc...

9° La fenêtre de la chambre à coucher doit rester ouverte toute la journée. La nuit, elle doit être à demi-ouverte, l'air étant tamisé par un store.

10° Il ne doit y avoir ni tapis, ni rideaux dans l'appartement. Le sol doit être recouvert de linoléum, ce qui permet de le nettoyer comme on veut.

Le feu doit être allumé dans la cheminée toute la nuit, pendant la saison hivernale.

11° Le malade ne doit pas avoir la permission de tousser. Le Dʳ Dettweiler ne tolère pas plus de trois quintes de toux pour expectorer un crachat; le malade est mis à l'amende s'il ne se soumet pas à cette règle.

Les crachats ne doivent être rejetés ni dans un mouchoir, ni à terre; ils doivent être expulsés directement dans un crachoir à eau phéniquée ou mieux dans de l'ouate au sublimé qu'on brûle ensuite.

Pour éviter de tousser, le tuberculeux doit résister au chatouillement de la gorge, soit en buvant une gorgée d'eau froide, soit du lait très chaud, soit encore en suçant une pastille en chlorhydrate de cocaïne. Un excellent moyen d'éviter la toux consiste aussi à faire de grandes inspirations par le nez, au moment même du chatouillement de la gorge.

— L'alimentation tient une grande place dans le résumé hygiénique que nous venons de donner ici en onze paragraphes; il convient de revenir sur cette question avec de nombreux détails.

Si le tuberculeux mange, il est sauvé; s'il ne peut arriver à se nourrir, sa mort est certaine.

On voit quelle importance il faut attacher à l'alimentation dans la tuberculose.

Quand nous disons alimentation, c'est suralimentation qu'il faut comprendre; le malade ne doit pas manger; il doit se gaver.

La nourriture doit, enfin, être composée presque exclusivement de viandes.

Le professeur Grancher, dans son beau livre sur la tuberculose, signale un certain nombre de cas authentiques de guérison survenus par l'alimentation forcée.

Pour donner une idée de ce que doit être un semblable régime, nous ne pouvons vraiment mieux faire que de transcrire en entier les prescriptions du savant maître de la Faculté de Paris. Bon nombre de personnes, en lisant ces lignes, pourront sans doute en faire leur profit pour un des leurs.

Dans le 1er cas, il s'agit d'une dame tuberculeuse qui avait une répugnance telle pour la nourriture qu'elle ne put tout d'abord avaler qu'une cuillerée de vin de champagne et une cuillerée à café de cognac, d'heure en heure.

Voyons jusqu'où la patience du malade et les sollicitations du médecin purent arriver.

Après deux semaines d'un régime bien hésitant, la malade était arrivée à prendre :

1° A 7 heures du matin, une tasse à café de café au lait;

2° A 9 heures du matin, une tasse à café de jus de viande pur et un verre à liqueur de cognac;

3° A midi, 3 cuillerées à soupe d'huile de foie de morue, deux bouchées d'une aile de poulet et un verre à liqueur de cognac;

4° A 3 heures 1/2 du soir, une demi-tasse à café de consommé américain et un verre à liqueur de cognac;

5° A 7 heures du soir, un potage ordinaire et quelques bouchées de viande rôtie;

6° De minuit à 2 heures du matin, du jambon et du champagne ou du malaga et un verre à liqueur de cognac.

Au bout d'un mois, ce premier régime put être transformé :

1° A 7 heures du matin, une tasse à thé de café au lait;

2° A 9 heures du matin, une tasse à thé de jus de viande et un verre à liqueur de cognac;

3° A midi, 6 cuillerées à soupe d'huile de foie de morue, une côtelette, 2 œufs, un aile de poulet, du dessert, du champagne et du cognac;

4° A 3 heures du soir, une tasse à thé de consommé américain, un verre à liqueur de cognac;

5° A 6 heures 1/2 du soir, un potage, de la viande rôtie, des légumes, du champagne et du cognac;

6° A 9 heures du soir, une tasse à thé de jus de viande;

7° A 2 heures du matin, du poulet froid, du jambon ou saucisson, du champagne ou du malaga.

Sous l'influence d'un traitement aussi admirable comme reconstituant (il représentait environ 2 kilogr. 500 de viande), la malade put engraisser de 35 livres en 6 mois. Au bout de 17 mois, la guérison était totale; l'auscultation était absolument normale, il n'y avait plus qu'un peu de faiblesse respiratoire.

Le professeur Grancher raconte encore l'histoire d'un second malade guéri par la suralimentation; voici quel fut son régime : —

Au bout de trois semaines d'un régime progressivement augmenté, le malade put prendre régulièrement chaque jour :

1° A 7 heures du matin, du café au lait avec pain;

2° A 10 heures du matin, de la pulpe de viande crue dans du bouillon et de l'extrait de quinquina;

3° A midi, un rosbif froid, une côtelette, un légume, du dessert, du café et du cognac;

4° A 4 heures du soir, de la pulpe de viande crue dans du bouillon et de l'extrait de quinquina;

5° A 6 heures du soir, un potage, du gigot, du poulet froid, de la salade, du dessert, du café et du cognac;

6° A 10 heures du soir, de la pulpe de viande crue et de l'extrait de quinquina;

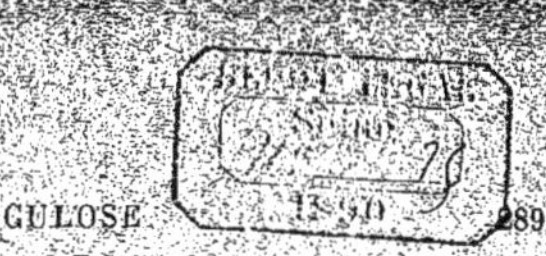

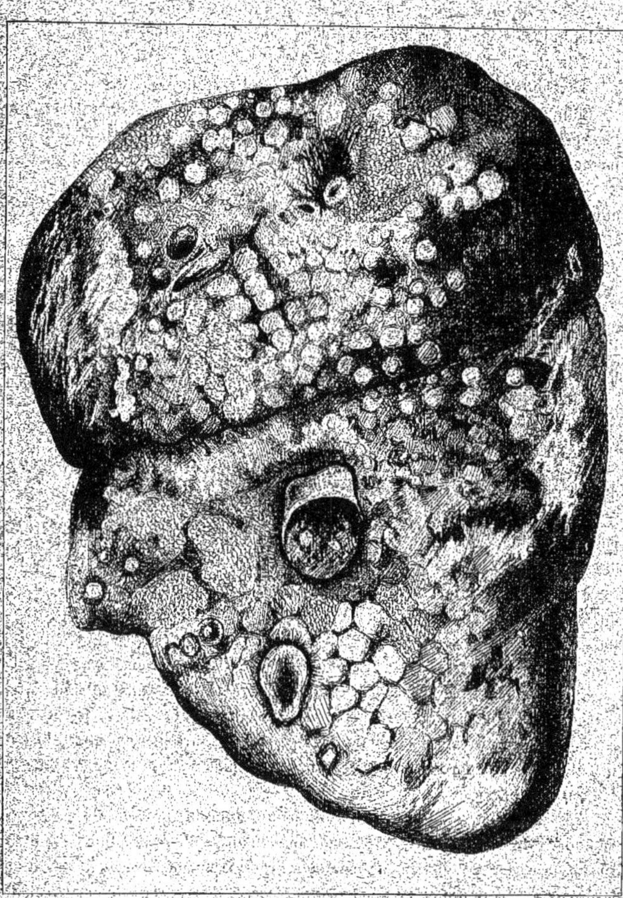

Pneumonie caséeuse.

7° La nuit, en cas de réveil, une tasse de lait ou de bouillon.

La pulpe de viande crue fut successivement portée de 100 à 450 grammes par 24 heures.

L'extrait de quinquina était absorbé à la dose 4 grammes en trois fois.

Enfin, au déjeuner et au dîner, le malade prenait 4 capsules créosotées.

Après 18 mois de ce traitement, la respiration affaiblie était cependant très bonne. La santé générale admirable.

Au bout de douze ans, le malade n'avait absolument plus rien. On peut donc affirmer que le régime suivi l'avait complètement guéri de sa tuberculose.

L'alimentation excessive a une telle importance chez les tuberculeux que certains médecins et un grand nombre de fabricants se sont ingéniés à trouver des produits alimentaires extrêmement nutritifs sous un petit volume.

C'est principalement au Dr Debove que revient l'honneur d'avoir lancé la poudre de viande. C'est également ce professeur qui a essayé de guérir les phtisiques au moyen de la sonde œsophagienne.

Ces deux procédés qui donnent, dans quelques cas, de très bons résultats, ont l'inconvénient, l'un de constituer une nourriture peu agréable, l'autre d'être souvent impossible à tolérer.

Beaucoup de poudres de viande ont un goût peu alléchant ; on comprend que les malades, déjà sans appétit, ne veulent point en absorber.

Quant à la sonde, il n'est pas besoin de donner de longues explications pour s'imaginer tout le désagrément que puisse produire son introduction dans le tube digestif.

Avec la sonde, on peut introduire dans l'estomac, du lait, des œufs crus, du jus de viande, de la poudre de viande, des farineux, de la viande crue pulpée, etc...

Quand on veut faire absorber de la poudre de viande, on en donne depuis une jusqu'à deux, trois et quatre cuillerées à soupe, soit dans du lait, soit dans une infusion aromatique, au goût du malade.

Toute cette théorie de l'alimentation forcée est fort bien, peut-on dire ; mais l'estomac est un organe très capricieux. Comment faire lorsqu'il refuse toute nourriture ?

C'est là évidemment que réside la difficulté du problème à résoudre. L'art de nourrir un tuberculeux est vraiment un art dans toute l'acception du mot. Il faut procéder graduellement, soutenir l'énergie du malade, ne jamais lui laisser perdre courage et ne jamais se désespérer d'arriver à atteindre le but désiré.

Enfin, lorsque le patient est parvenu à se gaver, la besogne du médecin n'est pas encore terminée. La suralimentation présente, en effet, des inconvénients; certains sujets finissent par avoir de la tendance à la pléthore ou bien de la gastralgie, de l'oppression, etc., certains autres ne tardent pas à se plaindre de palpitations de cœur, de vertige, de troubles de l'intestin caractérisés par de la diarrhée, etc...

Une étude attentive quotidienne peut seule permettre de se rendre compte de ces divers phénomènes et de les arrêter dès leur début.

Il faut cesser la suralimentation pendant quelque temps, laisser reposer l'estomac, etc...

La dilatation de l'estomac est très fréquente chez les phtisiques; il est donc bien souvent nécessaire de la traiter. Dans ce dernier cas, le régime sec s'impose; le malade ne doit presque rien boire en mangeant (1 verre 1/2 au plus de liquide. — eau et vin blanc de préférence), ne pas manger de pain ordinaire, mais exclusivement du pain grillé.

— Nous en avons fini avec l'hygiène du tuberculeux; il nous faut arriver maintenant au traitement pharmaceutique de la phtisie.

Certes, ce ne sont pas les médicaments qui manquent. Malheureusement, si chacun d'eux a la réputation de guérir radicalement la tuberculose, il n'en est pas un seul qui tienne sa promesse.

Aussi que de charlatans exploitent cette mine d'or, la phtisie! Il n'y a pas un seul marchand de remèdes qui ne propose sa drogue : prenez mon sirop; prenez mon vin; avalez mes pilules, etc...; et le client confiant boit et avale. Sa maladie reste; seul, l'argent de son porte-monnaie est parti.

Chers malades, croyez-nous, nous vous assurons que nous sommes sincères, que nous n'avons aucun intérêt à vous parler ainsi; n'écoutez pas les gens qui vous proposeront de vous guérir, si vous êtes tuberculeux, en vous servant de leurs médicaments.

Le remède *spécifique* de la tuberculose pulmonaire est encore à trouver Celui qui vous propose le sien est donc un menteur. Peut-être vous procurera-t-il un soulagement momentané; mais il ne vous guérira jamais.

Parmi tous les médicaments anti-tuberculeux, il faut en citer quatre dont l'action est certainement évidente : l'huile de foie de morue, la créosote, l'arsenic et les hyposulfites, surtout le sulfite de soude.

Nous parlerons ultérieurement des révulsifs, c'est-à-dire de la teinture d'iode, des vésicatoires, des cautères et des pointes de feu.

L'huile de foie de morue, introduite en médecine depuis l'année 1822, n'est pas toujours retirée de la morue; on l'extrait aussi, mais bien moins souvent, du cabillaud, du gadus et du squale.

Cette substance est incontestablement la plus efficace que nous connaissions contre la phtisie.

Comme la phtisie est une maladie de misère physiologique, l'huile de foie de morue répond à une réelle indication en sa qualité de reconstituant, de modérateur de la nutrition.

Malheureusement, ce médicament est souvent assez difficile à digérer et encore plus souvent impossible à faire accepter à cause de son goût et de son odeur.

Il est cependant nécessaire, pour que l'huile de foie de morue agisse, qu'elle soit absorbée à haute dose. Afin d'arriver à cet idéal, il faut commencer par prendre des doses légères et avoir soin de conseiller de prendre un grand bol d'une infusion chaude aromatique quelconque à la suite de son ingestion. En suivant cette double méthode, on peut être certain d'atteindre progressivement à des doses réellement actives.

Après avoir pris d'abord une, puis deux et enfin trois cuillerées à soupe d'huile, on peut tenter d'en avaler quatre. Une fois cette dose de quatre cuillerées atteinte, il n'y a plus de difficulté pour arriver à six et même huit cuillerées à soupe.

C'est seulement à partir de six cuillerées à soupe que l'huile donne des résultats vraiment remarquables.

Au-dessus de cette dose, à 100, 200 et 300 grammes, on obtient parfois des guérisons vraiment étonnantes.

Nous avons connu une dame qui buvait trois verres à bordeaux d'huile de foie de morue par jour : un le matin, un à midi, un le soir avant dîner ; cette dame, qui était atteinte de tuberculose au deuxième degré, est radicalement guérie aujourd'hui et figure parmi les plus belles personnes de la ville qu'elle a été habiter.

Afin de favoriser l'absorption de l'huile de foie de morue, certains médecins préconisent divers moyens. Le professeur Jaccoud recommande de mordre, après l'ingestion du médicament, dans une tranche d'orange ou de citron, ou bien encore d'additionner l'huile d'un tiers ou un quart d'eau-de-vie, de rhum, de kirsch ou de whisky. Le Dr Williams fait ajouter un milligramme de strychnine à chaque dose d'huile de foie de morue. Le Dr Forster fait ajouter une petite quantité d'éther afin de favoriser la digestion du remède, ce qui est incontestable.

Enfin, nous ajoutons qu'il est nécessaire de cesser l'usage de l'huile toutes les trois semaines, pendant huit jours, pour éviter l'intolérance gastrique.

Nous avons l'habitude de prescrire l'huile du 1er au 22 inclus de chaque mois, et le repos du 22 au 30.

Il est évident que la diarrhée, les vomissements sont des contre-indications absolues et immédiates à cette médication.

L'huile de foie de morue, enfin, doit être cessée pendant la saison chaude, à moins que l'état du malade n'oblige le médecin à la prescrire sans cesse. D'ailleurs, si on vient à cesser l'huile, il ne faut pas manquer de la remplacer par la glycérine neutre, chimiquement pure, marquant 30°. La glycérine, on le sait, est un alcool et en même temps un corps gras; elle peut donc remplacer, dans une certaine mesure, l'huile de morue. Mais l'huile renferme de l'acide oléique, de l'acide margarique, de la glycérine et des acides biliaires; elle contient en outre de l'iode, des traces de phosphore, du brome et de la triméthylamine. Toutes substances que ne contient point la glycérine.

C'est une erreur que de croire à la supériorité des huiles foncées sur les huiles claires. Lorsque l'huile est bien pure, elle peut avoir autant d'action, à l'état blanc et limpide, qu'à l'état brun-noir et épais.

Lorsqu'on achète de l'huile blanche, il est certain qu'on peut craindre qu'elle n'ait été décolorée par des procédés industriels nuisibles à son action; mais si on est certain de l'honnêteté professionnelle et scientifique de celui qui vous la vend, il n'y a rien à craindre. Ne peut-on pas, d'ailleurs, la faire analyser par un pharmacien et connaître sa valeur en iode et la nature des alcaloïdes qu'elle contient?

C'est au professeur Charles Bouchard et à M. Gimbert qu'on doit l'introduction de la créosote dans le traitement de la tuberculose.

En 1874, lors des premières études de ces remarquables expérimentateurs, la créosote, comme ils le disent eux-mêmes, n'était employée que pour rendre imputrescibles les traverses de chemins de fer et pour fumer les jambons de Cincinnati. La créosote, cependant, est un puissant antiseptique ; son nom veut dire : je conserve la chair.

Retirée, pour l'usage médical, du goudron de hêtre, elle tue facilement le bacille de la tuberculose. Aux doses de 0gr,50 à 0gr,80 p. 1,000, elle empêche totalement la pullulation de ce microbe; à la dose de 0gr,06, elle ne le tue pas, mais gêne considérablement son développement.

Ce chiffre de 0gr,06 par kilogramme est important à retenir, car c'est autour de lui qu'il faut tâcher de régler sa conduite thérapeutique. Pour un tuberculeux de 50 kilogrammes on fera donc tous ses efforts pour atteindre la dose quotidienne de 3 grammes. Cette dose ne peut malheureusement pas toujours être atteinte. Elle doit malgré tout constituer l'idéal médical.

Le professeur Bouchard commence le plus souvent par prescrire 0^{gr},80 de créosote ; il arrive peu à peu à 3 grammes et même à 4^{gr},50.

Sa formule pour les petites doses est la suivante :

```
Créosote pure de goudron de bois . . . . . .      13$^{gr}$,50
Alcool à 90° . . . . . . . . . . . . . . . .      250 grammes.
Vin de Malaga . . . . . . . . . . . . . . .       Q. S. pour faire un litre.
```

Prendre une cuillerée à bouche dans un verre d'eau. Le verre d'eau est indispensable ; prendre la créosote sans la diluer suffisamment est une grosse faute. Si la créosote a la réputation d'être irritante, c'est simplement parce qu'on ne sait pas qu'il est nécessaire de la diluer beaucoup pour que l'estomac puisse la bien tolérer. Là est tout le secret pour l'administration de ce précieux médicament.

Quatre cuillerées à soupe de la préparation ci-dessus représentent 0^{gr},80 de créosote ; il faut donc que le malade avale par jour quatre verres d'eau.

Le Dr Desesquelles préfère donner les pilules suivantes à la dose de 8 à 10 par jour, une toutes les 2 heures :

```
Créosote . . . . . . . . . . . . . . . . . . .    10 centigrammes.
Poudre de savon amygdalien séchée à l'étuve . .   25 grammes.
```

Une méthode que nous recommandons tout spécialement consiste à prendre la créosote dans l'huile de foie de morue. Cette méthode présente de nombreux avantages.

D'abord, elle permet d'absorber d'un coup deux médicaments très utiles contre la phtisie pulmonaire ; ensuite, elle favorise la tolérance de la créosote aux doses faibles comme aux doses élevées ; enfin, la créosote masque légèrement le mauvais goût de l'huile de morue, ce qui n'est pas à dédaigner.

Le professeur Bouchard emploie la formule suivante :

```
Créosote . . . . . . . . . . . . . . . . . .      50 grammes.
Huile de morue . . . . . . . . . . . . . . .      Q. S. pour faire un litre.
         (Versez lentement et en agitant l'huile dans la créosote.)
```

Chaque cuillerée à soupe de cette huile renferme 0^{gr},75 de créosote. On peut donc faire boire depuis une jusqu'à quatre cuillerées à soupe par jour.

Bien entendu, on peut faire une formule d'huile de morue créosotée beaucoup moins forte que celle-ci.

En outre de ces diverses préparations créosotées, on peut aussi avoir recours à des capsules créosotées; leur nombre en est très grand. Les unes sont composées d'huile de foie de morue ou d'huile de faîne et de créosote, les autres de baume de tolu, de goudron et de créosote, de térébenthine et de créosote, etc... Toutes ces capsules sont excellentes; leur seul défaut, c'est de contenir fort peu de médicament.

Les tuberculeux doivent non seulement absorber de la créosote à l'intérieur, mais encore en prendre sous forme d'inhalations, soit en pulvérisant une solution alcoolique créosotée dans leur chambre, soit en laissant évaporer de la créosote pure dans une assiette.

Pour pulvériser de la créosote, on peut employer la formule suivante :

```
Créosote. . . . . . . . . . . . . . . . . . . . . . . .   10 grammes.
Alcool. . . . . . . . . . . . . . . . . . . . . . . . .   250   —
Eau. . . . . . . . . . . . . . . . . . . . . . . . . .   250   —
```

Pour faire évaporer dans une assiette, il faut répandre 30 grammes de créosote pure.

Dans quelques grandes villes, on peut aujourd'hui faire inhaler de la créosote au moyen de ballons chargés d'acide carbonique créosoté ou gaïacolé (du gaïacol, principe actif de la créosote),

Le professeur Ch. Bouchard nous affirme, et ce maître est digne de foi, qu'il a constaté 20 0/0 de guérisons apparentes chez des tuberculeux au premier et au second degré, en employant la créosote; il compte au moins 55 malades pour 100 qui ont eu à se louer de ce médicament.

Arrivons maintenant à l'arsenic.

L'arsenic agit dans la phtisie en modifiant la constitution de nos viscères et en enrayant l'insuffisance nutritive causée par le bacille de Koch. De plus, cette substance diminue l'oppression et empêche les états congestifs de se produire.

Pour qu'il donne de bons résultats, il est important de l'employer pendant de longs mois; mais il faut aussi éviter de fatiguer l'estomac. L'arsenic est assez difficile à tolérer pour certains estomacs; il survient vite quelques douleurs à l'épigastre et de la diarrhée. A doses toxiques, l'arsenic donne, d'ailleurs, des phénomènes cholériformes.

La meilleure manière de l'administrer consiste donc à le prescrire à faibles doses, avec intervalles mensuels de repos.

Trois semaines de traitement pendant chaque mois; une semaine de repos. Et ainsi de suite.

L'arsenic peut se prendre en pilules, en granules ou en solution. Nous préférons de beaucoup les solutions aux pilules, car ces dernières ne s'absorbent pas toujours très bien. Il en est de même des granules d'arséniate de soude ou d'acide arsénieux (granules dits de dioscoride). Les granules n'ont qu'un avantage, c'est qu'ils peuvent être portés facilement dans la poche; lorsque le malade ne mange pas régulièrement chez lui, ce mode de traitement est, on le comprend, très précieux.

Voici, suivant notre appréciation, la meilleure formule arsénicale :

Arséniate de soude	5 centigrammes.
Eau distillée	300 grammes.

Prendre une cuillerée à déjeuner et à dîner.

Quelquefois nous associons à l'arsenic le sulfate de strychnine, dans le but de relever l'appétit des tuberculeux; nous formulons alors :

Sulfate de strychnine	4 centigrammes.
Arséniate de soude	5
Eau distillée	300 grammes.

Prendre une cuillerée à soupe à déjeuner et à dîner.

Si l'on veut employer l'arsenic à l'état de gouttes, il faut prescrire la liqueur de Fowler ou de Pearson.

On commence par prendre 1 goutte de liqueur de Fowler en déjeunant et en dînant; au bout d'une semaine, on prend 2 gouttes; la semaine qui suit, on prend 3 gouttes, et ainsi de suite, jusqu'à 6 gouttes en déjeunant et en dînant. A ce moment, il faut se reposer 8 jours; puis on recommence le traitement par le début.

La liqueur de Pearson étant bien moins forte, on peut en prendre un plus grand nombre de gouttes. Il n'y a aucun danger à aller progressivement jusqu'à 10 et même 12 gouttes par repas, chaque jour.

Quant aux granules arsénicaux, on peut indifféremment avoir recours à ceux qui sont à base d'acide arsénieux ou à ceux qui sont à base d'arséniate de soude. Tous sont dosés à 1 milligramme; on commence donc par en prendre 1 jusqu'à 6, 8 et 10 par repas, progressivement, comme l'on fait pour la liqueur de Fowler.

Les pilules de dioscoride et les pilules asiatiques sont également à base d'arsenic. Les premières renferment 1 milligramme de substance active par pilule; les secondes 1/2 centigramme. On voit que les pilules de dioscoride sont bien moins fortes que les pilules asiatiques. On prescrit depuis 1 jusqu'à 10 pilules de dioscoride avant les repas. Il ne faut pas dépasser 1 pilule asia-

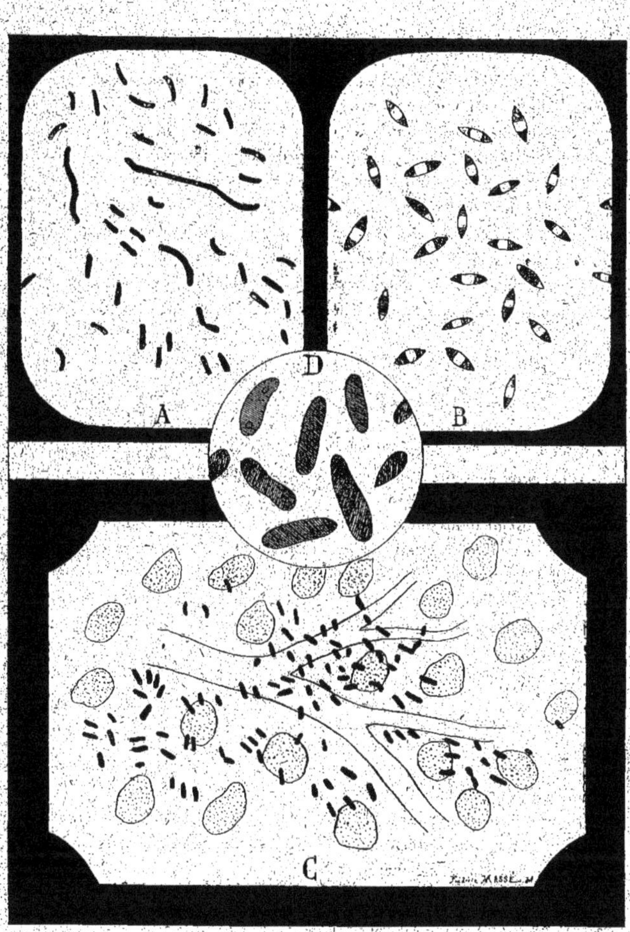

Bacilles typhiques.

tique avant le déjeuner et avant le dîner; la dose de 2 est vraiment bien élevée, nous ne la conseillons point.

L'acide sulfureux est, on le sait, un très puissant antiseptique. Le bacille de la tuberculose ne lui résiste pas; 1gr,666 suffit pour le tuer. C'est à cette propriété qu'on doit l'introduction des hyposulfites de soude et de potasse et des sulfites de soude dans la thérapeutique phtisiogène.

Les hyposulfites et surtout le sulfite de soude se transforment dans l'estomac en chlorures et en acide sulfureux. L'acide sulfureux absorbé par les vaisseaux de l'intestin s'élimine plus tard par les bronches; en passant par les bronches, il tue le microbe nocif.

Le Dr Polli, qui a le premier préconisé l'emploi de l'hyposulfite de soude dans la phtisie pulmonaire, emploie la préparation suivante :

```
Hyposulfite de soude . . . . . . . . . . .   15 grammes.
Eau distillée . . . . . . . . . . . . . . .   60    —
Sp. simple . . . . . . . . . . . . . . . .   25    —
```

Prendre une cuillerée à bouche toutes les heures.

On peut prendre des doses élevées de ce médicament: 8 et même 16 grammes par jour.

Mais c'est incontestablement au sulfite de soude que nous donnons la préférence. Le sulfite de soude est très instable; mis en présence du moindre acide, il se change aussitôt en sulfate et en acide sulfureux. On voit donc que si on a soin de l'employer à l'état de pureté, il doit se transformer aussitôt en acide sulfureux dans l'estomac, au contact de l'acide chlorhydrique du suc gastrique.

Le sulfite de soude peut se prescrire en sirop ou en pilules.

```
Sulate de soude pur . . . . . . . . . . .   6 grammes.
Sirop de café . . . . . . . . . . . . . .   300   —
```

Prendre une cuillerée à café toutes les heures, jusqu'à 10 par jour.

Si on veut employer les pilules, il est nécessaire de ne faire préparer chaque jour que la quantité prescrite; les pilules s'altèrent à l'air et se transforment en sulfate de soude absolument inerte.

On doit prescrire des pilules de 10 à 15 centigrammes et en faire prendre depuis 6 jusqu'à 12 par jour, en mettant une heure d'intervalle entre chaque prise.

La meilleure manière de prescrire le sulfite de soude est incontestablement sous la forme de dragées. La couche de sucre qui recouvre chaque dragée empêche le sulfite de s'altérer à l'air.

— Nous en avons fini avec les seuls médicaments sérieux anti-phtisiques. Pour être complet, il nous faut cependant parler encore de quelques médications qui ont fait grand bruit.

Il y a d'abord les inhalations de gaz antiseptiques.

L'acide sulfureux et l'acide fluorhydrique.

L'acide sulfureux est fort difficile à supporter ; aussi, nous n'engageons point les malades à y avoir recours. Il est arrivé à tout le monde de respirer les vapeurs d'une allumette soufrée, enflammée ; la sensation pénible qu'on éprouve à la gorge peut donner une légère idée de la cruauté de ce traitement.

Les inhalations d'acide fluorhydrique sont moins désagréables que celles d'acide sulfureux. Elles passent, en outre, pour être plus efficaces. Pour nous, que notre vieille pratique a déshabitué des enthousiasmes juvéniles, nous n'avons jamais bien cru dans l'action curative de l'acide fluorhydrique. Sans doute cette méthode semble soulager un peu les malades oppressés, mais nous voudrions bien connaître ceux qu'elle a guéris. L'engouement pour l'acide fluorhydrique est, d'ailleurs, déjà passé ; aussi nous n'en parlerons pas davantage.

On a encore préconisé les inhalations gazeuses intestinales. Cette méthode, imaginée par le Dr Bergeon en 1886, est basée sur ce fait expérimental de Cl. Bernard, à savoir qu'on peut impunément injecter tout gaz toxique dans le rectum si son élimination se fait régulièrement par les voies pulmonaires.

Nous avons déjà vu, en parlant du sulfite de soude, que l'acide sulfureux injecté dans le tube digestif s'éliminait par les bronches en tuant les microbes nocifs ; le Dr Bergeon a donc eu l'idée d'injecter dans le rectum du gaz carbonique chargé de vapeurs sulfureuses. Ce traitement ne manque pas d'avoir une certaine action curative ; mais pourquoi obliger le malade à subir ce clystère d'un nouveau genre, lorsqu'on peut arriver au même résultat en prescrivant une bonne préparation de sulfite de soude ?

Citons, enfin, deux nouvelles méthodes de traitement, tout à fait récentes : les injections intra-pulmonaires de naphtol camphré et les injections intra-trachéales d'huile créosotée.

En 1889, le Dr Fernet a tenté de traiter les tuberculeux en injectant dans le tissu même du poumon, avec une longue aiguille de seringue Pravaz, du naphtol camphré à la dose de 15 centigrammes, qui représentent en réalité 5 centigrammes de naphtol B pur. Ces injections doivent toujours être pratiquées avec le plus grand soin, si on veut éviter les accidents. L'injection doit être renouvelée deux fois par semaine, environ. Sur 4 malades traités, 3 ont été considérablement améliorés. Tous ont beaucoup moins toussé, et, à l'auscultation, leur poitrine était presque débarrassée de leurs râles crépitants.

M. L. Dor, de Lyon, a injecté deux fois par jour, dans la trachée, 2 centimètres cubes de la solution créosotée suivante : créosote, 1 gramme ; huile d'olive bouillie, 20 grammes. Chaque injection représente 20 centigrammes de créosote.

Au bout d'un mois de ce traitement, les crachements diminuent, les points de côté disparaissent, le poids du corps augmente et l'appétit renaît.

Sur 28 phtisiques traités par M. L. Dor, 2 sont sortis à peu près guéris, 5 très améliorés et 8 assez améliorés.

Ce traitement doit durer au moins 25 jours, ce qui représente 100 centimètres cubes d'huile créosotée, soit 5 grammes de créosote.

— A côté de ces médicaments dits « spécifiques » de la tuberculose, il en existe encore un certain nombre, médicaments adjuvants, qu'il est nécessaire de connaître.

On sait, par exemple, que les tuberculeux sont fréquemment exposés à avoir des crachements de sang ou hémoptysies ; pour les arrêter, il faut avoir recours à la glace, à l'ergotine et au perchlorure de fer.

La glace se prend en nature, par petits morceaux gros comme une noisette. On peut la remplacer par des sorbets glacés.

L'ergotine peut s'employer soit en potion, soit en pilules, soit en injections sous-cutanées. La forme pilulaire convient peu, car elle agit trop rarement. C'est à la potion et, dans les cas urgents ou très graves, à l'injection sous-cutanée qu'il faut avoir recours.

Voici une formule de potion :

Ergotine Bonjean, ...	2 à 3 grammes.
Acide gallique.	50 centigrammes.
Rhum	40 grammes.
Sp. framboises.	40 —
Eau distillée	80 —

Prendre une cuillerée à potage toutes les heures, jusqu'à effet.

Pour les injections sous-cutanées, on emploie le plus souvent l'ergotine Yvon ; on injecte ainsi depuis 1/2 seringue de Pravaz jusqu'à 2 et 3 seringues pleines, si c'est nécessaire.

Le perchlorure de fer est d'un usage bien moins répandu. On le prescrit, soit par gouttes dans du vin de Madère, soit en potion :

> Perchlorure de fer. . . . .   2 grammes.
> Julep non gommeux.   120   —

Prendre une cuillerée à potage toutes les 2 heures.

Contre les sueurs, il convient d'employer les granules de sulfate d'atropine dosés à 1/2 milligramme. Le malade peut en prendre 1 ou 2 le soir en se couchant.

Contre la diarrhée, c'est l'opium ou bien le nitrate d'argent qu'il faut prescrire.

On peut formuler la potion suivante :

> Laudanum de Sydenham. . . . .   XXX gouttes,
> Sous-nitrate de bismuth. . . . .   6 grammes.
> Sp. de coings.   40   —
> Rhum.   40   —
> Eau distillée   80   —

Prendre une cuillerée à bouche toutes les heures.

Le sous-nitrate de bismuth est extrêmement connu comme anti-diarrhéique.

Lorsque le laudanum n'agit pas avec efficacité, on peut tenter l'usage du nitrate d'argent.

Trousseau ordonnait les pilules suivantes dans les diarrhées rebelles :

> Nitrate d'argent cristallisé . . .   2 centigrammes.
> Eau distillée . . . . }
> Gomme arabique pulvérisée. . . }   aā Q. S.

Pour 1 pilule, faites 10 semblables.

Prendre de 1 pilule jusqu'à 3 par jour, dans l'intervalle des repas.

Enfin, contre la fièvre nocturne, il faut tantôt prescrire le sulfate de quinine, tantôt l'antipyrine.

L'un et l'autre de ces médicaments peut être pris sous la forme de cachets : le sulfate de quinine à la dose de 0^{gr},60 à 1 gramme ; l'antipyrine à la dose de 1 à 2 grammes.

— Pour terminer complètement notre étude thérapeutique de la tuberculose, il nous faut finir en donnant quelques détails au sujet des révulsifs et des climats.

On sait qu'on donne le nom de révulsifs aux vésicatoires, à la teinture d'iode, aux cautères et aux pointes de feu, pour n'en citer que quelques-uns.

La teinture d'iode en badigeonnages quotidiens est un excellent révulsif, facile à manier ; mais son action est assez peu marquée. Aussi convient-il de ne s'en servir que pour les cas légers.

Les cautères, à la pâte de Vienne, sont très énergiques. Nous y aurions personnellement souvent recours, si ce moyen n'était assez douloureux et surtout très désagréable. Que peut-on rêver de plus pénible, en effet, qu'une plaie permanente en état de suppuration !

Il ne nous reste donc à conseiller que deux révulsifs : les vésicatoires et les pointes de feu. L'un et l'autre de ces révulsifs sont très actifs ; mais les pointes de feu sont certainement plus pratiques et moins douloureuses que les vésicatoires.

Pour que les vésicatoires donnent de bons résultats, il faut les employer à l'état de bandes qu'on place successivement les unes au-dessous des autres ; on peut ainsi entretenir un état permanent de révulsion sur la poitrine.

Pour les pointes de feu, qui doivent toujours être pratiquées avec le thermo-cautère de Paquelin, il est indispensable de les renouveler tous les six ou huit jours. A chaque séance, il faut en appliquer 80 à 100, en avant et en arrière de la poitrine, sur les points les plus malades. Enfin, il faut les continuer longtemps, jusqu'à ce qu'il y en ait eu de 3 à 5,000. Nous n'avons jamais vu un seul malade reculer devant ce traitement à peine douloureux et ne nécessitant aucun pansement. Beaucoup de tuberculeux préfèrent même les pointes de feu à l'emploi de la teinture d'iode en badigeonnages.

— Le traitement climatérique de la tuberculose ne peut s'adresser, on le comprend, qu'aux gens riches. C'est là son grand défaut.

Le professeur Jaccoud, qui a publié de remarquables leçons sur cette question, distingue deux grandes catégories : 1° les climats d'altitude à pression barométrique basse ; 2° les climats doux à pression moyenne.

Les premiers sont des climats actifs, régénérateurs ; mais on comprend que tous les malades ne peuvent pas les supporter.

Les seconds sont des climats de protection, conservateurs ; ils ne guérissent pas, mais ils empêchent la maladie de progresser.

Parmi les climats d'altitude, il faut citer surtout Davos et l'Engadine, en Suisse ; Davos, situé à 1,556 mètres au-dessus du niveau de la mer, et l'Engadine à 1,743 et 1,855 mètres (Saint-Moritz). Ces régions d'altitude conviennent dans tous les cas où il s'agit de faire de la prophylaxie tuberculeuse.

Pour le traitement de la tuberculose elle-même, il ne faut jamais y avoir recours chez les malades sujets aux congestions du poumon.

Parmi les climats sédatifs, doux, il faut citer surtout Madère et Mustapha, derrière Alger.

Madère, en particulier, doit être toujours préféré : d'abord, c'est un pays enchanté, sans vent, sans pluie, sans poussière, à température presque constante, 17° environ ; ensuite, la ville de Funchal étant entourée d'un amphithéâtre montagneux d'environ 700 mètres, le malade peut à volonté se soumettre aux climats de plaine et d'altitude, suivant le besoin et la saison.

Après Madère, c'est Mustapha, près Alger, qu'il faut choisir. Mustapha est également un séjour idéal et en même temps une station merveilleuse pour les poitrinaires.

Quant aux localités qui longent la Méditerranée, nous ne pouvons guère signaler que Cannes et Menton pour la France, puis San Remo et la Spezia pour l'Italie.

Cannes est la région la plus excitante ; viennent ensuite celles de Menton, de San Remo et de la Spezia. Les deux premières stations conviennent donc aux poitrinaires torpides, engourdis, comme on pourrait dire vulgairement ; les deux autres doivent être appropriées aux malades à réaction plus vive.

Nous ne pouvons, d'ailleurs, mieux conclure qu'en citant les paroles du savant professeur Jaccoud :

« Il faut prescrire, dit-il, Davos, Samaden et Saint-Moritz pour les périodes de la phtisie qui ressortissent aux climats d'altitude ; pour l'autre phase de la cure, Madère et Mustapha au premier rang ; à distance déjà grande, la Sicile et exceptionnellement l'Égypte. Voilà les moyens fondamentaux d'un traitement climatérique réel, à son maximum de puissance. Tout le reste ne comprend que des stations de suppléance ; c'est le domaine des atermoiements et des demi-mesures issus de l'aveuglement, de la routine ou du préjugé. »

CHAPITRE XIV

LA FIÈVRE TYPHOÏDE

DÉCOUVERTES MODERNES — TRAITEMENT NOUVEAU

DÉCOUVERTES MODERNES

Nous ne décrirons point les symptômes de la fièvre typhoïde; nous renvoyons, pour cette étude, à notre traité de pathologie médicale et chirurgicale, publié sous le nom de *Médecine pratique*.

Le nom même de la terrible maladie que nous étudions dans ce chapitre nous en dit assez pour nous remettre en mémoire quel est son caractère pathologique. Le mot typhoïde, du grec *tuphos*, veut dire stupeur ; la fièvre typhoïde est donc caractérisée par deux phénomènes principaux, une fièvre forte et de l'abattement. Nous ajouterons cependant encore un mot : la fièvre typhoïde est une maladie essentiellement localisée dans l'intestin et représentée anatomiquement par les ulcérations des plaques de Peyer, petites élevures normales de la tunique intestinale.

Arrivons maintenant aux découvertes modernes faites à propos de la fièvre typhoïde.

Depuis longtemps on savait que cette affection était contagieuse, mais ce n'est que depuis 1880 et 1881 qu'on connaît d'une façon précise le microbe typhique.

Ce microbe, découvert par le D⁓ Eberth, est un bacille ovoïde, allongé, dans le genre d'un fuseau arrondi; il mesure de 2 à 6 millièmes de millimètre de longueur. Lorsqu'on l'examine à l'état de culture, on constate qu'il est toujours doué de mouvements oscillatoires absolument particuliers.

Depuis sa découverte en 1880, Koch a également décrit le bacille typhique; mais c'est surtout Gaffky qui a écrit le plus long travail sur ce point de la microbiologie.

On donne quelquefois le nom de Gaffky au bacille de la fièvre typhoïde;

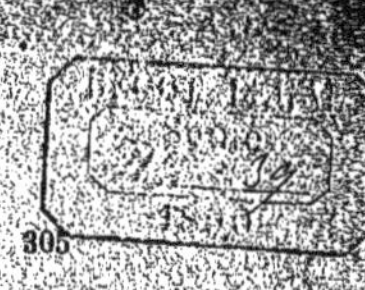

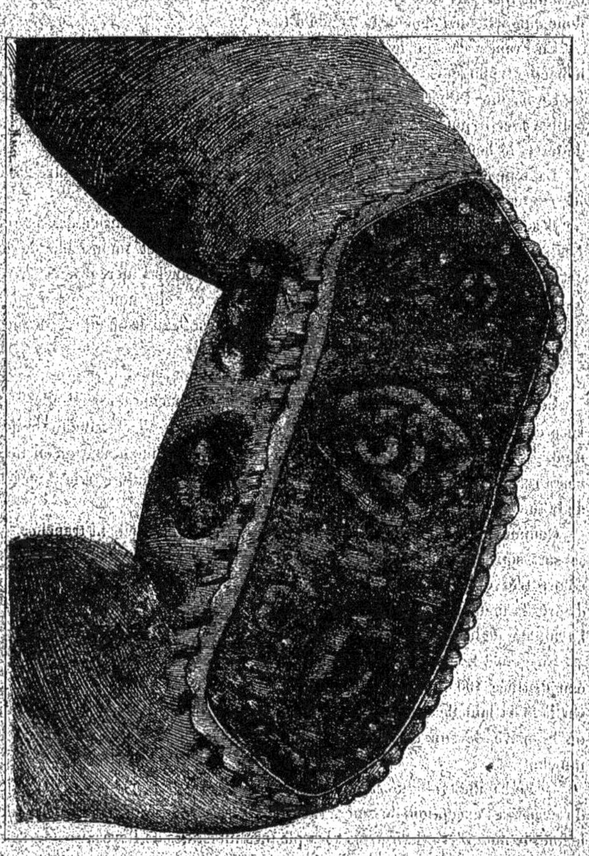

Lésions intestinales de la fièvre typhoïde.

c'est un tort, car tout l'honneur de sa découverte revient à Eberth; il n'est donc que juste de l'appeler le bacille d'Eberth.

En France, ce sont les Drs Chantemesse et Widal qui ont le mieux étudié le bacille typhogène.

Le bacille d'Eberth a été cultivé pour la première fois par Gaffky. Il se cultive avec la plus grande facilité sur tous les milieux habituels : la pomme de terre, le bouillon de bœuf, l'agar-agar à la glycérine, etc.

La température qui favorise le plus son développement varie entre 25° et 35° centigrades.

Il se développe, soit par scission, soit en donnant naissance à des spores. Les spores typhiques ont une telle résistance qu'il est impossible de les détruire à 60°, 70° et même à 90° centigrades; pour les tuer, il faut arriver à 100°. Cette observation a une grande valeur, car elle nous apprend déjà qu'en cas d'épidémie, on ne peut se garantir que si l'eau destinée à être bue a été portée à 100°.

Mais n'anticipons pas sur le traitement de la fièvre typhoïde.

Les antiseptiques détruisent assez facilement le bacille d'Eberth : le chlorure de chaux, à la dose de $\frac{1}{100}$; l'acide chlorhydrique, $\frac{1}{100}$; le sulfate de quinine, $\frac{1}{800}$; l'acide phénique, $\frac{1}{200}$; le sublimé, $\frac{1}{2000}$. Enfin, le naphtol B qu'on nous verra recommander si souvent au cours du traitement à suivre, a la propriété de le tuer à la dose de 0^{gr},15 pour 1,000.

Comme le bacille d'Eberth n'a pas de caractères parfaitement tranchés, on se sert souvent, pour le reconnaître, d'un procédé tout à fait spécial. Il se colore très difficilement avec les solutions d'aniline et ne se colore jamais d'après la méthode de Gram. Cette singulière particularité présente justement l'avantage de le faire reconnaître.

En général, on le colore par le procédé de Ziehl, dont voici la formule : eau distillée 100 grammes, fuschine 1 gramme, acide phénique 5 grammes. On lave la lamelle dans une solution aqueuse à 1 0/0 d'acide acétique, puis on la prive de son eau en la passant dans l'alcool. L'opération est terminée.

— Le bacille typhique se trouve, chez les cadavres, dans toutes les parties du corps, à l'exception du sang. Il existe en abondance surtout dans la rate, le foie, le mésentère (la fraise) et les plaques intestines de Peyer.

Lorsqu'on le recherche chez les vivants, on ne le trouve jamais dans le sang, exceptionnellement dans les urines, à moins qu'elles ne soient albumineuses, mais on le rencontre toujours dans les matières fécales, dès que les plaques de Peyer sont ulcérées. Tout malade atteint de fièvre typhoïde est donc dangereux pour son entourage, principalement par les matières fécales qu'il expulse à chaque instant.

— Comme les animaux n'ont pas la fièvre typhoïde, on conçoit qu'il doit être très difficile de leur inoculer cette maladie au moyen de cultures typhogènes. Seuls les cobayes et surtout les souris arrivent quelquefois à contracter artificiellement cette maladie; encore faut-il leur injecter les microbes nocifs dans l'intérieur de la cavité du péritoine. Lorsque l'expérience réussit, la mort arrive le plus souvent en un ou deux jours. A l'autopsie, on trouve toutes les lésions propres à la fièvre typhoïde.

Chez l'homme, la fièvre typhoïde se prend de diverses manières : par les matières fécales et par les linges souillés de déjections; enfin, et c'est là le cas le plus habituel, par l'eau potable.

On sait, d'ailleurs, que le bacille d'Eberth vit et se conserve admirablement dans l'eau. Dans toutes les épidémies locales on a toujours pu retrouver dans l'eau de la région le microbe, cause de tout le mal; les épidémies de Pierrefonds et de Clermont-Ferrand sont là pour prouver l'absolue vérité de ce fait.

Dans une récente épidémie à Pont-Faverger, les Drs Doyen et Lajoux (de Reims) ont pu trouver jusqu'à 25,000,000 de bactéries, dont 15 à 20,000,000 de bacilles typhiques par litre d'eau provenant de puits contaminés.

Au mois de décembre 1889, M. Vaillard a signalé les faits suivants, à la Société médicale des hôpitaux de Paris :

« A Cherbourg, dit-il, la fièvre typhoïde sévit, sur la population civile et militaire, d'une façon endémique; mais elle est toutefois plus répandue dans l'armée de mer; une compagnie fut plus particulièrement atteinte en 1888; l'analyse de l'eau potable qui était utilisée par les hommes qui en faisaient partie, y démontra la présence du bacille d'Eberth; la contamination de cette eau était facile à comprendre; celle-ci provenait de la Divette et était captée dans la rivière par une pompe élévatrice, presque à l'entrée de la ville. Or, les habitants riverains ont la déplorable habitude d'engraisser leurs champs avec des eaux provenant des fosses d'aisances de la ville; on s'explique ainsi aisément la contamination de la rivière elle-même.

« En mai 1888, une épidémie de fièvre typhoïde éclate à Miranda; trois échantillons d'eau me sont envoyés, je constate la présence du bacille typhique dans l'un d'entre eux, provenant du réservoir d'eau de la Baïse; or, l'enquête démontra facilement la cause de la contamination de ces eaux : en face de la caserne habitait la femme d'un employé de l'octroi qui, au mois d'avril précédent, avait été atteinte de la fièvre typhoïde; les matières fécales en avaient été directement déversées dans un ruisseau qui se jette dans la rivière abritant le réservoir. »

Le D\ Chantemesse, qui a noté la proportion des cas de fièvre typhoïde par rapport à l'eau de Seine distribuée dans Paris, nous dit :

« Au mois d'octobre 1888, pendant que la ville buvait beaucoup d'eau de source, les entrées par fièvre typhoïde dans les hôpitaux n'ont pas été nombreuses : du 6 au 15 octobre, 46 entrées ; — du 13 au 19 octobre, 46 entrées ; — du 20 au 26 octobre, 39 entrées.

« A la fin d'octobre, survient un accident, la rupture d'une conduite ; l'eau de Seine est substituée à l'eau de la Vanne dans toute la ville.

« Aussitôt la fièvre typhoïde augmente : du 27 octobre au 2 novembre, 36 entrées ; — du 3 au 9 novembre, 40 entrées ; — du 10 au 16 novembre, 95 entrées ; — du 17 au 23 novembre, 77 entrées ; — du 24 au 30 novembre, 185 entrées ; — et du 1er au 7 décembre, 189 entrées. »

On voit, par ces exemples, combien la fièvre typhoïde se propage souvent par les eaux contaminées ; il est évident que cette maladie reconnaît d'autres modes de contagion, mais celui-ci est à coup sûr le plus important.

TRAITEMENT NOUVEAU

Les données scientifiques microbiennes de la fièvre typhoïde ont déjà permis de faire un grand pas dans le traitement de cette terrible affection.

On peut d'abord enrayer toute épidémie au moyen de mesures prophylactiques sérieuses ; ensuite, on peut rendre la cavité intestinale tout à fait antiseptique au point d'y empêcher la pullulation du bacille d'Eberth.

Examinons d'abord quelles sont les meilleures mesures de prophylaxie à prendre, si on veut éviter de contracter la fièvre typhoïde.

Nous avons vu que ses principales causes sont les eaux potables, les matières fécales, puis les linges souillés et l'air.

En ce qui concerne l'eau, rien n'est plus facile que d'éviter le danger qu'elle présente. Il suffit de ne s'en servir pour les usages domestiques qu'après l'avoir fait passer dans un filtre parfait et, ce qui vaut encore mieux, l'avoir fait bouillir. On sait que le bacille typhique est complètement détruit par la chaleur portée à 100° centigrades.

Le meilleur filtre est incontestablement celui de Chamberland, fabriqué avec de la porcelaine poreuse.

Dans les campagnes et dans les villes, si on ne veut pas faire la dépense d'un filtre, on peut parfaitement se contenter de faire bouillir l'eau avant de la boire ou de s'en servir pour laver les légumes, la salade en particulier, parce qu'elle se mange crue.

Notre ministre actuel de la Guerre, ingénieur distingué, M. de Freycinet, vient d'ordonner l'installation dans toutes les casernes privées d'eau de source, d'un nombre suffisant de filtres Chamberland.

Quant aux municipalités, si elles veulent faire disparaître des villes qu'elles sont chargées d'administrer la fièvre typhoïde, il leur suffit d'approvisionner abondamment chaque citoyen d'une grande quantité d'eau de source pure. Le jour où le conseil municipal de Paris voudra bien s'occuper de l'hygiène de la plus belle des capitales du monde, il n'aura qu'à l'inonder d'eau pure ; la fièvre typhoïde cessera d'y régner en maîtresse. Nous connaissons l'histoire d'une certaine ville de province qui était autrefois ravagée par la fièvre typhoïde parce que les réservoirs d'eau étaient situés auprès du dépotoir (ô intelligence humaine!) ; un des médecins du pays parvint à force d'énergie à faire abandonner ces réservoirs : la fièvre typhoïde cessa aussitôt. Mais, quinze ans plus tard, la fièvre typhoïde était oubliée, un perspicace conseiller eut l'idée de faire voter la réhabilitation du vieux réservoir délaissé ; ce conseiller fut la cause de plusieurs centaines de morts.

Les Romains étaient plus soucieux que nous de la santé publique. Ils ne connaissaient point les microbes, mais ils savaient que pour bien se porter, il faut boire de la bonne eau ; personne n'ignore les travaux gigantesques qu'ils firent pour amener l'eau jusque dans Rome, au moyen d'aqueducs splendides.

A Carthage, il y avait également un aqueduc de toute beauté.

En 1890, ô honte! Paris boit encore de l'eau de Seine, de l'eau dans laquelle on a pu trouver plusieurs milligrammes de matières fécales pures par litre et des milliards de microbes!

N'hésitez pas, chers lecteurs, à boire tous les jours de l'eau bien pure. Si vous n'êtes pas assez heureux pour avoir des conseillers municipaux décidés à songer à votre hygiène, faites bouillir votre eau, après l'avoir bien filtrée.

Les matières fécales sont, avons-nous dit, une seconde cause de propagation de la fièvre typhoïde. Ce fait est connu depuis bien longtemps.

On connaît de nombreux cas de fièvre typhoïde survenus dans certains appartements de Paris, simplement parce que le conduit des cabinets est infecté de microbes. Un typhique verse-t-il ses matières dans la cuvette du 5ᵉ étage, ces matières vont pouvoir propager le mal au 4ᵉ, au 3ᵉ, au 2ᵉ et au 1ᵉʳ, s'il existe la moindre petite fissure dans le tuyau de chute.

Nous avons raconté dans la *Médecine pratique*, l'histoire d'une petite épidémie locale villageoise, due exclusivement à ce qu'un convalescent de fièvre typhoïde allait à la garde-robe au milieu de la rue. Presque tous les habitants du village tombèrent malades les uns après les autres.

Il importe donc de bien désinfecter les déjections des typhiques, en ayant soin de les arroser, soit avec une solution de sulfate de cuivre à 50 0/0, soit avec une solution de sublimé à 1 ou 2 pour 1,000.

Il en est de même pour les linges souillés de déjections (vomissements ou autres) ; aussitôt salis, il faut avoir soin de les jeter dans un baquet rempli d'une solution antiseptique.

Quant à l'air des chambres occupées par les typhiques, il n'est pas douteux qu'il soit nécessaire de le renouveler le plus possible. L'oxygène est un des plus grands destructeurs de microbes ; on a pu désinfecter totalement des salles d'hôpital en les remplissant de gaz oxygène pur.

—Arrivons maintenant au traitement proprement dit de la fièvre typhoïde.

Nous ne pouvons assurément pas exposer ici toutes les méthodes de traitement qui ont été préconisées contre cette affection ; nous nous bornerons à signaler celles qui nous paraissent les plus efficaces, les plus en rapport avec la science moderne et en même temps les plus célèbres.

Nous exposerons, d'abord, la méthode inspirée par le professeur Charles Bouchard.

Imbu des idées nouvelles, ce maître de la science médicale a pensé avec juste raison que la guérison de la fièvre typhoïde ne pouvait s'obtenir qu'au moyen d'une antisepsie intestinale absolue. Bien entendu, cette thérapeutique moderne ne doit point exclure la vieille théorie qui faisait avant tout de la fièvre typhoïde une maladie à température élevée, dangereuse, et par suite nécessaire à combattre.

Pour réaliser l'antisepsie intestinale et conséquemment l'antisepsie générale, le professeur Ch. Bouchard a tout d'abord recommandé l'iodoforme et la naphtaline.

Sa formule était la suivante :

Iodoforme pulvérisé.	4 grammes.
Naphtaline	5
Poudre de charbon végétal	100
Glycérine neutre	200
Peptone	30

A prendre dans les vingt-quatre heures, par cuillerées à potage dans un tiers de verre d'eau.

Après cette formule Ch. Bouchard a employé les cachets de Rossbach; le mélange formé par la préparation précédente est, en effet, assez difficile à avaler sans répugnance.

        Naphtaline . . . .   5 grammes.
        Sucre en poudre   5   —
        Essence de bergamote . . . .   2 gouttes.

Divisez cette dose en vingt cachets, et prenez un de ces cachets, toutes les heures.

Enfin, le professeur a changé une troisième fois sa formule; dans la dernière il abandonne non seulement l'iodoforme mais aussi la naphtaline. C'est le naphtol B qu'il conseille.

Le naphtol B est d'abord beaucoup plus antiseptique que la naphtaline; ensuite, grâce à sa presque totale insolubilité, il peut être pris à peu près impunément bien que son pouvoir toxique soit assez élevé.

C'est donc la formule suivante au naphtol B qu'on doit avoir soin d'employer chez tous les typhiques. Pour nous, qui sommes profondément imbus des idées du savant professeur, nous n'y avons jamais manqué.

Cachets :

        Naphtol B finement pulvérisé . . . .   15 grammes.
        Salicylate de bismuth 7gr,50

Mêlez et divisez en 30 cachets.

Prendre depuis 3 jusqu'à 12 cachets dans les 24 heures, en ayant soin de les espacer à intervalles égaux et de les prendre autant que possible au moment des repas.

Avec 3 cachets, l'antisepsie intestinale n'est pas complète, mais elle est souvent suffisante si l'intoxication n'est pas très profonde.

Depuis qu'il emploie les antiseptiques dans la fièvre typhoïde, le professeur Ch. Bouchard a obtenu une mortalité des typhiques réduite à 11, 16 0/0 alors qu'elle était antérieurement de 21, 15 0/0.

Ce traitement antiseptique n'empêche nullement, d'ailleurs, de prendre les médicaments fébrifuges, le sulfate de quinine, l'antipyrine ou les bains froids. Le premier de ces médicaments a même une réputation de trop vieille date pour qu'il soit permis d'y toucher; le second, de date beaucoup plus récente, a donné déjà de très beaux résultats; enfin, le troisième, discuté encore par un certain nombre de praticiens, commence à entrer dans la pratique courante ; il nous vient d'Allemagne ; nous en parlerons bientôt plus longuement.

Le sulfate de quinine et l'antipyrine se prescrivent contre la fièvre typhoïde à doses de $0^{gr},80$, 1 gramme et $1^{gr},50$; l'antipyrine aux doses de 1, 2 et 3 grammes.

Le sulfate de quinine se prescrit toujours en cachets ; l'antipyrine peut se prendre aussi bien en cachets qu'en potion ; sa solubilité est parfaite et son goût très facile à masquer. Pour nous, nous préférons les potions, afin que le médicament n'arrive pas pur dans l'estomac. Mais l'action de l'antipyrine est moins favorable que celle de la quinine.

Quant aux autres médicaments antithermiques, leur action est trop irrégulière pour qu'on puisse les recommander d'une façon sérieuse ; nous voulons parler de l'acide phénique, de la thalline et de la résorcine. L'acide phénique a une action antifébrifuge certaine, mais il est rare qu'on en tire profit pour le patient ; nous pensons même que ce médicament est susceptible de déterminer de la congestion pulmonaire. Lorsqu'on veut employer de l'acide phénique, on le prescrit généralement en lavement à la dose de 1 gramme pour 1,000 grammes d'eau.

Mais ce qui importe beaucoup dans le traitement, c'est l'usage méthodique des purgatifs. Tous les trois jours il convient effectivement de purger les typhiques ; le purgatif doit être choisi parmi les substances salines. Souvent on emploie le sulfate de magnésie à la dose de 15 grammes ; on prescrit aussi la limonade purgative au citrate de magnésie, à dose semblable ; enfin on peut employer l'eau de Montmirail ou l'eau de Sedlitz.

Certains accidents demandent des médicaments spéciaux. C'est ainsi qu'on doit prescrire l'opium contre le délire excessif ; le malade peut prendre de une jusqu'à 5 pilules de $0^{gr},02$ d'extrait phéboïque par 24 heures, en ayant soin, bien entendu, d'espacer chaque prise à intervalles à peu près égaux. Contre la possibilité d'une péritonite consécutive, soit à une trop vive inflammation intestinale, soit à une perforation de l'intestin, il faut conseiller l'emploi de la glace à l'intérieur comme à l'extérieur et, en même temps, les badigeonnages de pommade à l'onguent napolitain sur l'abdomen. La glace à l'intérieur doit être prise par petites quantités ; à l'extérieur, elle doit être placée sur le ventre, enfermée dans une vessie de porc.

Nous avons déjà parlé des bains froids comme méthode de traitement de la fièvre typhoïde.

C'est à Braud, médecin allemand, qu'on doit le traitement systématique de la fièvre typhoïde par les bains froids. Depuis longtemps admis dans tout l'empire d'Allemagne, les bains froids n'ont pas encore pu être acceptés d'une façon générale par le corps médical français. Lyon a été la première ville de France à employer cette thérapeutique, grâce au professeur Glénard qui avait appris à soigner les typhiques par le procédé de Brand, pendant sa captivité, à l'époque de la guerre de 1870.

Le Dr Juhel-Renoy, médecin des hôpitaux, a tracé tout dernièrement les règles de la balnéothérapie typhique.

Voici les indications qu'il donne constamment dans tous les cas simples :

« 1° Prendre toutes les 3 heures, *jour et nuit*, la température du malade, et chaque fois que le thermomètre marquera 39° (température *toujours réciale*) donner un bain de 15 minutes à 20° centigrades ;

« 2° Faire à trois reprises différentes durant deux minutes, au commencement, au milieu et à la fin du bain, une affusion avec de l'eau à 15° centigrades, versée lentement *sur la nuque* ;

« 3° Faire boire le malade pendant le bain ; —

« 4° Sortir le malade du bain, s'il ne peut le faire seul, et l'étendre sur un drap sec avec lequel on l'essuiera *sans toucher à l'abdomen*. Couvrir très peu le malade, qui doit continuer à frissonner après le bain ;

« 5° Vingt minutes après le bain, la température sera de nouveau prise et consignée sur la feuille placée au lit du malade. »

Le premier bain froid qu'on prescrit ne doit être inférieur que de 5 à 6° à la température du malade ; ainsi, le bain marquera 35° si le malade a 40°,5. C'est progressivement qu'on doit abaisser la température du bain.

Dans les cas très graves, il convient d'employer une balnéothérapie plus sévère. Le Dr Juhel-Renoy procède ainsi : il administre un bain toutes les 2 heures, à 15 ou 16 degrés ; pendant le bain on masse légèrement le malade et on lui fait des affusions froides sur la nuque d'une façon continue. Aussitôt le bain pris, on injecte sous la peau avec une seringue de Pravaz une solution de sulfate de spartéine et de caféine ; la dose totale de ces deux substances, pour 24 heures, doit être égale à 20 ou 30 centigrammes de spartéine et 50 centigrammes de caféine. C'est là le bain auquel on a donné le nom de *bain des moribonds*. Le professeur Glénard ne l'administre pas de la même manière : après avoir fait raser les cheveux du malade, il faut le porter dans un bain à 32° dont le niveau ne doit pas dépasser l'ombilic. Le patient est vivement frictionné pendant ce bain au moyen d'une éponge, et arrosé sur la tête avec de l'eau de plus en plus froide. Au bout de dix minutes, le malade est retiré de l'eau, étendu sur son lit et enveloppé de flanelles imbibées d'eau très chaude puis renouvelées à mesure de leur refroidissement, c'est-à-dire toutes les minutes environ.

Il n'y a pour ainsi dire pas de contre-indications aux bains froids; si le typhique est pris de fluxion de poitrine, il faut le baigner malgré tout dans un bain à 20° centigrades; s'il est atteint d'hémorragie intestinale, il faut encore le plonger dans l'eau froide, à moins que la quantité de sang expulsée soit trop considérable.

Ni la grossesse, ni l'allaitement, ni les menstrues, ni les affections rénales, ni l'âge ne sont des causes qui s'opposent aux bains froids. Les enfants doivent être baignés comme les grandes personnes.

La perforation de l'intestin et la péritonite sont les seules complications qui nécessitent la cessation immédiate du traitement de Brand.

Ces bains doivent être appliqués *le plus tôt possible*. Peu importe qu'on ne soit pas encore très bien fixé sur la nature du diagnostic. Si, par hasard, on baigne une fièvre gastrique simple au lieu d'une fièvre typhoïde, que cela peut-il faire, puisqu'il est démontré que la mortalité par fièvre typhoïde est abaissée dans tous les pays où les bains froids sont appliqués systématiquement.

Vogl nous apprend qu'en Allemagne, avant l'introduction des bains froids, la mortalité des typhiques était de 20,7 0/0. Lorsqu'on a prescrit exclusivement le bain froid dans l'armée bavaroise, le chiffre moyen des décès n'a plus été que de 2,7 0/0.

Brand a des statistiques aussi belles : sur 5,573 cas traités exclusivement par les bains froids, il n'a que 234 morts, ce qui représente 3,9 0/0.

— Nous en avons fini avec le traitement de la fièvre typhoïde. Il ne nous reste plus qu'à rappeler combien il faut être prudent dans l'alimentation à donner aux typhiques. Le lait et le bouillon doivent former la base de la nourriture. Il convient aussi de donner aux malades des décoctés de viande et d'orge, 1 litre 1/2 à 2 litres légèrement salés. Comme tisane, il faut prescrire la limonade au citron légèrement additionnée de vin. Le moindre aliment solide peut amener la mort; qu'on se souvienne qu'un biscuit, une seule bouchée de biscuit, peut tuer le malade.

FIN

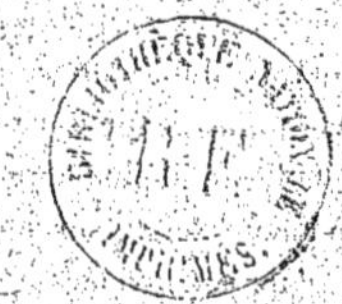

TABLE DES MATIÈRES

LES GRANDES ÉPIDÉMIES

LES MALADIES MICROBIENNES

Sceaux. — Imprimerie Charaire et fils.

Première livraison.   Prix : 5 centimes.

L'INFLUENZA

ET

LES GRANDES ÉPIDÉMIES

PAR

LE DR HENRY DEVILLE

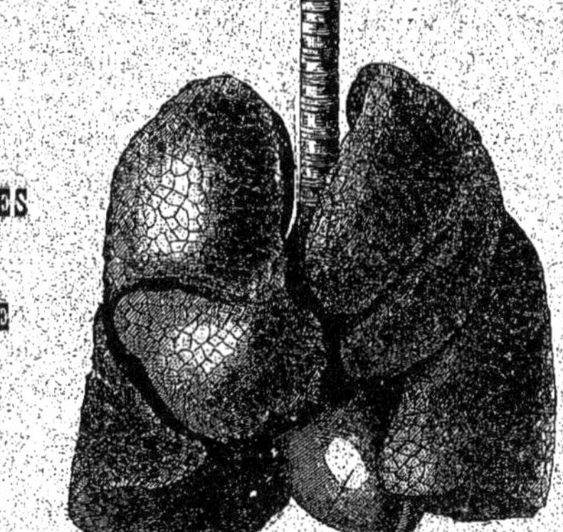

SYMPTOMES

—

HISTOIRE

TRAITEMENT

—

COMPLICATIONS

L. BOULANGER, éditeur, 83, rue de Rennes, PARIS.

MÉDECINE PRATIQUE ET POPULAIRE

S'il est un livre utile dans une bibliothèque, c'est assurément celui qui a pour objet l'étude de la médecine. Sans doute la lecture en pourra paraître parfois un peu sévère, mais celui que guide un vif désir de s'instruire saura y apprendre à connaître la guérison de nos maux et les moyens de conserver la santé, le premier de tous les biens.

Neuf fois sur dix, l'homme qui meurt se tue par ignorance. Se connaître soi-même, savoir quelle est la fonction et l'utilité de chacun des organes est donc indispensable à celui qui veut écarter la maladie.

En vulgarisant les sciences médicales, nous ne prétendons pas faire de tous ceux qui nous liront des médecins et des savants : non ! la médecine est une science qui demande la fréquentation assidue des amphithéâtres et des hôpitaux, qui ne s'acquiert qu'au prix de rudes et pénibles travaux. Mais, nous osons espérer que ce livre rendra chacun capable de se soigner dans la limite du possible et surtout d'apporter des secours dévoués et intelligents à ceux qui souffrent, d'aider enfin le médecin dans les cas graves où le recours à l'homme de l'art est indispensable.

Grâce à la clarté des explications, à la lucidité du style, cet ouvrage a déjà obtenu d'immenses succès, les éditions ont rapidement succédé aux éditions. Mais la science marche, et aujourd'hui il faut la suivre si on ne veut pas être ignorant demain. La publication de cet ouvrage se fait donc vivement sentir, car, depuis sa première apparition, de nombreux travaux sont venus enrichir le vaste domaine de la médecine et de la chirurgie. La microbiologie, cette science encore toute nouvelle, est venue ouvrir un horizon immense, elle a permis de connaître les causes intimes d'une foule d'affections. Grâce aux travaux de Pasteur, on sait déjà guérir la rage; le jour n'est pas loin où l'on pourra juguler la phtisie pulmonaire qui fauche si impitoyablement l'humanité.

La **Médecine pratique** est donc un ouvrage à la fois attachant et sérieux, un ouvrage qui peut figurer dans la bibliothèque du médecin comme dans celle du malade.

Aujourd'hui, les journaux quotidiens, les revues les plus variées donnent des comptes rendus de l'Académie et de toutes les sociétés savantes; notre époque est à la vulgarisation. Personne n'a donc le droit d'être ignorant.

L'ouvrage paraît en livraisons illustrées à raison de 2 par semaine. Le prix de chaque livraison est de **10** centimes. L'ouvrage entier, broché : **13** fr. **50**.

Sceaux. — Imprimerie Charaire et fils.

MÉDECINE PRATIQUE

ET POPULAIRE

GUIDE DE LA SANTÉ

DESCRIPTION DES ORGANES DU CORPS. — SYMPTOMES ET TRAITEMENT DES DIVERSES MALADIES
MALADIES DES VOIES RESPIRATOIRES, DES VOIES DIGESTIVES, DE L'APPAREIL CIRCULATOIRE
MALADIES ÉPIDÉMIQUES ET CONTAGIEUSES, MALADIES DE LA PEAU
EMPOISONNEMENTS, MALADIES DES FEMMES ET DES ENFANTS, GROSSESSE
MALADIES VÉNÉRIENNES, ETC., ETC.

PAR

LE Dr HENRY DEVILLE

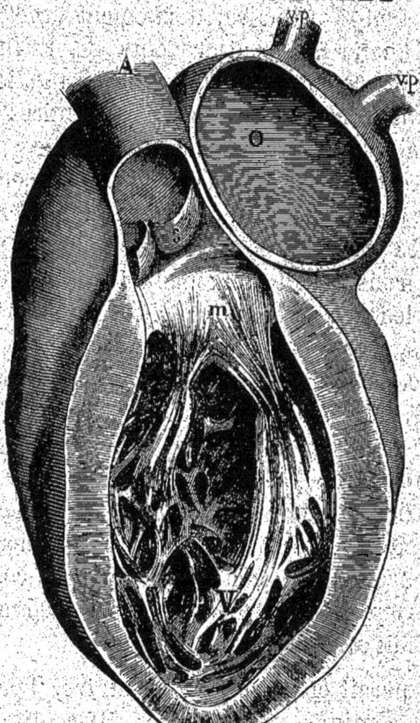

L. BOULANGER, éditeur, 83, rue de Rennes, PARIS.

LES GRANDES ÉPIDÉMIES

L'Influenza, qui nous vient du nord, comme le Choléra du midi, après avoir ravagé l'Europe, a gagné Paris et s'étend sur la France entière.

On peut affirmer, sans exagération, que plus de la moitié de Paris en a subi les atteintes, et, hors Paris, la proportion n'est pas moindre.

La maladie, par elle-même, n'est pas précisément dangereuse ; mais elle développe, chez les sujets affaiblis ou prédisposés, des maladies accessoires, telles que la pneumonie, la bronchite, qui, graves en temps ordinaire, deviennent presque infailliblement mortelles quand elles sont provoquées par l'Influenza.

Nous pensons rendre un réel service au public en entreprenant aujourd'hui l'étude des grandes épidémies, des maladies contagieuses, microbiennes. Nous commencerons par l'Influenza qui nous atteint presque tous ; nous en indiquerons les symptômes, l'histoire, les remèdes ; nous en expliquerons les complications et les moyens de les prévenir.

Nous passerons ensuite aux maladies qui déciment le plus habituellement les villes : la Fièvre typhoïde, le Choléra, qui, dit-on (à tort d'ailleurs, croyons-nous), nous menace. Nous ferons connaître au public les progrès réels accomplis par la science, progrès indéniables qui, s'ils n'arrêtent pas les épidémies, les rendent moins meurtrières.

Nous n'avons pas la prétention de remplacer le médecin. Mais ce livre permettra à chacun de le suppléer dans les cas urgents, d'attendre sa visite et de préparer la guérison qu'il achèvera. Nous mettrons surtout en garde contre les imprudences qu'il ne peut prévoir, et nous apporterons un véritable soulagement dans bien des cas où il se fait attendre.

L'ouvrage paraît en livraisons illustrées, 2 par semaine. Le prix est de 10 centimes la livraison, 50 centimes la série de 5 livraisons.

Sceaux. — Imprimerie Charaire et Fils.

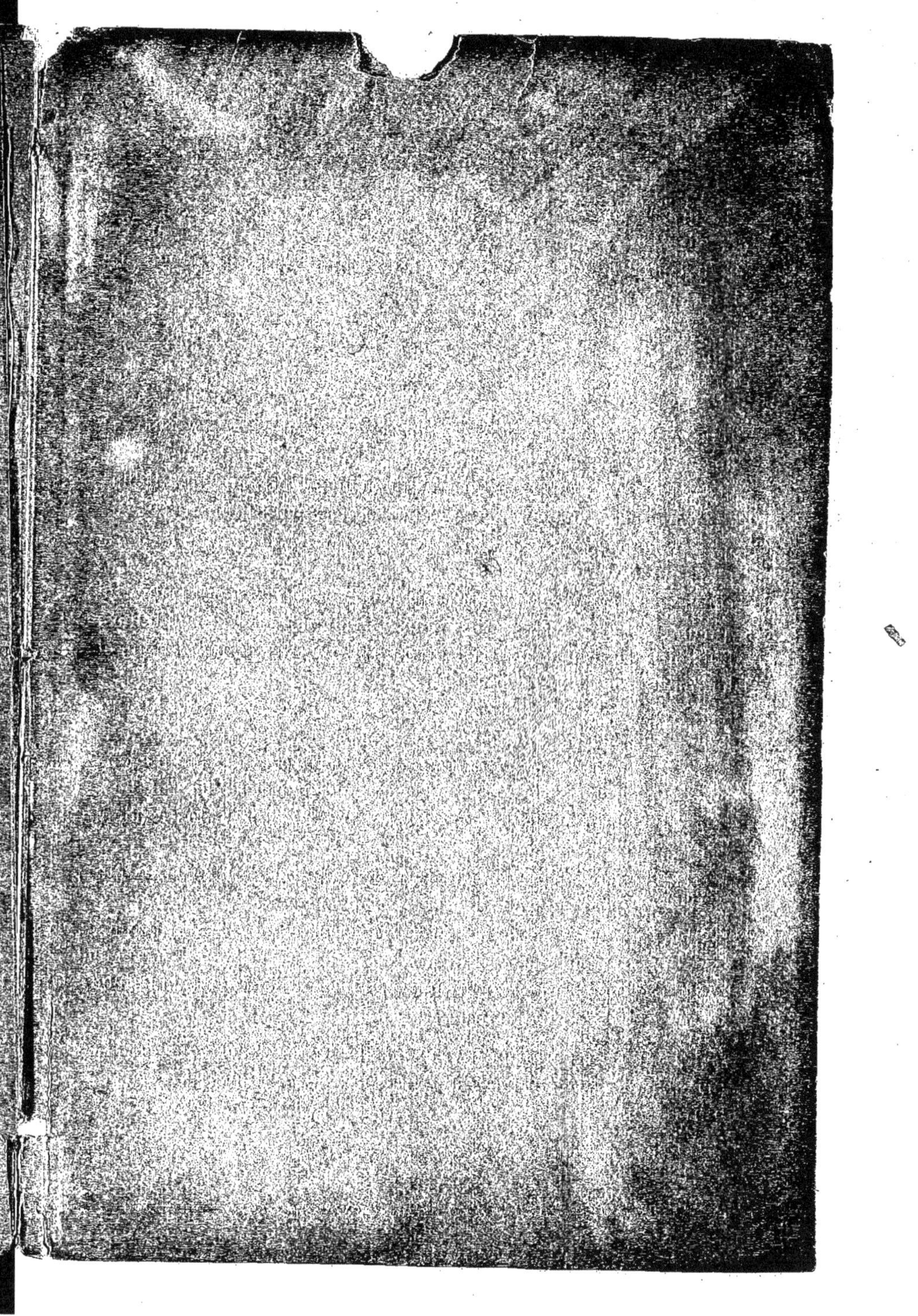

www.ingramcontent.com/pod-product-compliance
Ingram Content Group UK Ltd.
Pitfield, Milton Keynes, MK11 3LW, UK
UKHW022101120726
13694UKWH00001B/273